张志远

临证七十年日知录
（续编）

张志远 著

刘桂荣 协助整理

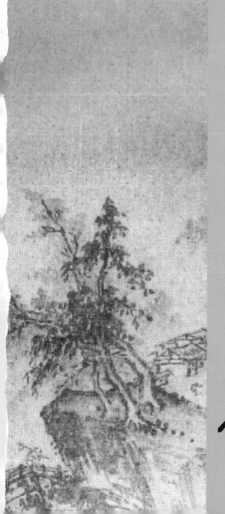

人民卫生出版社

图书在版编目（CIP）数据

张志远临证七十年日知录：续编/张志远著. —北京：人民卫生出版社，2017

ISBN 978-7-117-25744-2

Ⅰ.①张… Ⅱ.①张… Ⅲ.①中医临床－经验－中国－现代 Ⅳ.①R249.7

中国版本图书馆 CIP 数据核字（2017）第 314264 号

| 人卫智网 | www.ipmph.com | 医学教育、学术、考试、健康，购书智慧智能综合服务平台 |
| 人卫官网 | www.pmph.com | 人卫官方资讯发布平台 |

张志远临证七十年日知录（续编）

著　者：张志远
出版发行：人民卫生出版社（中继线 010-59780011）
地　　址：北京市朝阳区潘家园南里 19 号
邮　　编：100021
E - mail：pmph @ pmph.com
购书热线：010-59787592　010-59787584　010-65264830
印　　刷：三河市尚艺印装有限公司
经　　销：新华书店
开　　本：710×1000　1/16　印张：17　插页：2
字　　数：296 千字
版　　次：2018 年 3 月第 1 版　2024 年 12 月第 1 版第 6 次印刷
标准书号：ISBN 978-7-117-25744-2/R·25745
定　　价：49.00 元

打击盗版举报电话：010-59787491　E-mail：WQ @ pmph.com
（凡属印装质量问题请与本社市场营销中心联系退换）

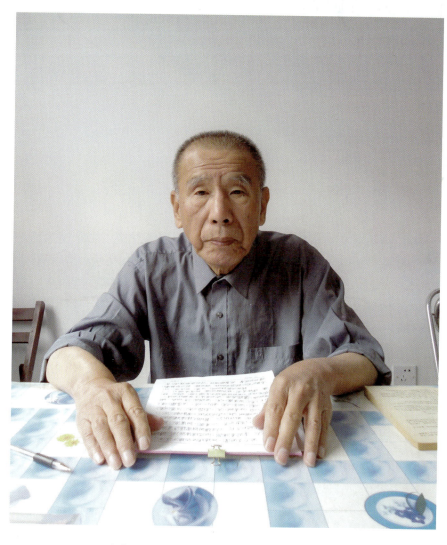

（蒲甘老人张志远　2013年摄于抱拙山房）

张志远先生（1920-2017）

谨以此书纪念
国医大师张志远先生

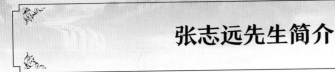

张志远先生简介

　　张志远，生于1920年，教授、主任医师，山东德州人，幼学先秦诸书，读经、史、子、集，在父亲寒江遗翁、业师耕读山人指导下步入医林。1957年始先后在山东中医进修学校、山东中医学院、山东医学院、山东中医药大学从事临床、科研、教学工作，讲授《伤寒论》《金匮要略》《温病学》《妇科学》《中草药》《中国医学史》《中医各家学说》，曾任中医系顾问、教研室主任、国家卫生部中医作家成员、全国中医各家学说研究会顾问，系山东名老中医，享受国务院政府特殊津贴。曾被国外大学、科研机构聘为顾问、方药总编辑、荣誉博士。业医七十余年，知识渊博，经验丰富，发表论文400多篇，主编、主审、著述医籍18部，曾获国际医学会议奖。

整 理 感 言

　　此前不久张先生已安排尽快将此书出版，但生前没有能看到这部书付梓，成了学生永远的遗憾！为了能尽早使此书与读者见面，我们本着对先生学术负责的态度，对书稿进行了认真整理，终于将出版问世了！先生的思想、经验可以传于天下，服务于众生了！

　　每当想起张先生为了把毕生积累的经验毫无保留地传给人间，"老牛自知夕阳短，不待扬鞭自奋蹄"，在生命的最后数年里争分夺秒与病魔抢时间，甚至不眠不食，奋笔疾书，耗尽精血，以至于走得那样匆匆，真正是"捧着一颗心来，不带半根草去"！总忍不住泪水涟涟，那种感觉岂止是心恸！先生用自己的一生打造了"圣人不利己，忧济在元元"的执着与信念，"鞠躬尽瘁，死而后已"的大医精神。

　　学生忝列门墙实乃三生有幸。学生将恪遵先生遗教，奋发努力，光大其学术思想，惟以弘扬中医事业，造福黎民百姓为念，实现先生未竟之心愿。

　　谨以此书付梓告慰先生在天之灵，永远怀念恩师！

刘桂荣顿首再拜

2017年11月28日

目　录

名家医论与经验拾贝

仲师论治病法

张仲景先师认为人体生命活动，随外界"风气"而变化，"风气虽能生万物亦能害万物，如水能浮舟亦能覆舟"，既有利也有害。至于药物之性则有倾向，能令人脏气不平，因此要"好自将养，勿妄服药"。病后观其脉证，知犯何逆，随证治疗，如果不需汗而强发之，会丧失津液；应汗而不发，毛孔闭塞令人闷绝；需下而不予攻下，则出现懊侬、烦乱、胀满、水肿；不宜下而强攻下，肠开洞泻不止；不应灸而强与灸，可致火邪入内影响脏腑；需灸而不施灸者，则寒气凝结更加严重。临床用药治疗，强调汤、散、丸的作用，掌握的法则为"破散邪气，润泽枯朽，悦人皮肤，益人气血"，宣通经脉，荡涤脏腑，驱除寒热，平衡阴阳。

葛洪医论及方药贡献

晋代葛洪，为饱学多识之士，兼通医药。他认为多思神散，多念心劳，多言气虚，要薄名利，禁声色，廉货财，损滋味，除佞妄，保持人的恬淡本质；反对迷信巫术，认为"唯专祝祭"是十分荒唐的。其《肘后救卒方》仅存八十余篇，属验方小集，目前常用之青蒿退热、截疟，麻黄镇喘、嗽，大葱治感冒，密陀僧防腐，赤石脂收敛，松节油涂关节痛，莨菪子疗狂，雄黄、艾叶、朱砂消毒，水肿忌盐，大豆、牛乳治脚气，以及解表的葱豉汤（淡豆豉、葱白头），止呕吐的干姜吴茱萸汤（干姜、吴茱萸），清热的黄连解毒汤（黄芩、黄连、黄柏、山栀子），温里开痞的厚朴汤（肉桂、枳壳、厚朴、生姜），治疥、癣恶疮的水银软膏，均出于此书。老朽经验，普通风寒感冒，头痛、流涕、恶寒、无汗、低热或体温不高，用葱白30克、淡豆豉30克，加生姜5片，水煎分二次服，休息取汗，三日可愈。

孙思邈护目和食疗经验

孙思邈《备急千金要方》重视修养目力、保护眼睛，指出生食五辛、饮酒不已、房室不节、极目远视、数看日月、夜望星火、月下观书、细读小字、抄写多年、雕刻微作、久处烟火、泣泪过多，为丧明之源；"驰骋田猎、冒涉风霜、迎风追兽、日夜不息者，亦伤目之媒"。着重介绍谷、肉、果、菜食疗作用，富有现实意义，谓乌骨鸡甘温安胎预防流产，猪蹄通乳腺下奶汁，驴肉补心气，薏苡仁治湿痹消水肿，大枣健脾补中养血，胡麻润脏腑益气力，葡萄耐风寒利小便，橘子祛口臭降逆气，苋菜明目退云翳，白菜清肠胃止消渴，昆布、海藻、羊靥（或鹿靥）化肿瘤，牛羊猪兔肝、荠菜医目昏、夜盲，胎盘大补身体气血。这些都属宝贵经验，应继承发扬。

庞安时治疗温病方

宋代先贤庞安时，提出一年四时能发生青筋牵、赤脉攒、白气狸、黑骨温、黄肉随五种温病，按治疗伤寒的办法处理，应用汗、吐、下法，则无济于事。据《千金方》卷九创制了新的方剂，主要投与柴胡、黄芩、知母、玄参、石膏、升麻、生地黄、山栀子、大青、芒硝、羚羊角，将清热、解毒、导滞列为上策，就实践而言，多属抗生药，我们现在所开的大青叶、板蓝根，乃启源于此。其中芒硝，即元明粉的原始品，除了咸苦寒凉泻火，亦可防止津液亏耗大便燥结，肠道通利温邪下行，会及时排出，对恢复健康极为有益。去除病邪的依附物，是经方医家的一大妙招。

钱仲阳创八物汤调脾胃

儿科大家钱仲阳，认为肝藏相火应泻无补，肾含真水只补勿泻，形成泻肝阳、补肾阴的学说。对脾则强调健运，升清降浊，为胃行其津液，善于将前人所留四君子汤加陈皮、香连丸加豆蔻组成新方以调脾胃。老朽则把两方合于一起，计人参5克、茯苓3克、炒白术5克、陈皮5克、木香4克、黄连4克、白豆蔻5克、甘草2克，水煎分三次服。能补气行滞、开郁宽中、助力消化。适宜小儿发育不良、面黄肌瘦、呕恶厌食所致之营养缺乏，临床效果较佳，命名八物汤。

效法杨介都梁丸之经验

北宋末年杨介因医徽宗夏季食冰腹泻，以理中丸治愈，声闻四方。他给王定国调理头风眩晕用白芷打丸，留下名方都梁丸。老朽临床实践，若血压正常，头痛发晕、脑涨目眩，即投白芷100克、天麻30克、川芎30克，碾末，水泛成丸，每次6~9克，日三服，普遍有效，改称加味都梁丸。对神经血管性、原因不明性头痛，疗效最好。血压高用夏枯草20克、黄芩15克煎汤送下，脑有梗阻则加丹参30克、水蛭12克煮水溶化服之。

朱肱精医道亦善酿造

朱肱出身小吏家庭，以儒而业医，精研《伤寒论》，有独到之处。认为阳动出汗，阴动发热，得汗脉静者吉，汗后烦躁不安则表示病情发展。太阴挟湿身黄，以利小便为先，阳明汗多禁止下通尿道。主张夏季处方药性应凉，如桂枝汤证加黄芩、知母、石膏，随气候转化而变。所撰《北山酒经》，是世界第一部造曲酿酒的专著，记有干酵、十三种曲的工艺，加入川芎、人参、南星、白芷、茯苓、白豆蔻、川椒、蓼叶、丁香、桂花、木香、蛇麻（辣母藤）、肉桂、防风、杏仁、槟榔、胡椒、白术、楮树叶、苍耳草，增加酒的特殊香味，并介绍地黄、白羊、菊花、酴醾、葡萄、武陵源酒的酿造方法，风行国内。

许叔微之经验可法

伤寒大家许叔微，提倡先去邪，后议补，"不可畏虚而养病"。重视辛温疗法鼓舞人体阳气；同时也注意保护肝肾，投予滋润之品，如熟地黄、当归、柏子仁、人参、酸枣仁；提倡镇惊用珍珠母、远志、金箔、朱砂；消气、血、水积用木香、槟榔、水蛭、虻虫、牵牛子、甘遂；治风湿臂痛用大剂桑枝，都有卓见。他常开经方，桂枝汤十九证皆与白芍，尺中脉迟用黄芪建中汤加当归，热入血室用小柴胡汤加生地黄，亦甚为可法。老朽通过临床总结，曾组成一方，凡风、寒、湿引起的肩胛、臂痛，长时不愈，以嫩桑枝150克、片姜黄15克、千年健30克、制乳香9克、炒没药9克、雷公藤15克（先煎90分钟）、青皮9克、干姜9克，水煎分三次服，效果良好。

许叔微辛温助阳有良效

南宋集贤院许叔微推崇仲景先师学说，精研《伤寒论》，强调了解表、里、虚、实四字，"三百九十七法可坐而定"。尤其重视辛温疗法，鼓舞人身阳气。老朽临床执此论点，对感受风寒即用麻黄汤加荆芥、独活、干姜，其身痛、发烧、恶寒的症状，一般三剂转安；无汗体温不高者，加附子3～6克，助阳驱邪，很快汗解。这一经验，由业师耕读山人口授，后传给河北张家口门生数人。

刘完素表里双解法有卓效

河间学派创始人刘完素，认为风、寒、暑、湿、燥、火均易转成热邪，六气皆从火化。应推陈致新、宣散怫郁、苦寒直折，通过沃焦救焚、荡实振衰，便可解除热证，用凉膈散（连翘、山栀子、大黄、薄荷、黄芩、芒硝、蜂蜜、甘草）、防风通圣散（防风、麻黄、川芎、大黄、连翘、滑石、桔梗、黄芩、石膏、甘草、当归、薄荷、芒硝、白芍、白术、荆芥、山栀子），降心火、益肾水；不论有汗无汗，只要有可下之证，或汗出而烧不退，本着"热淫于内治以咸寒"原则，就投三一承气汤（小承气、大承气、调胃承气汤），此乃仿照《难经》泻南补北之法。老朽师此意调理流行性感染疾患，应用表里双解法，打破先外后内的局限，并未发生引邪入里或令邪下陷之变，同时还宜于治疗疮疡、头面丹毒、痄腮、盆腔炎、肠道秘结、多种炎证。可见，刘氏也是一位善医"炎症"的高手。

刘完素三焦用药自成一家

刘河间先贤在金元时代声闻遐迩影响较大，其学术思想除由弟子广为传播外，在社会上亦不胫而走，就连被称为东方莎士比亚的当时梨园领袖、编修师首、杂剧班头的戏剧作家关汉卿也对他推崇备至，于《拜月亭》唱词中吸收了"六气皆从火化"论，虽然"行医有斟酌，下药依本草"，若"恰似悒悒的锥挑太阳，忽忽的火燎胸膛，身体沉重的难回项，口干舌涩，声重言狂……这大夫好调理，的是诊候的强，这的十中九敢药病相当，阿的是五夜其高，六日向上，解利呵过了时晌，下过呵正是时光，不用那百解通神散，教吃这三一承气汤。"完素翁善开寒凉药，突出外解、补虚、泻下结合，一般不用吐法。遣药特色上中下三焦同治，一箭三雕，喜投麻黄、防风、薄荷、当归、白术、黄芩、白芍、石膏、大黄、枳壳、芒硝、蜂蜜、山栀子，独树一帜，自成大家。

张元素用药经验

易州医家张元素认为运气不齐，古今异规，执古方调理今病，应灵活辨证，不要局限于前人经验，株守片面之言，同河间学说一样，在当时属一大飞跃。强调保护脾土，升阳发越，组方配伍，君药投量第一。提出老人、虚弱患者，用大黄攻下，均需煨制；知母、黄柏泻火，以酒浸曝干，"恐寒伤胃气"，和弟子东垣形成独具一格的脾胃学派。其遣药规律，头痛用藁本、川芎，胃脘痛用草豆蔻，咳嗽用杏仁、贝母、五味子，心烦用栀子仁，疮疡用黄连，疟疾用柴胡，湿热小便不利用汉防己、黄柏，暴发火眼用防风、黄芩，目昏用熟地黄、当归，下利腹痛用白芍、甘草，健运中州用白术，补中益气用人参、黄芪，都是很好的临床经验总结。

张子和攻补思想应辨证分析

金元先贤张子和，在重补轻攻的医疗环境中，提出以攻为补的论点，损有余即是补不足，攻法本身亦有补，"吐中自有汗，下中自有补，不补之中有真补存焉。"只有脉脱下虚无邪无疾之人，方可考虑给予补药，这是他久于临床的经验，否则人体未得其益，邪气似虎添翼，反而更加鸱张了。四川血液病大家唐容川解析此说，邪不去用补，是关门逐盗，瘀血未除用补，是助贼为殃。老朽认为，此虽有一定道理，但深入分析，却背离辨证法则，不应一叶障目以偏概全，否则会导致贻误治疗时机，祸及患者。

张子和攻邪法不宜盲目提倡

攻邪派大家张子和，强调治病首先除邪，邪去则人即安，善用汗、吐、下法，临床虽有成就，缘于倾向一端，伤阴败阳，摧残气血，损害身体健康，亦易发生不良事故。忽视了"大毒治病十去其六，常毒治病十去其七，小毒治病十去其八，无毒治病十去其九"，积聚证"衰其大半而止，过者死"的经验教训，倡导扫恶勿尽，"无问其数，以平为期"，致使免疫、抵抗、修复功能大亏，损伤患者性命。同道管文珮告诉老朽，张氏学说，就现实而言，既不适于上层白领，也难用于劳动阶层，勿要盲目提倡。的确如此。清代张锡驹《伤寒论直解》附余，严厉批评："上工用泻，下工用补，所言一出，误人甚多。"

陈自明外科论治经验

陈自明，抚州人，南宋外科大家。他认为疮疡与气候变化、传染、过食酒肉、乱服热药，导致气滞血瘀、毒凝、火邪内发有关；病变在要害部位，需及早处理，以免病势恶化，蔓延全身；宜外施针灸以泻毒邪，内服药物保护脏腑；未化脓时不能乱投热药，溃破后身体转虚忌开寒凉之品。他说外敷膏贴，能闭毛孔，若便秘脉实即取大黄攻下其毒，根据需要，麦饭石膏（煅白麦饭石100克、煅鹿角200克，碾末，米醋调和煮成糊状）可以应用，盖于疮疡头上，促使顶口破裂将脓液排出。这些见解、方法，纯属经验之谈，宜继承流传。

陈良甫妇科论治经验

陈良甫，南宋妇产科学家。其调理月经重点放在肝、脾、肾三脏，滋助化源，常投当归、川芎、白术、白芍；闭经用红花、牛膝、泽兰，痛经用延胡索、木香、香附，崩漏用槐花、阿胶。乳腺炎初起用大量瓜蒌。妊娠胎动预防流产，因母病而动，宜治其母，胎动引起母病，要安胚胎。先兆流产的因素较多，"或饮食起居，或冲任风寒，或跌仆击触，或怒伤肝火，或脾气虚弱"，都要进行保胎，采取安抚疗法，否则胎下母伤。他说孕后吃药，应开清凉，桂枝、半夏、桃仁、牛膝、皂角、三棱、天雄、蜈蚣、干漆，降下、破血、毒品皆属禁忌。

严用和温补脾肾用药特色

严用和（字子礼），南宋时代庐山人，内科杂病学家。他认为，肾气旺丹田之火上蒸，能享高寿。房劳过度，真阳虚衰，坎火不温，难以上煦脾土，冲和失布，中州不运，饮食减少，则诸病丛生。这对后世肾为先天之本、脾为后天之本的研究，提供了理论依据。其投药喜开高良姜、砂仁、人参、胡椒、白豆蔻、丁香、吴茱萸、木香、荜澄茄，温化脾阳。但重视补肾，常用鹿茸、膃肭脐、五味子、补骨脂、蛇床子、益智仁、巴戟天、桑螵蛸、肉苁蓉、胡芦巴、附子、沉香、肉桂、钟乳粉、阳起石、山茱萸、蚕蛾、枸杞子、熟地黄、覆盆子、羊腰子、仙茅、杜仲、硫黄、川椒、续断、乌头、菟丝子，有专门疗效。重视炮制个别药物，取气而弃其质，获得独特疗效，且防止中毒，如巴豆炒楝子、莪术，增强疗效，下降浊邪，甚有妙意。老朽宗其脾胃疗法，均见疗效，但应注意其因受《太平惠民和剂局方》影响，香燥之品较多，易伤阴耗津，要慎重选择，切勿照搬仿斆。

王海藏温燥药需灵活看待

王海藏乃温补派医家，进士出身，拜张洁古为师，又受业于东垣老人，虽重视四物汤加减调治多种疾患，但在临床上突出"寒中"证，强调人体内因环境，阴盛会导致阳气走亡，"害人尤速"，要依靠热药温化，常开干姜、硫黄、附子、乌头、肉桂、细辛、黄酒、吴茱萸、荜澄茄，令离照当空阴霾消散，学理丰富，有独到研究。不过矛盾亦客观存在，既然把尊阳抑阴置诸首位，其伤津耗液的偏颇性，对所投之芎、归、地、芍亦能产生影响，而且后者还可反制以上阳药的兴奋作用，降低疗效。这一问题属其千虑未思之失。

罗谦甫用药经验传真

金元罗谦甫，为东垣门人，传易水之学，强调内因是依据，不犯背本趋末的错误。通过实践，处理热性病，按三焦分治，上焦重点投凉膈散，中焦调胃承气汤，下焦熟地黄、天冬、知母、黄柏。指出无病服药能损正气，吃饭过饱，"饮食自倍，肠胃乃伤"。遇到可下之证，要先攻后补，纠正气血亏耗。考究药物，不用陈腐杂品，"昆虫草木生之有地，根叶花实采之有时，失其地气味少异，失其时气味不全，又况新陈不同，精粗不等，倘不择用即难取效。"老朽临床治疗"肝盛乘脾"，神疲、乏力、脉迟、腹内隐痛，常开罗氏验案所遣之黄芪建中汤加附子、增白芍量，疗效甚佳。计桂枝9克、胶饴30毫升、黄芪20克、制附子9克、白芍15克、甘草6克、生姜9克、大枣15枚（掰开），每日一剂，水煎分三次服。

朱丹溪治法需对证

儒门医家朱丹溪，一受河间六气皆从火化影响；二当时气候炎热反常；三《太平惠民和剂局方》香燥药物伤阴耗液；四人体内在相火妄动，提出阳常有余阴即不足的学说，主张抑火滋阴为唯一治疗方法，釜底抽薪乃其首选。他以苦寒清、甘润养，泻热助阴，喜投熟地黄、龟板、知母、花粉、童便、黄连、西瓜、梨水、蔗浆、蜂蜜、黄柏、青黛、山栀子、猪脊髓出入组方，使水旺火降，达到《内经》所言"阴精所奉其人寿"的目的。老朽对此比较欣赏，亦不断把这一说教运用于临床，甚得裨益。但另一弊端也客观存在，强阴能够损阳，"治下反以戕中"，可致"热证未已，寒病又起"，或日久"食减，阴虽滋，阳已竭"的恶果。学者要允执厥中，适可而止。

葛可久治虚劳之药可加减

元代先贤苏州葛可久，所写其师遗传《十药神书》，为调理虚劳专著，主张保养真元、固守根本，对骨蒸、烦热、咽干、咯血、盗汗、久嗽、阴伤、津液匮乏证，记述较详。一般不投大寒虚中、大热竭内的药物，喜开平淡血肉有情之品，突出"补养"二字，就目前而言，是治疗肺结核的一条捷径。喜用人参、童便、知母、百合、杏仁、贝母、羊肺、柿霜、花粉、白鸭、大枣、团鱼、山药、乌鸡、黄明胶、莲子、猪脊髓、生地黄、蜂蜜、阿胶、麦冬、白芍、紫菀、款冬花，效果颇佳。老朽经验，频发咳嗽加百部、枇杷叶，血出过多加白及、小蓟、紫草，低烧不退加胡黄连、牡丹皮、银柴胡、白薇、地骨皮，疗效最好。

戴元礼论治郁证经验

明初戴元礼先贤，调理"怫郁"证，遵照河间从广义着眼，扩大了其师丹溪翁的学说，指出诸郁证的表现是：气郁胸胁痛；湿郁周身或关节痛，遇阴寒发作；痰郁动则喘息；热郁督闷、小便赤；血郁四肢无力、能食、便黑；食郁嗳气、泛酸、腹满不欲食。治疗之法，在表汗之、里者下之、兼风散之、热者寒之，热甚泻阳救水，养液润燥，补已衰之阴。推荐药物，苍术气味浓烈，开发水谷之气；香附下气最速，善行郁结；川芎通利三焦，上至头目，下抵血海，为气血之使，称治疗郁证三大良药。老朽临床运用其经验，投药方面，又加入柴胡舒展气机，郁金活血开窍，半夏降逆涤痰，砂仁运化消食，黄连清热泻火，大黄疏利上中下三焦，通畅二便驱逐病邪，于对证处方中增添此类药物，可提高效果，实践证明，有益无损，开量要适中，并非韩信将兵多了即善。

戴元礼用药法师不泥

戴元礼世代书香出身，提出气火同属，动静变二，冲和不息谓之气，妄动异常便成火。如饮食劳倦内伤，脾胃气虚火动，投人参、黄芪、甘草甘温除之；阴弱阳强，相火炽盛，投麦冬、熟地黄甘寒降之；心火亢极，邪热内实，投大黄、元明粉咸寒折之；肾水不足，火失其守，投生地黄、玄参壮水制之；命门火衰，阳越于外，投附子、肉桂温热济之；过食生冷，火郁中土，投升麻、葛根升散发之。他的学术见解，与其师丹溪老人有所不同，震亨先生主议"气有余便是火"，一般忌补，而戴氏却用参、芪、草类，实际并非背叛师门，是随着客观需要施治的。

楼公爽阴阳辨证治中风

丹溪弟子楼公爽，写有《医学纲目》，根据阴阳动态平衡对人体产生的影响，认为阳旺火多，性急形瘦；阴盛湿多，性缓形肥。阳弱气虚、表虚、上虚，易于外感；阴衰血虚、里虚、下虚，常患内伤。对小儿惊风，从症状上分析，身热力大为急惊，身冷力小为慢惊，仆地呼叫醒时吐沫为癫痫，头目仰视为天吊，角弓反张为痉挛，比较清晰。老朽经验，治高烧抽搐，在对证处方内加天麻、钩藤、羚羊角、全蝎、僵蚕、蜈蚣，熄风作用明显；白金丸治疗羊羔疯即冷痫，不宜多服，其中白矾伤害脑神经，可致痴呆、记忆力下降、失掉主动作为，甚至昏糊，影响健康。

王履开辟治疗温病新途径

抱独山人王履，认为《内经》所言亢害、承制，属人体自然调节机制，是高者抑之、下者举之、强者折之、弱者济之，在五行中等于金起克木、水来制火，不如是则高者愈高、下者愈下、强者愈强、弱者愈弱了。温病乃天地间异气，由怫热形成，自内达外，与伤寒不同，非汗出而散之证，宜用辛凉、苦寒治里热为主，虽有表证，里热退而外自解，要另辟门径。这一论述上承河间，影响后世较大，特别对叶、吴学派很有指导意义，脱却麻桂，力挺石膏、知母、黄芩、银花、黄连、连翘、山栀子，清火、凉里、滋阴、解毒，开创了新的道路，所以被推为改革先锋。

虞天民之论有验

明代虞天民，乃丹溪学派继承者，认为朱氏"折衷前哲""救偏门之弊"，阳常有余是指气之阳、血中之阳，阴不足是指气之阴、血中之阴。驳斥王纶血虚只能投四物汤，不可用人参、黄芪之论，背离了血脱益气之说。批评运气学说，根据流年便行开药，"等于以无稽之术，拿生灵为戏玩"。曾说节嗜欲，戒性气，慎言语，谨服食，属摄生之要。给予补中益气汤时，加槟榔升清降浊以消胀满，加五味子敛肺治疗虚喘，加麻黄根、浮小麦抑制汗出不止，堪称宝贵经验。老朽临床照其释义："泻责之脾，痛责之肝，肝责之实，脾责之虚，脾虚肝实，故令痛泻。炒术所以健脾，炒芍所以泻肝，炒陈所以理脾，防风所以散肝，不责于实者，以实痛得泻便减，今泻而痛不止，故责之土败木贼也。"习用刘草窗痛泻要方：白术15克、白芍15克、陈皮9克、防风9克，水煎分二次服，调理阵发性腹痛即泻之症，确有效果。

汪省之详解阴盛阳虚

明代先贤汪省之，对阴盛阳虚通过实践描述深刻，谓不耐劳累，吃冷不舒；或饮食作胀，大便不实；或口舌常破如疮，用凉药转重，汗出不止，小便频数，腰腿无力；或咽津、呼吸感觉寒气入腹；或阴囊潮湿、手足冷、面白，畏寒短气，都属附子的适应证。老朽将这些经验运用到临床，疗效的确甚好，但客观表现还要增加脉迟沉微、蜷卧欲寐、口和舌润、喜热近火、精神不振、懒于说话等症状，方为全面。另外尽管附子可补阳退阴、温里驱寒，若不添干姜、肉桂，则效果不显，不要抱着一竿大纛丢掉其他辅助药。

王纶倡阴虚致病药多用酸凉之品

明代节斋老人王纶，虽倡议"外感法仲景，内伤法东垣，热病用河间，杂病用丹溪"，提出痰证在脾，而本于肾，乃水气上泛形成，却信奉朱氏学说。认为火旺致病十居八九，阴虚者多。临床常投四物汤加苦寒药物，脾阴不足用人参、白芍、石膏，甘润酸凉养之。甘温生湿助热易恋邪气，少年纵欲，老来孤阳，滋阴泻火，绝不可缺。对此论点，医友牛耕野持有不同意见，告诉人们因奔走衣食、工作劳累伤阳耗气，应补充营养强化动力，要内服人参、黄芪、当归、附子、肉桂、熟地黄，若用寒凉伐生命之机，等于扑灭阳光促其消亡，反蒙祸害了。明确地讲，先生之说无理吸取。

缪慕台用药经验真传

江左遗民缪慕台认为伤寒、瘟疫之邪皆从口鼻而入，发展过程中，先注意亡阴，后防亡阳。据地理环境，强调发病特点，吴、楚、闽、粤、鬼方、梁州，常夹有湿热。解表投葛根、羌活、前胡、杏仁，清火开白虎汤（石膏、知母、甘草、粳米）、竹叶石膏汤（石膏、半夏、竹叶、麦冬、人参、粳米、甘草）。精于治疗血症，补血用熟地黄、白芍、龙眼、枸杞子、人乳、酸枣仁，凉血用牡丹皮、生地黄、赤芍、犀角、地榆、茜草、小栀子、黄芩、小蓟、青黛、玄参，活血化瘀用红花、桃仁、当归、苏木、肉桂、蒲黄、郁金、三棱、䗪虫、干漆、五灵脂、延胡索。他说，吾以脉与证授方，不以方尝病，细心负责的精神，颇足效法。

王肯堂经验方举例

明人三大编著家之一王肯堂，虽以汇集文献为主，亦有不少临床经验，治口糜投干姜；温病口渴不离麦冬；中风偏瘫用竹沥、姜汁为引；痰火上壅咳嗽发热，足部反凉开人参10~30克，配肉桂、附子，水煎冷饮；提高人参疗效，每10克加陈皮1克，发挥催化功能；借取缪仲淳说法，补血加酸枣仁。杏林怪杰卢之颐介绍其《证治准绳》两方，专门调理疟疾，一是升麻、柴胡、葛根、羌活、防风、甘草；二为石膏、知母、粳米、桃仁、红花、猪苓、穿山甲，老朽验证，前者有效，后者未有亲履实践。

陈实功治外科病经验

明代陈实功，字毓仁，为外科名家，主张疮疡化脓手术切开，"使毒外出为第一"，批评滥投石膏、黄连寒凉攻伐，使气血冰凝疮疡难散转向内攻。喜投与羌活、荆芥、防风、麻黄、细辛、川芎、连翘、银花、花粉、皂刺、穿山甲、乳香、没药、甘草，排脓后以补益方法促其恢复健康。反对让患者忌口，只要不是烹炸炙爆、油渍蜜饯的"生冷伤脾、硬物难化、肥腻滑肠"之物，或水虾、螃蟹易发生过敏之品，皆可随其喜爱，不必禁止，鲜瓜、时果、瘦肉、鸡蛋、团鱼、猪肝、蔬菜，都为日常食谱，放心吃用不属戒品。

陈毓仁外科辨治重脾胃

六和堂陈毓仁，济世赈贫，有时一月收入仅买半升白米，人送绰号陈半升。精外科手术治疗，重视保护疮口，配伍补益脾胃、解毒、活血、消肿、散瘀药物。反对盲目戒口，死搬硬套"食肉则复，多食则遗"，采取坚壁清野的措施，令患者饥饿。尤其老年人气血衰弱、肌肉干枯，影响疮疡隆起、颜色红活、溃破无法收敛，延长恢复时间。老朽开始学习普外，即尊此意，堪称实验良言。

胡慎柔益气健脾治肺病

明代住想禅师胡慎柔，为薛己门人周之干入室弟子，主张保护脾胃，善理虚劳证。常投四君、保元、建中、异功、补中益气汤，所创养真汤一方，平淡无奇，益气健脾却属良剂。老朽习以本汤调治夏季伤暑乏力、汗多，或肺虚阴亏干咳无痰、慢性支气管炎，均有疗效。计人参9克、黄芪15克、白术6克、茯苓6克、莲子9克、麦冬9克、山药9克、白芍9克、五味子15克、甘草3克。加玉竹9克、银耳15克。水煎分三次服，每日一剂，连用6~15天。

喻嘉言重视中气用人参

医界才子喻嘉言，认为湿热病乃天之热气下，地之湿气升，人在气交之中受其影响形成。入秋风动气清，云层稀薄，湿度减退，阳光直射地面，燥证增多，谓之秋燥。流行性感染疾患，汗吐下不效，乃"气从中馁"，无力鼓邪外出，于解利药内加人参便能见功，小柴胡汤、人参败毒散就是例子。中风后遗症舌强难言常用资寿解语汤（防风、附子、天麻、酸枣仁、羚羊角、肉桂、羌活、甘草）去羌、防加熟地黄、何首乌、枸杞子、甘菊花、胡麻仁、天门冬治疗，也属一大特色。

西昌老人调腹胀三法

西昌老人喻嘉言，秉承天人合一观念，锻炼身体适应外界环境，"高人踏雪空山，内脏愈固；渔夫垂钓寒江，外邪不侵"。调理单腹胀，总结三点经验，培养一法，补益元气；招纳一法，升举阳气；解散一法，开鬼门、洁净府，虽不提攻，泻在其中。仿照桂枝麻黄汤，腹泻投活人败毒散（羌活、独活、前胡、柴胡、川芎、枳壳、人参、桔梗、茯苓、甘草、生姜）宣发气液引邪外出，牵回趋下之势，谓之"逆流挽舟"。

李中梓补母法温阳益气

益气温阳家人参先生李中梓，临床诊病喜用补母法，脾土虚，温化益火之源，釜底加薪；肝木虚，壮水之主令木滋荣；肺金虚，甘缓培土，以养华盖；心火虚，益木之本助神明增温；肾水虚，辛润保宗，补上源下即平安，突出"补养"二字。指出"向阳草木易荣，背阴花卉善萎"，涉及人体益气在补血之先，养阳放在滋阴之上。知母不可多服，阳痿、溏泻、食后不化者，皆属禁忌，开创独具特色的治疗观。益阳补气，用之长寿，固然有其内涵，蕴藏一定道理，若脱离辨证盲目滥施，也会造成危害，尽管吃人参而亡无怨言，医疗差错的责任却难以推卸，故先生之思想倾向，且莫效仿自贻伊戚。

傅青主酿酒食膳治病皆重温养

清代山西傅青主通晓岐黄之术，据民间传说，为汾酒内加入竹叶、木香、檀香、松香、丁香、零陵香十余味药物，提高醇香浓度酿造竹叶青酒；给清和园饭庄配制补气养形冬天晨餐头脑羹，先以清水煮黄芪去滓，再入山药块、生姜丝、藕丁、酒糟、炒白面、咸韭菜花，也可加羊肉、肚片、胡椒粉，烹调成糊状汤。《傅青主女科》，流传版本很多，不是傅山所著，乃后人从绍兴陈士铎《辨证录》11～12卷中抄出的，重视肝、脾、肾三脏论治，侧于温养、疏肝解郁，常用人参、黄芪、山药、白术、熟地黄、当归、枸杞、阿胶、白芍补益气血、调理中州，有较佳的参考价值。本书将妇女带下病置于卷首，认为"尼僧、寡妇、出嫁之女多有之"，由脾虚、肝郁、湿浸、热逼形成的，创制完带汤（白术、山药、人参、白芍、苍术、陈皮、柴胡、车前子、荆芥穗、甘草），投与得当，效果甚显。有血性物加蒲公英、小蓟、鸡冠花、败酱草。是一首专疗阴道炎、子宫颈糜烂的良方。

张璐甘温益火之法

温养派代表人物张璐，自号石顽。推崇薛己、张介宾、喻昌学说，批评曲解调理伤寒以攻邪为务，杂病治气当先，乃错误言论。认为湿热之证难疗，"用风药胜湿，虚火易于潜上；淡渗利水，津液易于脱亡；专于燥湿，必致真阴耗竭；纯用滋阴，反助痰湿上壅。"只有润燥合宜、刚柔协济才能治愈。凡阴虚多热，最忌辛燥，恐助阳邪，尤怕苦寒。戕伐生气，惟喜纯甘壮水之剂，补阴配阳，虚火自降，阳归于阴。阳虚多寒，禁开凉润，恐助阴邪，尤怕辛散，损伤阳气，只宜甘温益火，补阳消阴，沉寒收敛，阴则从阳。这一观点，确系持平之论，对缺乏经验者，很富指导意义。所以当清初时代，他在江南的影响，被称为成就一流。

薛 雪 论 脉

《周易》研究家牧牛先生薛一瓢，诊病强调望色，不主张切脉为重要依据，言脉乃气血运行之路，"病态万殊，尽欲以三指测其变化，非无下之至巧者，孰能与于斯"，放在次要地位。认为春夏缺乏养阳，风寒生冷伤此阳气，秋冬多患疟、泻；秋冬缺乏养阴，纵欲过热则损阴液，春夏易得火证。

薛雪辛味药流通法祛湿不传之秘

槐云逸者薛雪老人临床辨证，热盛于湿从火而化，湿盛于热从水而化，湿热纠结常有上焦蒙蔽、肝风内动，见耳鸣、干呕、抽搐现象。调理重辛开淡渗、芳香化浊、避柔遣刚，舒展气机、分化氤氲之邪，以祛湿为主，湿减热孤，病向好处转化。突出辛味流通，用苍术皮、藿香叶、薄荷、炒黄连、大豆黄卷，胸闷加杏仁、枳壳、砂仁、白豆蔻、佩兰、石菖蒲，小便不利加滑石、通草、茯苓皮。日久湿困伤阳，身倦泻下，根据特殊情况，还可投白术、淡干姜、淡附子。吴门医家薛瘦吟受其影响，治湿热入络创立开郁通络饮，由香橼、郁金、延胡索、远志、新绛、木瓜、蜣螂虫、通草、佛手花、丝瓜子、苡仁、路路通组成，对身体胀、痹、麻、痞、癥、痛、脉涩，有较佳的效果。

王洪绪处理疮疡经验谈

清人外科内治家王洪绪，提倡处理疮疡以消（消肿散结，制止化脓）为贵，以托（促使化脓，毒邪外溃）为畏，反对刀针从事切开引流。红肿灼痛属阳，皮色不变、根盘不大是阴证。瞩目调治阴疽，和阳痈不同，勿要投羚羊、犀角治乳癌，生地黄、防己治横痃，夏枯草、连翘治恶核，远避寒凉药物，指出"毒即是寒，解寒而毒自化，清火而毒愈凝"，只能温化促进气血运行，才可令毒内消。肇创开腠理疗法，用麻桂温散、解肌透表，拟有良方阳和汤（麻黄5克、熟地黄30克、炒白芥子6克、鹿角胶9克、肉桂3克、炮姜5克、甘草3克），水煎分二次服，对鹤膝风、硬结恶疮、骨结核、椎间盘突出、肠系膜淋巴结核、慢性脓肿、隐匿性关节炎，都有一定疗效。

洄溪道人方药有别论

尊经派大家洄溪道人徐灵胎，为医林豪杰，论点独特，与众不同。强调方药有别，照病投药，立方无法，谓之有药无方；方虽良善，其药有一二味与病不太相当，属有方无药。若只开柴胡，命名柴胡汤，一味大黄即称承气汤，是无知妄作。反之亦应抓住药物专长，有的放矢，如柴胡之散少阳，麦冬滋肺阴，雄黄解蛇虫毒，使君子杀蛔虫，鳖甲消痞块，白鹤花腐骨，授予恰切最易见效。批评温补以人参为荣，乃毁患者身又破其家，和犯罪无异。他说人的体质阳盛阴虚十占八九，特别老年勿用辛热药物，竭阴助阳，能引起烦躁、痰壅，每年所睹中风证，均与此有关，温补之后，遗恨难言。

医林奇杰徐灵胎执业四要

毫学庵洄溪道人，为清代姑苏医林奇杰，强调执业四个方面，须辨证施治圆通活泼；分析虚实注意诊脉；妇女经常应治冲任，着重养血；保护元气为第一活人大义。脉微冷汗如膏，手足厥逆，亡阳现象；脉洪滑汗热不黏，舌干手足温和，属亡阴，亡阳由亡阴来，似盏内油干则火灭。汗出过多，阴液上竭，龙雷之火上升，寒凉折之其火益炽，投大剂参、附佐以牡蛎、童便咸降，冷饮一碗，直达下焦，真阳即可潜藏而汗自止，和处理亡阴不同。规律是阳气未动，以阴药敛汗，阳气已动取阳药收功，龙骨、牡蛎、黄芪、五味子均宜选用。人的体质，阳盛者十之八九，老年少服辛热，劫阴助阳，引起烦躁、痰壅，等于火焚。识证不确、人参、甘草反成毒药。

沈尧峰蠲饮六神汤加减经验

清代嘉善举人沈尧峰，工医术，王孟英极崇拜之，所制调理妇女产后恶露未断神昏谵语，按痰邪入侵神明施治的蠲饮六神汤，由半夏曲9克、茯神9克、旋覆花9克、橘红9克、胆南星9克、石菖蒲9克组成，属一首名方，常投与大脑功能失调、脑梗死、脑炎后遗症引起的头昏、舌强、语言障碍、记忆下降、精神变异、谈话失掉逻辑性，都有一定疗效。近年来用于老龄性痴呆，亦有成绩。老朽将石菖蒲改换节菖蒲，又加郁金9克、红花9克、远志9克、水蛭9克，水煎分三次服，每日一剂，进一步提高了疗效，命名十神汤。

黄元御扶阳抑阴论

尊阳派大家黄元御，文学基础深厚，工骈体，富音韵，有独立见解，乃医林豪杰。认为伤寒阳盛入腑，阴盛入脏，杂病木火宜升，金水应降，总结十六字经验。冬日易感伤寒，春天多患中风，从体质与汗液排泄，预测未来，阳虚者汗则亡阳，阴虚人汗后亡阴，汗出恶寒气泄阳虚，防入少阴，不恶寒反怕热，津伤阳实，即传阳明，入阳明之前，以调胃承气汤（大黄、元明粉、甘草）夺之。他说，临床投药要泻水补火，扶阳抑阴，令中气轮转，清浊复位，是却病延年大法。因抱非凡之表，看问题入木三分，好立异见，表现"以矜独解""青萍结绿，识音綦难，白雪阳春，知音盖甚少"，怀才未遇，然这面旗帜，将与世长存。老朽信先生学说，也有保留，始终如一敬为师表。

魏玉璜经验良方一贯煎

柳洲居士钱塘魏玉璜，少时家贫，于瓶窑镇当铺充作佣工，垂二十年，咏道："系船须系段桥边，看花须看药坟前；段家桥边柳无数，岳王坟前花可邻。"师法高鼓峰、吕晚村、董废翁、缪仲淳，但擅长清热养阴，以灵轻见长，许多文人墨客与其往来，均称赞他的医术成就达到了炉火纯青。在所编《续名医类案》心胃痛门收载之一贯煎（沙参、麦冬、当归、生地黄、枸杞子、川楝子），口苦加黄连，专治肝阴亏损、相火过旺上乘脾土，胸闷脘痛，吞吐酸水，疗效卓著。对胃炎、胃溃疡、胃神经官能症，都有很好的作用，服香燥药物转重者，更宜改饮此方。老朽临床又加入甘松一味，开郁行气、止痛，且能调整心律，十分有益。

余霖清瘟败毒饮加减经验

瘟疫研究家余霖，对疫病诊疗有创造性经验，丰富了吴又可学说，强调其毒火、发烧、传染、流行性，死亡率高。所定清瘟败毒饮（石膏、生地黄、犀角、黄芩、山栀子、知母、赤芍、玄参、连翘、牡丹皮、黄连、桔梗、竹叶、甘草），重遣石膏，内外化解，适于头痛、目赤、出汗、脉数、舌苔黄厚、身发斑疹、烦躁不眠、大渴不已、谵语神昏、痄腮颈肿、口秽喷人、遍体似火，流泻表里大热，补阴救水，当时收效良好。也可随证加入菊花、蝉蜕、花粉、射干、山豆根、银花、马勃、僵蚕、板蓝根、紫花地丁、紫草、大青叶、滑石、白茅根、大黄。老朽临床，未有投过原方，这些药物均属佳品。若在今日遇到此证，可考虑用大承气汤合增液汤，添入大量银花、大青叶、重楼、板蓝根、黄芩、贯众，疗效更理想。

陈修园寒热二气论

南雅堂陈修园，为推崇《伤寒论》名家，医门之仲景，乃儒家之孔子。以内衬形成联文夹注解释《伤寒论》，浑然一体，利于初学。认为寒热二气因胜而化，一从病体来分，阳盛阴衰易于热化，阴盛阳衰则随寒化；二由药误而变，体虚药凉，阳气受损，易于寒化，体实药温，阴液耗伤，便从热化。谓仲景先师将附子配入茯苓、白芍、甘草、地黄、泽泻中，如冬日可爱，乃补虚法。提倡一般疾患，不开人参，缓姜、附之性，使"阳药掣肘"难以发挥作用。批判当时陋习，温阳投人参、白术、黄芪，滋阴用当归、山药、熟地黄，对号入座，缺乏辨证内涵，是最大错误。语重心长，后人列为华表。

吴瑭正气散加减五法

叶桂学派承上启下人物淮阴吴瑭，认为温病属火邪，伤人之阴，应泻阳余补阴的不足，投辛凉、苦寒、酸咸，忌用升麻、柴胡、葛根，一般不开攻下品，服承气汤之害有三，邪在心包，徒泻阳明，仍然神昏谵语，阴液亏耗，随战汗而脱，变成上嗽下泻、暮热早凉的坏证。绍兴赵晴初《存存斋医话稿》三集，言其所制正气散加减有五个，以藿、朴、陈、苓为主，一加神曲、麦芽升降脾胃气机，苓、陈宣湿郁，大腹皮消中满，杏仁利肺与大府；二加防己、豆卷走经络祛湿邪，通草、苡仁淡渗小便以固肠道；三加杏仁利肺气，滑石清热行水；四加草果开发脾阳，楂、曲运中消滞；五加苍术燥脾，大腹皮宽肠下气，谷芽健胃化积，用于湿热疾患，堪称全面。他灵活掌握辨证法则，对内科杂病也大胆给予经方，和陈颂帚会诊一水肿人，皆开麻黄附子细辛汤，却从剂量上突出麻黄增强利尿，令小便畅通，"得三大盆有半"，知者叹服。

王清任活血祛瘀加减秘法

革新派大家王清任，通过实践，创立了醒世学说，指出神明、谋虑、决断、技巧都是脑的作用，人之灵机、记性即在脑中。气的功能占居首位，行、坐、动、转，由其支配，若血有郁滞、阻塞，气难流通，谓之瘀血，可发生许多病症。投用大量黄芪合川芎、桃仁、红花、赤芍、当归、没药治疗。头面加黄酒，开窍加麝香，肌表加生姜、老葱，胸胁加桔梗、枳壳、柴胡，腹部加乌药、延胡索、五灵脂，四肢加秦艽、羌活、地龙，盆腔内病变加肉桂、小茴香。业师常常称赞，以唐寅《画鸡》比喻他，"头上红冠不用裁，满身雪白走将来，平生不敢轻言语，一叫千门万户开"，太恰当了。

王旭高治肝病用药经验谈

无锡环溪草堂王旭高，认为肝脏体阴用阳，喜升恶郁，易动难静，依靠肾水濡养、肺金制约、心血灌注、脾土栽培，才能为柔和之体，遂其条达之性，发挥疏泄功能。对肝气不舒精神抑郁、胁下胀痛、太息始快，用香附、郁金、苏梗、高良姜、青皮、橘叶、白芍、泽兰、川楝子、延胡索、玫瑰花、新绛、旋覆花。肝风内动头痛、眩晕、眼胀、失眠，用生地黄、天麻、女贞子、牡蛎、菊花、羚羊角、钩藤、决明子、白蒺藜、何首乌、酸枣仁、龙齿、金箔、代赭石。肝火炽盛口苦、目赤、舌红、耳鸣、鼻衄、吐血、颜面烘热、大便干燥、疮疡瘙痒、烦躁不安、月经提前来潮，用黄芩、牡丹皮、夏枯草、山栀子、芦荟、龙胆草、炒黄连。因受叶桂先贤影响，恐劫肝阴，不开柴胡，乃一大遗憾，是智者之失。同门兄秦礼佛指出，肝气实际即肝郁，以郁代气字为妥。

王孟英清凉开泄不忘温补

归砚草堂王孟英先贤，认为温病胸脘拒按，先要开泻，苔白不渴挟有痰湿，"轻者橘、蔻、菖、薤，重者枳实、连、夏皆可用之，虽舌绛神昏若苦胸拒按，不可率投凉润，参照辛开始可见效。"暑邪不仅耗阴亦能伤气，创制清暑益气汤，由西洋参、石斛、麦冬、黄连、竹叶、知母、桔梗、西瓜翠衣、粳米、甘草十味组成，实践验证，疗效良好，如加山楂、谷芽开胃，对云腾致雨，汗化于液，泛恶食少，倦怠乏力，更有意义。尽管他曾被称清凉郎中，但仍考虑温补疗法，不应顾此失彼有所偏废，"大寒反汗出阴盛格阳于外，身冷似热；咽痛目瞀，戴阳于上"，格阳、戴阳，均属阳虚外越，内真寒而外假热，即用桂附疗之，绝无另途，就是例子。

王孟英清开凉降治七情内动

睡乡散人王孟英，开始习医由《景岳全书》入手，叹其"援引繁富，议论精博"，通过临床"辄为所困"。言近代"类多真阴不足，上盛下虚者十居八九"，支持丹溪学说，雨露之滋、霜雪之降，皆补阴之不足制阳的有余。提出七情内动即是热邪，六气外侵统归火化，气火相合灼伤津液，乃不可忽视的疾患，要采用清、开、凉、降疗法，投生地黄、石菖蒲、芦根、象贝母、石膏、枇杷叶、竹沥、地栗、海蜇、郁金、知母、麦冬、白蔻仁、羚羊角、龟板、女贞子、旱莲草、十大功劳、黄芩、白芍，对证下药。吕慎庵称道"迥出前人意表"。但调理虚寒之证，却畏惧肉桂、附子，不敢放手组方，从先生所写《医案》中，就可说明这一问题。

王梦隐用药经验

随息居主人王梦隐，刻苦力学，知识渊博，一介寒士成为医杰，对其谢世过早，无不叹息。认为热入血室有三证，经水适来邪陷内结，破血逐瘀；适断邪扰胞宫，清火养营；邪入营分迫血妄行，凉药助水。批评世俗无知，崇尚生化汤（当归、川芎、桃仁、炮姜、甘草、黄酒），执死方疗万人活病，十足盲目。生平喜用小陷胸汤加味，对柴胡、葛根从未青睐，反对热补。常开药物较为欣赏者，有石菖蒲、旋覆花、枳壳、象贝母、芦根、枇杷叶、橘络、竹茹、郁金、天竺黄、谷芽、半夏、竹沥、杏仁、瓜蒌、远志、薤白、蛤壳、地栗、海蛇、川楝子、胆南星、海浮石、白萝卜、沉香曲、羚羊角、紫菀、白豆蔻、络石藤。

耕读山人双向剂之三叶汤

业师耕读山人，读书极博，学究天人，除精通《内》《难》《伤寒》《金匮》《千金》《外台》，兼研究时方派学说。据叶桂翁经验，喜投炙枇杷叶，认为有开胸宽中、肃肺降气、利痰止咳多方面作用，曾同藿香叶、霜桑叶组方，名三叶汤，调理感染四时不正之气、头痛、咳嗽。且通过临床化裁创制大成汤，有炙枇杷叶30克、枳壳9克、桔梗9克、炒杏仁9克、半夏曲9克、橘红9克、石菖蒲9克、炙旋覆花9克、紫苏子9克、厚朴9克，治疗呼吸、消化系统肺胃合病疾患，适于胸痛闷满、气喘咳嗽、食欲不振，疗效甚佳，老朽尊称双向剂，按证施予，都易见效。

耕读山人自创消夏饮清暑

业师耕读山人，调理夏季伤暑，头目昏沉、恶心、多汗、身体疲倦、见食即饱，仿照缪仲淳、王孟英先贤经验，创制消夏饮，用鲜丝瓜叶60克、白梅肉15克、木瓜15克、麦冬10克、西洋参6克、甘草3克、大枣5枚（劈开）、冰糖6克，水煎分三次服。比岭南凉茶、清暑汤、梅苏丸、生脉散易喝效好。老朽曾遵暮年师意，加柠檬果30克，开胃醒神助消化，提高了药力功效。

耕读山人四开汤治气热痰食

老朽遵业师耕读山人教导，医气、热、痰、食停于胸脘，投小陷胸汤加味，计半夏9克、黄连9克、瓜蒌30克、枳壳9克、神曲9克、槟榔15克，水煎分三次服，名四开汤。治胸闷、气短、灼心、痰多、舌苔厚腻、脉象沉实、无饥饿感，突出行郁、利阻、消滞、散结四个方面。对胃炎、胸膜炎、食管反流、消化不良、上消化道癌变，都有作用。吞酸加吴茱萸6克，嗳气加代赭石20克，疼痛加薤白15克，腹胀加厚朴15克，吐涎沫加旋覆花12克、咳痰不已加茯苓20克，哮喘加杏仁9克，大便难下加大黄6克，水饮上泛喉中水鸡声加射干9克、葶苈子15克。日本同道沿承大塚敬节说法，认为《伤寒论》小陷胸汤乃疗胃炎的良方，应值得重视这一观点。

耕读山人自创养脑汤填精醒脑

业师耕读山人，自称大瓢仙，生平欣赏张景岳先贤两仪膏（人参、熟地黄）加味，调理气血亏损神疲乏力、食欲低下、舌淡无味、脉象沉细，或神经衰弱大脑功能失调，头昏、健忘、嗜睡、精力不集中、工作淡漠、自信心不足。计人参9克、熟地黄12克、当归9克、黄芪15克、川芎6克、砂仁9克、绿茶3克，每日一剂，水煎分三次服，6～10天明显见效，名养脑汤。尔后奉老人遗命，方内又加入红景天15克，疗效更佳。据同门二兄介绍，尚有阿胶9克、黄明胶9克、鹿角胶9克，即三寿延龄胶，临床疗效甚好。其中黄明胶，由牛肉制成，属补脾益气要药，现今市场少见，可能已淹没失传。

滕化南习医与临床经验方法探讨

滕化南《公亭续集》言读书自学业医，与家传、师授不同，其区别为前者无临床经验，缺乏辨证知识、灵活投药方法，对危重病人难以判断吉凶预后，一句话无术。俗语云"秀才习医如笼抓鸡"，指的是书本学问，并非实践，所谓真才实学的涵义为临床，绝对不像唱戏，信口有腔，《红楼梦》"甄隐贾言"，实际东西少，一个字"虚"。应多向后者求救，方能补充自己的不足。他举例说，《伤寒论》"表有热里有寒，白虎汤主之"，文中存讹，临床家根据实践，在释义时增加了热、汗、渴、脉四大症状，作为应用准则，发展、丰富了大论的内容。因此，只有理论不献身为病人服务，无临床经验的医家，就不易看出书内的脱、移、漏、误，反会长期继续下去。

费若白组补益方入散剂

中药所用剂型，分丸、散、膏、丹、汤、酒、露、锭，现在以汤、丸为主，其他如注射、埋藏、灌肠投与较少。补益之品碾成粉末装入胶囊，仍属散剂。业师耕读山人年友费若白师伯，认为人参、黄芪、白术、熟地黄、桂枝、当归、白芍、熟附子、枸杞、菟丝子、西洋参、紫河车、女贞子、红景天、雪莲花、冬虫夏草，共同碾成粉末，调入饴糖或蜂蜜内吞下，每次6~9克，日三服。可助长发育，增强体质，推迟衰老，提高免疫、抵抗、修复力，使容光焕发，春阳常驻，久葆健康。投量未定，无有方名。老朽遵此说不断用之，确富疗效。不宜吃得太多，以免影响食欲，或加砂仁少许，即可解除这一顾虑。

步少卿推崇内伤脾胃百病由生

同道步少卿，博览群书，涉猎历代诸家精华，汲取众长，富有成就。对老朽讲，他推崇先贤东垣学说"内伤脾胃百病由生"，提倡修补亏损、促进运化、增强食欲、转变虚弱状态，要补中益气、养火培土、壮大浮沉枢纽，对升清阳、降阴火的疗法并不欣赏，持有异议。在临床过程中，曾另组处方，名新建中州汤，所遣药物为人参9克、黄芪15克、山药15克、炒白术9克、砂仁9克、炒神曲9克、陈皮6克、甘草3克，加柴胡6克，条达肝气，防止木克土，起疏泄作用。每日一剂，水煎分二次服。实践检验，适于中焦虚弱、健运不足、大气下陷，也可投与胃、十二指肠炎、溃疡和胃神经官能症，疗效较好，是一首推陈出新的化裁良方。

支大奎温化治运动系统病

同道支大奎，临床数十年，善治运动系统病，经验丰富，有口皆碑。对老朽讲，风湿、类风湿关节炎，或痛风证，若疼痛剧烈以温化为主，忌投寒凉消炎药物，清热解毒之品亦要停用，可以制川乌100克、制草乌100克、老鹳草300克、制乳香50克、炒没药50克、制附子50克、白芷50克，加酒炒大黄10克，健胃止呕、助消化、通利经络、促进吸收。碾末，水泛成丸，每次5～10克，日三服，连用20～50天为一疗程。老朽多次实践，有较佳效果。二乌、附子，虽含一定毒性，炮制后生物碱已破坏，不良反应降低，口服平妥，无有大碍。命名关节炎丸。

陈玉声推崇一品丸祛风寒湿

陈玉声前辈执教大学多年，暇时研究岐黄医术，精通内科杂证。对老朽讲，凡风寒湿邪引起的四肢麻木、疼痛，或其他原因所致之手足麻木不仁，如触电状，可投先生家传一品丸，有独活300克、穿山龙200克、千年健1000克、当归100克、肉桂50克、羌活300克，碾末，水泛成丸，每次5～10克，日三服，连用20～60天，即能治愈。老朽验证，疗效超过豨莶草制剂，比单纯利用活血散瘀力强，是一首值得推广的良方。

丁文荣以泻助补处方思想

丁文荣第，光绪春闱后抛弃宦途，专心致力医学，艺海泛舟，有丰富的临床经验，因受孙思邈真人影响，主张补剂含泻，以泻助补。所谓泻，指宣、散、通、开四法。避免呆滞，不易充分发挥药力。处方独特，自成大家。如投四物汤加红花、四君子汤加木香、四逆散加瓜蒌仁、四逆汤加桂枝、泻心汤加枳壳、麻黄汤加生姜、平胃散加少量大黄、增液汤加元明粉，皆属明显例子。他告诉老朽，凡补、腻、固、涩处方，必须加分利之品，通过流动吹嘘能提高疗效，还可澎湃达及难到的末梢，即远端、孙络、隐秘区域。老朽遵守教言，应用于实践，甚得此益，并授予门生传播杏林。

梁惠石戴人大补汤治验

同道梁惠石，博学卓识，多闻广见，乃临床大家。曾将张子和所举六补药物选组一方，称戴人大补汤，有人参9克、黄芪15克、附子9克、白豆蔻9克、肉桂6克、巴戟天9克、肉苁蓉15克、五加皮9克、阳起石9克，水煎分三次服，每日一剂，连续应用。治疗男性阳气不足精神不振、倦怠无力、阳痿早泄、精子缺乏、活动力弱化，或女子下元虚寒子宫发育不良、月经延期、来潮量少、久不怀孕，有较好的作用，老朽不断投于实践，均能纠正病状获得明显改善，且生育了子女。

关世鸣力主升阳散火论

挚友关世鸣，喜研究金元医家学说，深入浅出，探骊得珠。对老朽讲，东垣升阳散火是一大亮点，阴火实乃胃火，妄动不仅伤气，亦能影响全身，口渴、头痛、"独燎其面"，只有滋助胃阴不灼伤元气，方可解除。升阳散火是一种相辅手段，利用宣越分化怫郁，瓦解"热中"，故临床巧投柴胡，其次即升麻。元气升阴火消，健康恢复。此法适于脾阳不振、胃阴亏损患者，对热入阳明则属大忌。经验证明，若遇本病，黄芩、白芍、黄连、知母、生地黄，均非禁用药物，据李氏所言，以少开为宜。从他的处方看，升清阳是主要的，降润胃阴居权宜地位，因而在实际遣药上，也表现倾向性不平衡的一面。

戈咏青经方加减巧治胆囊炎

胆囊炎为消化系统病，B超提示壁厚、毛糙，右胁下胀痛，转为慢性常反复发作。少食油、酒类，避免精神刺激，传统习以大小柴胡汤加味治疗。同道戈咏青对本证长袖善舞经验良多，他投《伤寒论》茵陈蒿汤：山栀子15克、大黄6克、茵陈蒿15克，加柴胡15克、蒲公英30克、鸡骨草20克，水煎分三次服，每日一剂，连用10~15天，收效明显。老朽于此基础上，又加入枳壳15克、郁金15克，增强行气散瘀，有助消除炎变，疗力甚佳，命名驱邪汤。医友陈绍昆对老朽说，方内大黄加至9~15克，可立竿见影，胀、痛易消，炎也化无。

陆虹云用时方量大力专

医友陆虹云，喜探讨时方，独嗜金元之后成就，虽轻描淡写，然药量极大，一般不超过六味，有陆老虎称号。对老朽说，治肺阴不足咳嗽，开桑叶用嫩者，应投60克，鲜者120克；紫菀30克；沙参30克；用浙贝母（象贝母）20克，能宣散，无必要开昂贵的炉贝、松贝母。石膏并不滑泻，量再大也不致引发肠炎，张锡纯先生在白虎汤内加山药固涩，反影响石膏发挥作用，高烧患者大便通利乃好事，促使邪毒外出。

甘霖村自拟新方治流行性结膜炎

医友甘霖村，从事岐黄之业多年，经验宏富，为地方皇冠。对老朽讲，遇暴发火眼即流行性结膜炎，投野菊花50克、赤芍7克、牡丹皮7克、大黄3克，水煎分三次服，苦中有乐，每日一剂，连用七天则愈。同学见青岛徐㓥千说，野菊花一味对红眼证，有独特作用，清热解毒，能抗时邪细菌感染，比银花、连翘、黄芩、紫草、大青叶、黄连、板蓝根，其效占据鳌头。煮水外洗，亦有疗效，可称名药。

夏时雨加减大青龙汤治感冒

医友夏时雨，执业刀圭数十年，积累大量经验，临床得心应手于屡起沉疴。对老朽讲，《伤寒论》大青龙汤（麻黄、桂枝、杏仁、甘草、生姜、大枣、石膏）能表里双解、清内攘外，治内热感冒无汗发烧，疗效较好。其中桂枝辛温，在方中不会刺激体温，因有石膏大寒制约，毫无妨碍。他说只要高烧持续不退，加入重楼（七叶一枝花、白蚤休）10～15克、青蒿20～30克，热势即迅速下降，连服4～6剂，便可痊愈。高血压患者，将麻黄减去改换浮萍9～12克，疗效依然如故。石膏投量，须达到30～90克，少则成绩难见。

朱玉瑾大谈野人参妙用

民初朱玉瑾医家，以善用人参健脾益气闻名于世，虽似师法张介宾、缪仲淳、李中梓之学，然临床治疗则异。他说天寒地冻深山老林野生人参一株，生活数百年无有虫蛀，其根不腐，除了王干哥吃苗叶，天敌甚少，对食者而言，延年益寿的作用，超过瑞草灵芝，称为仙物。在阴冷区域缺乏阳光照射的环境下，仍保持本身温补之性，乃其最大特点，故成救死扶伤之药。临床应用有二，一是兴奋大脑、全身细胞，促进记忆，提高人体免疫力，延缓神经、肌肉、骨骼活动衰老，与白术、山药配伍，名小龟龄丸；二为率领血液循环，荣养内分泌，增液生津，保护汗源，同麦冬、五味子组方，即生脉散。以之15克，加韭子15克、仙灵脾30克，水煎分三次服，对阳痿不起、神倦乏力、性功能低下，也有明显效果。老朽验诸实践，确属阅历有得之语。但阳旺或有内热者，不宜单独口服。

吴配珩医药新解

向心堂吴配珩，打破清规戒律，独立思考，见解与众不同，批评研究学术死于句下，伤寒传足不传手，把人分成两截，是错误。老僧、寡妇、大龄男女所患之疾，有情志因素，不应单纯依靠草木，须注意心理疗法，移精变气，告之以败、语之以善、导之以便、开之以苦，因人而异，才能解决。提倡治外感如将，兵贵神速，及时祛邪，防止发展，医内伤如相，坐镇从容，功在缓和，补泻疗本。将谵语分为两种，一系阳明大便燥结，二属邪陷心包，火气蒙蔽心神，宜投甘凉之类。湿热促其化燥，不忌黄芩、黄连、山栀子、黄柏，以苦化阴而利小便，是泻邪上上妙法。反对炮制药物故弄玄虚，如人乳浸茯苓、秋石拌人参，为了洁白美观取白矾水久泡半夏，会影响临床作用。

新疆五味汤治久咳有奇功

门生许小轲喜搜集、研究民间处方，由新疆携来五味汤，有桔梗9克、沙棘15克、乌梅9克、甘草6克、吐鲁番葡萄干30克，水煎分两次服，滋阴润肺、健胃消食、收敛气逆、缓急解毒，强化营养，治久咳不止，如肺结核、慢性支气管炎，收效可观。常时应用对健康无任何损害，基本归入食疗，宜推广验证。

医理传真

胃气是生存之本

明贤张景岳秉承东垣学说，提出医病"先借胃气以为行药之主"，胃气实攻之则去，否则药力难行，屡攻不已邪仍存在，而元气大伤，人转危笃。老朽经验的确如此，所以先辈强调有胃气则生，失胃气易亡，是临床关键语。业师耕读山人曾告诫后昆，一要观察患者日进饮食，若能正常吃饭，就有转佳希望，除中败象、病久突然暴食死亡前的回光返照例外，均有接受治疗的机会；二是投与药物，应开益气扶阳处方，虽然掌握"补中"，须慎用升麻、柴胡、羌活、白芷宣散之品，可授予人参、台参、太子参、西洋参、黄芪、白术、山药、扁豆、饴糖、蜂蜜、甘草，少量肉桂、熟附子，加入3～6克炒神曲、炒山楂、炒谷芽、炒鸡内金，即四炒散，较为适宜。

断病不可拘泥于脉

先贤吴瑭净友章楠《医门棒喝》，谓切脉须灵活运用，不要离开其他三诊，独断泥于手指之下。浮、弦、数见诸头痛、恶寒、发热，乃外感病邪，若无恶寒、发热，则为阴虚内伤。尚有实证而脉微弱，虚损脉搏反强似旺，属邪气壅遏与元气发露之象，最易误人。前辈提出的舍脉从证说，极有道理。问诊、临床表现，是重要的标准，不然便会发生医疗差错。对此，徐大椿先生十分感慨，批评道："今人不按病证，徒讲乎脉，讲之愈密，失之愈远。"

灵活运用切脉

切脉乃四诊之一，临床应全面结合，不宜只泥于脉，仲景先师曾灵活运用，《伤寒论》所载就是明显例子，如脉浮为病在表，应发汗，心下硬按之痛，反投小陷胸汤；脉沉为病在里，反发热投麻黄附子细辛汤；脉促为热象，胸满投桂枝去芍药汤；脉迟为寒证，要以姜、附温阳，不恶寒手足濈然汗出，投大承气汤。因此老朽业医七十年常以症状表现为主，把脉诊放在次要地位，遵业师、家父教诲，实事求是，不敢故弄玄虚自误眩人，错断病情。先贤汪机《脉诀刊误集解》明确地说，良医标准是"动静有常，举止不妄，存心忠厚，发言纯笃，察病详审，处方精专"，并非专于切脉。

周学海对脉学的研究

周学海先生所写《脉简补义》认为研究脉学、要把握位（浮、沉、长、短）、数（迟、数）、形（虚、实、滑、涩）、势（上、下、来、去、至、止），以之作经，纬以微、甚、兼、独四字，诸病的寒、热、虚、实、表、里均在其中，老朽临床，也是执此为据，命名八抓。

五运六气指导医疗

五运六气研究家认为业医者对运气学说要掌握的重点，就是必先岁气、勿伐天和八字。明代缪仲淳《神农本草经疏》进行了诠释，他说本年阴雨降水过多，人患湿病，要宜温燥，投苍术、白术，佐以散发用防风、羌活、升麻、葛根，风能胜湿，迎合气候变化，为必先岁气；春夏不开麻黄、桂枝，秋冬忌服石膏、知母、黄芩、黄连、白芍，遵守春夏养阴、秋冬养阳，即勿伐天和的涵义。同时亦应注意气候变异，冬有非常之温，夏有非常之寒，春有非常之燥，秋有非常之暖，且百里之内晴雨不同，千里之外冷热各异，也不可局限在季节时令上，须随机应变灵活调理。患者体质尚属一个方面，阳旺人耐秋冬不耐春夏，喜阴寒怕过暖，阴盛的耐春夏不耐秋冬，喜天晴怕阴雨。这些问题都处于考虑范围。老朽仿照黄履素先辈《折肱漫录》所言，在辨证的前提下，仍不完全放弃春来三月木旺土亏，抑肝培脾，炎夏火炽金衰，清心助肺；夏至阴生，

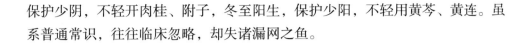

保护少阴，不轻开肉桂、附子，冬至阳生，保护少阳，不轻用黄芩、黄连。虽系普通常识，往往临床忽略，却失诸漏网之鱼。

治病重在调气

晚明医家张介宾由"行医不知气，治病从何据"两句话及气的变化，气不行邪阻为实，如风寒、积滞、痰饮、瘀血；气不固转虚，如虚劳、遗漏、亡阳、失血。提出疗疾应考虑人身之气，泻火能降气，补阴也可生气，这是必须掌握的要点。他说除药物外，按摩、导引、针灸、热敷、洗浴，以调经络之气；喜胜忧、悲胜怒、怒胜思、思胜恐、恐胜喜，调情志之气；五谷、果、菜、肉，调化育之气；春夏养阳、秋冬养阴、避风寒、节饮食、慎起居，调卫生活力之气，都宜综合运用，在保健方面，乃防病、治疗、养生、延年益寿的有效措施，坚持不懈，获益良多。

医者应对证发药

依据三因，运用八法，对证发药，属业医者天职，社会上风行世俗观念，称"稳当平妥"论，不问何病均以无寒、热、补、泻之剂给予患者，以安全、乏副作用自夸搪塞，既不疗疾亦难养人，置人于治与不治之间，能遗失病机，造成危害。王德森《市隐庐医学杂著》谓此种恶习，是不负责任的做法，桑叶、豆豉摇笔即来，群起效尤，影响很广，应彻底纠正这般邪风，才可鼓励刀圭开展业务。目前类似人物并未绝迹，也要劝其改变混世思想，回到救死扶伤道路上来。补必兼温，泻必兼寒，扶正与祛邪，为中医治疗两大法门，"大抵虚能受热，实能受寒"，因此处方遣药时重视"补必兼温，泻必兼寒"。攻下只能施与一二次，不可久用；补养服之稍长，则无大碍，切莫求其立竿见影。所以调理少阴下利便脓血投桃花汤（赤石脂、干姜、粳米）；阳明入府肠道燥结开大承气汤（枳壳、厚朴、大黄、元明粉），即属典型例证。明代薛立斋先贤对慢性疾患，偏于温补，经常饮药数十帖，甚至超过百剂。老朽经验，虚弱之体，虽然病期较长，若吃人参、干姜、附子、肉桂、吴茱萸等太多，矫枉过正，也可出现烦躁、失眠、口渴、食欲减退、便秘、内热炽盛，要当机立断，停止用药，防其走向反面。

调理疾病要使邪有出路

调理疾病，要使邪有出路，上部催吐，外感发汗，里证利水泻下，都属正治之法，吴又可对瘟疫主张以通去邪，无后遗症，指出黄连清热，不能泻火，守而不走，反遏毒邪，故割爱不用，周学海同意此说。他深有体会地讲，曾闻一痰饮患者，久服附子转成水肿，是不加茯苓、泽泻苦降、淡渗之过，阳气虽然得补，却令痰水四溢，变生他病。先生临床从六味地黄丸有三泻，逍遥散有薄荷，防风通圣散有大黄、元明粉，就洞晓了这一疗法的科学性。

舌苔辨证经验

临床验舌观苔，乃中医特殊诊断之一，曾伯渊《古欢室医学篇》谓舌红紫无苔，称绛舌，似镜亮发光，为镜面舌，是阴虚肾水亏损现象。怀抱奇《医彻》经验，舌体枯焦，上生芒刺，属热邪炽盛，宜投黄连解毒、大小承气汤，若脉微细无力，腹中不胀满，即真水耗竭败于内火，只有开大剂六味地黄汤才能挽救，如阴化转归证，则肉桂、附子也可加入。

治病重在通络

清代韦协梦《医论三十篇》强调治病注意通络，与叶桂久病入络血行瘀阻，投搜剔法不同。他说人身之络通利，孔窍乃开，气道遂畅，内藏之邪便可祛除，举例指出，泻下通络尽人皆知，补剂则否，如四君子汤中有茯苓、四物汤有川芎、六味地黄丸有牡丹皮、泽泻，都以通助补，就属明证。老朽临床常于滋补方药加入活泼流动之品，很少单纯"蛮补"，避免发生此弊，从未降低疗效，反能升华所起作用。

魏叔毅一气论

同道魏叔毅，据《医砭》谈气，谓人身之气只有一种，指大气或元气。行于脉外为卫气，行于脉内为营气，行于胸中为宗气或中气。气来自胚胎，为后天水谷供养，而根在肾，故曰"肾能纳气"。上升华盖，称"肺主气"。常言地气上为云，降则为雨，即"水出高原"。通过气的循环，才能维持生理活动。气体为阳，水为阴，具有阴阳二性。他说治大气下陷，头眩、胸闷、脉沉、乏力、血压低下，所遣药物以黄芪为首选，每剂15～30克；其次人参9～15克、升麻2～4克。还可按着东垣经验，鼓舞、澎湃气机举托升阳，推动气的运行，加柴胡1～3克、羌活1～3克，收效较佳。若掌握不够标准，也可改投补中益气汤，但疗效稍差，乃其缺失处。

前贤壮水滋阴解读

《冷庐医话》对引火归原学说，提出析义，认为人体肝、肾二经专主木水，藏有相火，乃乙癸同源，水少木燃则阴亏阳旺，此火因之而起，盘旋于上，形如龙雷，应壮水滋阴抑制这一现象，投与家秘肝肾丸：熟地黄100克、天冬100克、当归100克、白芍100克、知母100克、龟板胶100克、黄柏50克，研末，水泛成丸，每次6～10克，日三服。老朽临床按法施治时，又加入女贞子100克、麦冬100克、山茱萸100克、牡丹皮50克，沃焦救焚，增强效果。《舜堂笔记》鉴于其症状常有口干、头痛、目赤、烦躁、颜面潮红的表现，主张再添加菊花50克、龙胆草50克，的确是炎暑送扇，凉风来爽。

内伤常用治法三种

老朽按照景日昣《嵩崖尊生》所述，将常用治法分为三类，第一升阳益气，宜于脾失健运，胸内空荡，中气下陷，如恐惧惊悸、慢性肠炎、胃下垂、子宫脱出；第二滋阴降火，宜于内热炽盛，津液耗伤，如口渴、烦躁、精神易惹、习惯性便秘、热性病阳明阶段；第三火旺降气，宜于气逆冲上，痰火上蒙清窍，如恶心、呕吐、哮喘、咳嗽、耳中蝉鸣、头痛、神经性眩晕、美尼尔氏综合征。应用上述方法对这些疾患，从临床效果看，均有较好作用，还可依据辨证，扩大所治范围。

流派学说

阴阳生化论

《医原》对阴阳生化关系，论述比喻较佳，二者阴承阳统，阳气虽重，一分不尽仍能维持生命，阴亦占据高位，日间劳动，曲运神机，消耗甚多，虚亏之后易从火化。譬如行舟，气旺始运，水足则浮；也似灯油，油多焰亮，气为血帅，血为气航。阴阳二字不读阳阴，却称阴阳，其理大明。此说公允，立场方正，给贵阳贱阴者一个当头棒喝，又对坚持阳有余阴不足的偏颇观点痛下了针砭，得到好评。在这些问题上，有两家才华横溢的友人，读书极博，学识非一般可比，与老朽所见相反，受丹溪先贤的影响，固守火邪为害第一，滋阴、养血、生津、育液要占优势，每次聚会争辩至耳热面赤方罢，因学术探讨，从无思想隔阂。二兄辞世已半个世纪，忆及之辄心酸泪下，笔记以志怀念。

阴阳互根说

玉楸子大师依据太极图将人体阴阳进行阐释，在《灵素微蕴》说，阴以吸阳，神不上脱，阳以煦阴，精不下流。阳盛之处一阴生，阴盛之处一阳而升，使阴不下走，阴自至阳而降，使阳不上越。上下相包，阴平阳秘，是以难老。阴在内，阳之守，阳在外，阴之卫，健康长寿。阴阳互根，乃生理自然现象，中医的理论基础，便脱胎于此，且与五行学说形成了体系。于投药方面，《医纲提要》指出，若内伤虚弱，不仅麻、葛、承气勿用，即山栀子、茯苓、泽泻亦不可加，有寒禁忌发表攻里，稍饮降剂，则阴气随之下脱，比阳衰上脱更为危急。所以中医传统特色，治病首先考虑存人，目的明确。

少火壮火论

气、火学说，有生理与病变之分，不宜混为一谈。先贤张介宾《质疑录》所言比较清晰，他说人身有正气、邪气，火分少火、壮火。少火生气指元气，即火为气，是正气；壮火能食元气，也是火，属损害人的邪气，习称贼火，且莫滥云"气有余便是火"。气为养身少火，生命之本，正气有余系吉兆，健康长寿，壮火兴旺则百病由生。批评丹溪老人对这一研究"殊欠明白"。

少火相火论

家父嗜好读书，凡经、史、子、集无不浏览，知识渊博，惟对相火学说常存而不论，认为无休止的争辩，功不补过。丹溪阳有余阴不足，景岳相火不可言贼，各走一端，合之则全，分之则偏。曾说应根据《内经》少火生气、壮火食气解释较妥。少火乃人体生命之源，出入升降赖此维持，如冬日可爱；反之转为壮火，变成致病之邪，伤损人体气机、阴血、津液，习称邪火，如夏日可畏。丹溪之相火过旺，实即常火转化为邪火，能导致阳有余阴不足格局。君火、正常的相火佐君行事，均是养生延命的动态功能，只有易动的相火过旺，才属景岳批评的元气之贼邪火。同时还支持莫文泉《研经言》的观点，君、相二火乃运气学说，指天体气候变化，在《素问》七篇大论中，不宜于移置到人身，尽管人是一小宇宙，天人合一的观念也不应滥予引申。告诫老朽脚踏实地，研究学问，若浪费笔墨，荒芜光阴，得不偿失。

吴瑭养阴护阳法

《辰光楼记忆》谓《温病条辨》乃吴瑭早期所写，强调清热养阴，受《临证指南医案》影响较大。晚年思想、观点有了变化，可能久经临床见闻日广所致。他根据人体素质阳有余、阴不足，处理热性疾患突出寒凉，着重保阴，为第一要义。尔后在《医医病书》中相反，又把护阳放在显著位置，说阴有余、阳不足，来了个大转弯，令学者困惑难解，却与《景岳全书》吻合一起，传为杏林疑案。对此，老朽并不感到奇异，随着社会发展，执业者经验积累，逐渐产生灵活性，病千变药亦千变，属自然现象，毫无足怪。

火热病症治法

《医碥》论火邪致病，凡气有余便是火，治宜清凉；若阳虚发热，治宜甘温益气，稍加甘寒；内热伤暑，治宜辛润清凉；外感风寒肌表闭合，治宜辛温发散；内停饮食，治宜苦寒消导；肾虚浮火上炎，治宜六味地黄丸，壮水以制阳光；阴盛阳虚，下焦之火无根上升，治宜桂附八味丸，益火消阴翳。他说虚火有二，如内寒外热，下寒上热，宜用温补，解除非真火炎；水虚火上，大便不爽，宜用甘寒，固阴便可降热。水亏火盛之证，绝不能单用桂、附引火归原，以免火上泼油发生不测之变。火因虽多，高度概括只有内外，一为六气皆从火化，二者内因较杂，亦由怫郁形成，喜、怒、忧、思、悲、恐、惊日久也易化火，在表宣散汗以解之，里者凉通、寒消、泻下，要掌握三法。

治病不要陷于医家派别之争

对医界先贤评价，要客观分析其当时社会、环境、地域、患者、生活条件，不应限于派别之内，据两江《吴县志》载，叶桂遇到了危笃重证，亦投骇人之药，量大令闻者咂舌，苏州天官坊章松岩病中忽呃逆连连，呈现死亡预兆，他力排众议，开人参120克、附子120克，水煎频频灌下，竟药尽声止，逐步回苏。由此可以窥见，名家临床施展治疗方法，是多方面的，主要是不墨守成方、囿于书本知识，胆大心细，经验丰富，勇力实践，故后世景仰推为师表。门生苗香圃君提议，将天士翁改变身份，列入经方派队伍中来，恐举手的也够半数。

针灸药三大疗法

《针灸大成》作者杨继洲认为喜、怒、哀、乐、忧、思、嗜欲动于内，寒、暑、风、雨、温、凉、燥、湿从外入侵，伤及腠理、血脉、肠胃，疾病丛生。在肠胃须药物调理，在血脉则应当针刺，在腠理非艾灸不可，称三大疗法。他致力于针、灸的同时，也重视膏、丹、丸、散、汤剂的应用。老朽经验，无论外感、内伤，针、灸、药物均能联合投用。老朽在幼时见一白发医家，擅长针刺、艾灸，适遇患者求诊，言头痛、发热、咳嗽，即手刺风池、列缺二穴，处方桑叶、杏仁、银花、青蒿、羌活、川贝母，两帖转安。若单纯依靠汤液，恐其效果不会如此之快。

白海涛泻火通络潜阳治高血压

白海涛同道为当代才子，画人物花卉视之如真。所写《医林广记》谓高血压头痛，与肝阳上亢有关，应泻火降压加虫蚁通络、介类潜阳，升发、疏散、上扬之品一律禁用。滋润增液药物过多，易于胶着，影响气机升降，对镇肝熄风不利。其处方只开七味，名竹林汤，计羚羊角3克、生地黄9克、全蝎6克、夏枯草30克、野菊花9克、茺蔚子30克、龟板30克，每日一剂，水煎分三次服。老朽实践，效果可观。因羚羊角身价昂贵，常取山羊角十倍代之，也有一定作用。

温病察舌用药法

温病旗手叶天士，认为热性病发展过程中，若舌苔滑润津液未伤，禁投滋腻；夹湿便溏，不宜攻下，舌胀大出口困难，系热郁毒聚，加少许大黄；舌上干燥乏液，加甘草，令甘守津还；邪陷心包，加九节菖蒲、郁金开窍苏神。好友吴文光，乃时方大家，对叶氏学说情有独钟，告诉老朽凡感染性发烧症，观舌察苔应视作重要诊断依据，其师五福村翁经验，舌干瘦小多属热灼阴亏，胖大为湿邪弥漫，且有黄、黑苔者，是热毒凝结，要迅速泻邪，否则心包蒙闭，发生神昏、谵语，病转危笃了。

丹溪学派学术思想解读

丹溪学派认为人在天地气交之中，动多静少，动则生火，火量过盛能转为邪，燔、灼、焚、焰、飞、走、狂、越、消、烁伤阴，损及津液，发生疾病，不只相火这样，普通之火妄动亦是如此，要突出养阴益水抑制火邪，从根本上保护躯体，重点投予熟地黄。尔后吴竹庭、张景岳受其影响，遂广泛用于临床，形成了熟地黄专业户，被称独门。经验证明，本药对证施治，性味平妥，疗效确切，十分安全，除腻膈外，无不良反应，洵属佳品。老朽每剂也常开到数十克，未见缠手大弊，但非专家。

东垣学术思想及个人临床经验

东垣老人善调脾、肺、胃三脏之气，代表方为补中益气汤，其次即升阳益胃汤、黄芪人参汤、调中益气汤、清暑益气汤，喜用黄芪、人参、柴胡、升麻，宣发清阳，升举气机，是生平拿手好戏，发展了《金匮要略》黄芪建中汤。老朽临床凡脾虚、肺气不足，照此施治，均易取效。若非清阳下陷属胃热上冲者，畏之如虎，否则会恶心呕吐、头眩耳鸣，甚至口鼻出血。仍师承叶氏疗法，清胃降逆泻火，习开的药物不是时方，乃《伤寒论》黄芩加半夏生姜汤（黄芩、半夏、白芍、甘草、生姜、大枣）加代赭石、大黄1～2克，便可收功。

毕義园温补治验

毕義园先生写有《春光集》，精考据、训诂、鉴别历代版本学，乃饱学良师。调理内科杂证，喜投人参、当归，被称参归医家。他指出人参益气、当归补血，强化人体健康，促进气血循环，提高抗病能力，抵御邪气，实现前贤所言扶正便可却邪，"养正疾自除"。在温补方剂内为中流砥柱，放入攻病行列中，也是保护气血免遭伤寒的两味宝物，无恋邪之弊，数十年临床经验，已证实此点。老朽早年身体力行，曾接受这一学说，做温补派的继承人，尔后发现尚存有若干缺点，虽不恋邪，但影响攻病药品发挥作用，成了掣肘。

赵养葵学说的认识及评价

哲学研究家赵养葵《医贯》将人身之火分为人、相两种，人火指实火、燎原之火，遇草而蒸、见木便燔，能湿息水灭，可以黄芩、黄连、黄柏苦寒直折。相火乃龙雷之火，以水攻浇，焰光更炽，只有太阳照射方会熄灭。用桂附八味丸调治，同气相求，引火归原，降火疗法概不宜开，其中熟地黄为君，肉桂、附子居佐，于水中养火，以火助水，令雨过天晴迎接阳光。此论尽管偏颇，受到后世批判，但所执之倾向性，仍有可取之处，即认为龙雷属阴火，同东垣的学说吻合，然而并不主张利用升阳气来下降阴火，独到却无盲从，学者风度屹立，老朽表示钦仰。

汗吐下霸道之术

金元四家之一河间学派张子和，认为疾病非人体所应有，或从外至，或由内生，均属邪气，要驱除之。如单纯固护元气，妄予大补，病情易于加重，邪气更形嚣张。只有采取汗、吐、下三种治疗方法才可解决。且催吐能发汗，攻下去邪即为补，不补之中"有真补存焉"。康复之后增强营养，以谷、肉、果、菜调理，是最好的措施，须掌握这一特殊环节。不少医家怀疑此治乃霸术，非王道疗法，但运用恰当、速战速决，立起沉疴，却得到患者的称赞。

治火邪三法

《温热经纬》上乘河间观点，强调六气皆从火化，虽有兼证，亦应寻主，风有寒热之分、燥有温凉之分、湿有寒热之分，惟寒为阴，暑、火为阳，无有二说。因此火热比较广泛，时令病临床表现故以发烧为常见。先贤王孟英这些论述，曾收到若干人的质疑，但存在一定的道理。调治火邪，采取三种方法，一是清热散火，用浮萍、薄荷、淡豆豉、桑叶、柴胡、葛根、连翘、大豆黄卷、蝉蜕、牛蒡子、菊花；二是寒凉泻火，用石膏、黄芩、知母、黄连、寒水石、山栀子、芦根、大黄、芦荟、元明粉、大青叶、板蓝根、金果榄、青黛；三是凉血祛火，用生地黄、牡丹皮、赤芍、地骨皮、牛黄、紫草、红藤、蒲黄、槐米、白茅根、小蓟、苦菜根、龙胆草、苦瓜。

治病须注意缓急

调理疾病，须注意缓急、分合，方会恰中肯綮。清贤罗浩《医经余论》指出，轻病、虚证宜缓治，重病、实证要急图，此乃常法。若病轻发展较快，病重持续过久，应速治勿缓；虚证阴阳大伤，不急疗之气血难复，实证弥漫未解不速清除，则邪正双亡。一病见于二经，或一经存在两病，甚至虚实均有、表里兼现、新陈相杂、上下俱伤，其中寒热、虚实错综纠结，重点掌握分合，从宾主入手，先治急、重，缓、轻居次。牢记扶正即能胜邪，攻邪也可救正，二者关系为统一体。

阳有余阴不足与气化学说

气化学说，为中医研究人体神秘内在的依据之一，《素问》的破译公式是"味归形、形归气、气归精、精归化"，统称四归。托名丹溪先生所作《金匮钩玄》认为气的升降出入若妄动失常易化火，调气时盲目给予七气汤（青皮、陈皮、三棱、莪术、益智仁、肉桂、甘草），导致辛香散气、温燥伤气，使元气耗伤，浊气上升，气化受到摧残，"肾虚无法纳气"令其归源，病情转剧，反而形成火化。这一论言，除上承《阴阳应象大论》刘河间六气变火，重点仍然是坚持阳有余、阴不足的保守观点，刀圭界呼为孤芳自赏。魏柳洲秉此思想，于所编《续名医类案》按语中写入之一贯煎（沙参、麦冬、当归、生地黄、枸杞子、川楝子）治肝横木旺、肾水亏损、泛酸胁痛、口干舌红，阴虚化火证，即继承了本派衣钵。

叶桂对李杲学说的认识

吴门耆宿叶桂认为李杲老人处理脾胃疾患，用人参、黄芪补中，苍术、白术温燥，升麻、柴胡升阳，陈皮、木香祛中宫气滞，详于治脾，疏于疗胃。他说二土，戊阳己阴，纳食主胃，运化在脾，太阳湿土得阳始运，阳明燥土遇阴则安，乃喜刚燥、柔润不同之异，仲景先师急下存津，重点论胃，东垣大升阳气，着手调脾。胃降即和，应投甘凉濡润，少开苦寒下夺，避免伤气，养阴以待津液来复，是通降法，"传化物而不藏"，以通为用。脾阳惧其下陷，要升、燥并举，使"藏精气而不泻"，才易本固枝荣，人参、黄芪、白术、升麻、川芎均为囊中之药，断不可缺。老朽临床遵业师教导，常以先生经验写成座右铭。

泻南补北治火热

刘河间认为风、寒、暑、湿、燥、火随着病情发展均能化火，形成六气皆从火化学说。主张补肾水、泻心火、清燥热、保津液，推陈致新，若寒自折，养阴、退热、润燥、散结，使"气液宣行"，勿服乌头、附子。善投连翘、山栀子、石膏、黄连、知母、生地黄、大黄，减焰沃薪，荡实振衰，不论有汗、无汗，只要见可下之证，或汗出发烧不退，即用大承气汤（厚朴、枳壳、大黄、元明粉）、三一承气汤（枳壳、厚朴、大黄、元明粉、甘草、生姜，为小承气、大承气、调胃承气汤的合方），是泻南补北法的先驱。

攻 邪 论

攻邪大家张子和，提出病非人体素有，或自外至，或由内生，均为邪气，应速清除。反对只补其虚，不敢治实的社会流风。倾向扫恶务尽，以平为期，喜投汗、吐、下三法，损有余就是补不足，"吐中自有汗，下中自有补，不补之中有真补存焉"。风寒侵入皮肤经络，疼痛走注、麻痹不仁、四肢肿痒、下利如水，开鬼门用发汗法；风痰、宿食、酒毒停于胸膈，头痛、目眩、懊恼、失音、口噤、发狂引而越之用催吐法；寒湿沉积、热客下焦、腹胀硬痛、癥瘕凝聚、下身水肿、小水不利、大便燥结、月经闭止、跌打肿痛、去郁陈、洁净府用泻下法。"大积大聚、大病大秘、大固大坚"，吃泻剂即等于补药。所以睡乡散人深有体会的评议说："亘古以来，善治病者，莫如戴人"。

相火论及验方

理学兼养生家朱丹溪观察自然界生物皆"恒于动"，据阳实阴虚现象，作《相火论》。言阳有余、阴常不足，发展寒凉派河间益肾水的学说。相火妄动，灼伤人体之阴，口干、咳嗽、潮热、盗汗、耳鸣、眩晕、咯血、吐衄、便秘都可发生，应以苦寒清、甘润补、泻中助补，投熟地黄、龟板、知母、花粉、童便、猪脊髓、蜂蜜、梨水、甘蔗、西瓜滋阴，加少量黄芩、黄柏、黄连、青黛、山栀子泻火，尤其是用知母、黄柏以救肾水，使水旺而火自降，代表性处方有四物汤（熟地黄、当归、白芍、川芎）加黄柏和大补阴丸（熟地黄、龟板、知母、黄柏、猪脊髓），被称养阴抑火派。刘、朱二家对后世影响较大，给江苏、浙江叶桂、薛雪、缪宜亭、顾松园、吴鞠通、费伯雄、林珮琴、王孟英、马培之开辟润凉的施治道路。

药物寒热攻补有综合之效

传统派古方医家王元龙《医谈》认为，上中下三焦热邪内结，烦闷、厌食、便秘、尿赤、胸满、喜饮冷水，宜清里泻火熄其聚燔，根据《伤寒论》遣药规律，若伴有出汗现象则加附子，防止亡阳，投附子泻心汤，计黄芩15克、黄连15克、大黄9克、附子9克，水煎分二次服，同时亦有避免泻下损阳的副作用，是一举双得、寒热攻补四向疗法。经验证明，其中附子并不影响三黄发挥效能，也不会因热药在方内抵消泻火的疗效，乃物理综合，无掣肘互变。鉴于这一疑问，老朽曾追踪观察，的确为同舟共济，各趋所归。

阴平阳秘之谓道

通一斋张介宾指出人身以阳为生之本，刘河间投寒凉伐此阳气，丹溪立阳浮火动，开知母、黄柏摧残真阳，均走偏方向。本论虽非贱阴，反成贵阳学说，对玉楸子的尊阳第一思想，影响最大。老朽之见，如将阴阳比喻功能和躯体，二者对立统一，相互为用，一是躯体的存在依靠功能，功能活动方有生命表现；二是功能支配躯体，才显露生命火花。生命的根源在躯体，亦不可盲目贬低。

处方用药抓病之本与证

通一斋主人张介宾认为天下之病变化多端，本质则一，处方浩若烟海，对证均同，应抓住本与证二字，然后投药。明确源头，一二味便可拔之，其他佐使三四，仅起辅助作用，无关紧要。老朽遵守业师家传特色，凡投经方一般限于七味，时方稍多，也不超过十味药，因而获得"七十大夫"称号。家父临床与老朽有异，当然，学习经、史、子、集，从父指归，研究岐黄之道，则循师教。

李东垣调脾胃重元气

内科圣手、培土派开创者李杲，强调脾胃宣五谷味，行雾露之溉，元气才能充实，营养来源于此。内伤脾胃，则元气虚弱，百病由生。邪之所在皆为不足，宜补而不可泻，要掌握温、和、调、养四法。治疗脾胃之品，多以升阳补气命名，如补中益气汤（人参、黄芪、当归、陈皮、升麻、柴胡、白术、甘草）。元气亏损，阴火便上乘土位，发生气高而喘，身热烦躁、面似火烤、头痛、口渴、喜近寒凉，速升发脾阳、滋助胃阴，令元气转盛，即降阴火，导其归窟，解除这一"热中"现象。常投人参、黄芪、甘草，配入柴胡、羌活、升麻、葛根、川芎、防风、白芷、藁本、细辛、蔓荆子、苍术、陈皮刚燥、腾发、上扬药物，重点为升麻、柴胡。人们评论说，乃布袋存物，提口物始下，一言以蔽之，专主乎升。

上海医林名家辈出

民国时代，上海岐黄界主要分两大系统，一为丁甘仁体系，代表人物丁济民、秦伯未；二为谢利恒体系，代表人物张赞臣、陈存仁。杂方医家在外。同时尚出现派别，影响较大的，如恽铁樵、秦伯未、祝味菊、陆渊雷派。恽、祝、陆提倡经方，属仲景先师学说信奉者，秦氏出自丁门，承接孟河衣钵，归时方派。老朽与其传人均有交往，了解一二，治学各具特色。虽然丁、谢、恽皆来于武进，却分道扬镳，独立春秋。从业务方面讲，时方占优势，经方家人数少，未执过牛耳，与沪地居民惧麻黄、附子，谈虎色变有一定关系。张赞臣创办杂志《医界春秋》、恽铁樵《铁樵月刊》、陆渊雷《中医新生命》阐述学术主张、介绍经验、传递信息、批评反对祖国医学言论、呼吁发展，起了很好的作用。家父同恽公铁樵友善，推称他的研医风度，故老朽亦攻读《药庵丛书》，染有恽氏振兴《伤寒论》见解。其弟子陆渊雷也是章太炎的门生，文医双茂，有中学作体、西医为用思想，曾采集大量日本汉医著述，写出了《伤寒论》《金匮要略》二书的今释，风行海内外。

方药轻灵大家叶天士

平易恬淡、清凉见奇治疗家叶天士，倡导"移情易性，固阴和阳"，戒酒色，少肥甘，为摄生之道。痰邪变幻不一，非本乃病之标。肝火化阳生风，宜滋水柔木，"静则液充"。遇热证寒凉方内加活血药，防止冷凝冰伏影响功效。调治中暑喜用西瓜翠衣、鲜荷叶、鲜莲子、绿豆皮、丝瓜叶、竹叶、银花露，解除上蒙清窍，殊有巧思。老朽对其学说研究多年，虽不属时方派成员，睹医案遣药抱有好感，他居住吴越地区气候较热，患者体质比北方薄弱，凡大剂、浓厚、重浊之品，均不耐受，所以常开轻灵即人们口头禅中的"果子"水浆，切忌执此扫去先贤业绩，一笔勾掉南阳翁的济世荣光。

补益剂中添升发之品有奇功

易州学派张、李二家，认为病非人体所应有，注重调理脾胃，保护元气，"养正疾自除"。主张补益中州添升发之品，投人参、黄芪、白术时加入升麻、柴胡、防风、白芷宣散增助药力。同门兄石立岩持反对态度，指出补药内加此通过膨散，易影响发挥性能、降低作用，冲淡了健脾运胃的治疗方法，不宜提倡。老朽临床记取本说，凡开补中益气和扶正汤剂仅加1~3克，既防止主药呆板"守而不走"，也无减退补的活力之弊，一举两得。

温补学派成因

温补学说由来已久，承上启下的重点人物为薛己、赵献可、张介宾、高丰樾、陆丽京、黄元御，能汇成一派。阅微草堂纪晓岚根据社会情况，民俗生活，予以具体分析，总结了历史存在的多种因素，第一自丹溪阳有余、阴不足问世，学者"失其本者，往往以苦寒伐生气"；第二介宾矫枉过正，偏于补阳，无辨证经验的喜用参、芪、桂、附，流弊较广；第三嗜欲日盛体弱乏力，温补易见小效，故业此者日渐增多。他说侧重调阳等于韩非刑名之学，不是全面强身疗法，开始尽管有功，用之失当或过久，和滋阴相同，"损伤根本则一也"。应了解其偏与长，选优避短，方克化古为新，否则，就是一条腿走路了。

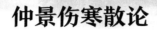

仲景伤寒散论

《伤寒论》治疗大法

《伤寒论》治疗大法，一是扶阳抑阴，汗出停止，厥逆挽回，畏寒消退，病情有了转机，则获愈希望来临，应投四逆汤、白通汤、附子汤、真武汤、吴茱萸汤、当归四逆汤加吴茱萸生姜汤，核心之品为附子、干姜、桂枝、人参、白术、当归、葱白、吴茱萸；二为滋阴制阳，清解热邪，保护人体物质营养，即"存津液"三字，降低阴虚阳亢、消除高烧、口渴、懊侬、咽痛、失眠、心动悸、烦躁、谵语、日晡潮热、大便秘结，可用白虎汤、栀子豉汤、猪肤汤、黄连阿胶汤、炙甘草汤、麻子仁丸、竹叶石膏汤、三承气汤，重点药物为石膏、知母、黄芩、黄连、麦冬、生地黄、阿胶、白芍、猪肤、麻子仁、鸡子黄、大黄、元明粉。对于学者来说，必须牢记掌握。老朽遵业师教导，曾反复背诵，方得熟练。

《伤寒论》处方三种形式

经方陆九芝先贤指出，《伤寒论》处方有三种形式，一是辛散，如麻黄、桂枝诸方；二为寒泻，如石膏、大黄诸方；三即温补，如干姜、附子诸方。升麻、葛根、柴胡、细辛属麻、桂类；黄芩、黄连、山栀子、黄柏隶膏、黄类；吴茱萸、蜀椒归姜、附类。干姜、附子、桂枝、麻黄乃温法，石膏、大黄为清法。桂枝与石膏，黄芩、黄连与干姜，附子与大黄，称温清合法。补用人参，皆益阴气，并非补阳。大论补药，一甘草，二大枣、甘草，轻者白芍、大枣、甘草；重则人参、大枣、甘草，一律补阴。桂枝、麻黄、青龙汤为正治风寒之剂，除此都属救逆疗法。他精研南阳学说，医文双茂，被尊岐黄大家，对黄元御、王清任抱有过火的意见，但在钩沉古代文献方面，却胸怀成竹，令人赞叹。

《伤寒论》"三易误"太阳病

《伤寒论》有"三易误"太阳病，一为少阴发热、脉沉，用麻黄细辛附子汤；二为少阴得之二三日、无里证，用麻黄附子甘草汤；三为太阴大实痛，用桂枝加大黄汤，常被看作表证未解，或表里合病，称入阴三误。老朽讲学时，让门生抛开无谓的考据，从实际出发，只要有表邪里寒需要宣散，就投麻黄细辛附子汤；应当温中护里，投麻黄附子甘草汤；燥屎刺激肠道便秘不下，可通利大府，投桂枝加大黄汤，且加元明粉，这是在无字处着眼的妙法。若株守文句，为经界所拘，既被书害，也作茧自缚了。继承、创新，绝不误人。

《伤寒论》"三多"

《伤寒论》有三多，一投桂枝汤多、加减多，如桂枝加附子汤、桂枝去芍药汤、桂枝去桂加白术汤；二开甘草多，在所载处方中约占百分之八十，能补正、矫味、解毒；三变证、坏证多，重点为太阳病，因误予汗、吐、下、烧针、火灸，导致阳衰、阴亏、表虚、里实，发生漏汗、喘促、胸闷、腹胀、下利、烦躁、心悸、懊㤅、气痞、结胸、谵语、脏结、干呕、失眠、蓄水、厥逆、眩冒、震颤、噫气、恐惧、惊狂、吐血、饥不能食、下肢拘急、反复颠倒、小便难、肠积燥屎、身体疼痛、叉手冒心、皮肤黄疸。研究六经学说，应注意这些方面，突出特色施治。掌握药随病转。

《伤寒论》三异同归

《伤寒论》三异同归，指喘冒，不能卧；目中不了了，睛不和；独语如见鬼状，剧者发则不识人。乃呼吸窒塞、视力障碍、精神错乱，就一般而论，非攻下对象。缘于肠道秘结，均投大承气汤，是利用通便排出病邪，减去压力，解除上部症状，属上病下取、外观抓内的定向疗法。其中可奇处，以枳壳、厚朴、大黄、元明粉四味统一应用，不仅为集中施治，也是一方多能的体现，病根系热毒刺激，而关键却在"燥屎"上，既简又妙。

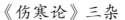

《伤寒论》三杂

《伤寒论》有三杂，谓太阳篇收入许多与本门无关的他经病；厥阴篇条文，约半数为杂证，与该经不能吻合；书内霍乱、阴阳易、差后劳复与六经风马牛不相及，纯属另外者。还有三多，指投桂枝汤与加味方；变证与坏证；处方习用甘草。前者由于"杂"字当头，引起了移花接木、师心揣度无休止的纷争，给后人学习带来若干困难；三多优点易于掌握，了解误治导致危害，通过加味逆流挽舟纠正已造成的困局，十分有益。甘草益气、解毒、矫味，调整心律，然投量超出正常，则胸闷、呕恶、食欲下降，如和生姜、干姜相伍，即免此弊，根据病情应用为宜。

《伤寒论》四疑

《伤寒论》有四个质疑，一是提出温病、风温，无施治方法；二是伤寒汗出而渴，已伤阴投五苓散、不渴用茯苓甘草汤；三是伤寒表有热、里有寒，内外两治开白虎汤；四是少阴得之二三日口燥咽干，即用大承气汤急下。老朽坚持传统辨证论治法则，对此不作深入探解，发表无实践价值的杂考与评说，只能归咎于整理圣书者的错编漏误。

《伤寒论》灵活辨治谵语

《伤寒论》谓"实则谵语，虚则郑声"，众皆周知，阳明高烧、大便燥结，易出现谵语，属白虎、大承气汤对象，然发汗多或重发汗之亡阳虚证，亦有谵语，且指出"脉短者死"。因此要结合其他灵活看待这一症状，绝不可以实邪论治。少阳处于表里之间，往来寒热为主，属小柴胡汤的适应证，阳明病"胁下硬满，不大便而呕，舌上白苔"，也开用此方，重点是在"呕"与"白苔"上，所以兼清外邪，令"上焦得通，津液得下，胃气因和，身濈然汗出而解"，乃临床掌握的关键。

《伤寒论》阳明病细说

《伤寒论》阳明病之正宗牌号，为正阳阳明的胃家实，虽有经、府之分，但其演变为太阳病发汗、泻下、利小便亡失津液，"胃中干燥，转属阳明"，导致不更衣、内实、大便难三部曲，施治处方重点为小、大、调胃三承气汤。所伴兼证略有不同，如喜忘，"屎虽硬，大便反易"，色黑；或消谷善饥，六七日不大便，从喜忘、善饥诊断，乃瘀血的表现，同太阳病发狂，热在下焦，少腹硬满，与邪相结，采取统一疗法，驱逐停聚瘀血，都用抵当汤（水蛭、桃仁、虻虫、大黄）。虽有大黄，并非攻下肠道的积粪，这一问题，必须明确，否则能混为一谈。

《伤寒论》少阴病真义

《伤寒论》少阴病，通过治疗或自行转变，阳化现象升高为吉兆，反之预后不良，提出五大危候，吐利、烦躁、四肢逆冷；下利止、头眩、时时自冒；手足凉、恶寒、身蜷、脉不至、躁动不宁；呼吸高大短促；脉微细沉、嗜卧、出汗、欲吐、五六日后自利、烦躁失眠者死。这些情况都是阴盛阳绝的客观表现，要采取急救措施，挽救患者生命，投大剂温补，将附子、肉桂、干姜、人参、当归、黄芪、炙甘草派上用场，才能有回苏之望。后人依据本证提倡尊阳学说，呼唤贵阳贱阴，走偏方向，犯了舍北追南的过失，是读书反被其误，虽至今日，仍余响未停，好似阳春白雪永不熄灭，下里巴人就无知音一样，应该纠正。

《伤寒论》药随证变

《伤寒论》言太阳病"已发汗，若吐、若下、若温针仍不解者，此为坏病"，多由乱医或延误造成，并非不可挽救，要"观其脉证，知犯何逆，随证治之"，是强调辨证论治的重大特色。坏证已转化为他病，如喘息、脉促、心悸、叉手冒心、脐下悸、惊狂、饥不能食、朝食暮吐、不欲穿衣、结胸、痞硬、胀满、烦不得卧、起则头眩、身振振摇、便血、发黄、奔豚、协热而利、泻下清谷等，与原来不同。须改投相应药物，仍用麻黄、桂枝汤一味解表，或再行吐、下、温针、火疗、水噀，乃落井下石，铸成大错，一逆尚引日，再逆促命期了。所以人们总结一句话，叫做"药随证变"，即病千变法也千变。

《伤寒论》中人参新知

《伤寒论翼》谓《伤寒论》凡阳气虚加人参于附子、吴茱萸中以引阳；阴气虚加人参于白虎、泻心汤中以引阴。柯琴先贤此言虽然能中肯綮，阴阳药内均可投与，但仍受白虎汤证口渴加人参的影响，视其为阴柔之物，实际人参性温、益气，属于阳性，非起单纯养阴作用，和台参、党参、潞参不同，这一研讨必须点破，否则贻误后人鱼目混珠。张寿甫大家曾考证过，《伤寒论》所开之人参乃产于山西一带的党参，绝对不是东北长白山的野生人参。人参补气令血行生津，却不宜改变他嫁女于归，由阳转阴。

应用伤寒方要扩大范围

清贤程芝田《医法心传》认为临证投药应少而精，学习《伤寒论》突出重点方进行加减，广泛施治。凡发汗要本麻黄、桂枝，吐剂本瓜蒂、栀豉，攻下本承气，和解本柴胡，寒凉本白虎、泻心，温里本四逆，益气本四君，补血本四物，化痰本二陈，开郁本越鞠，出神入化，左右咸宜，推为范例。老朽经验，此说虽有一定道理，但所治领域太窄，还要吸收其他经验，采用多种疗法，才能丰富治疗手段，达到救助目的，否则画地为牢，即成井底之蛙了。

伤寒与温病不能混淆

伤寒分广狭二义，狭义指《伤寒论》中伤寒病，广义包括伤寒、中风、热病、风温、温病、暑证多种不同类型，均属流行性时令病。刘完素反对以辛温之品投与广义伤寒，告诉人们若以热药解表，不惟邪难驱除，反会加剧。王履主张医狭义伤寒需辛温宣透，治温病则取清凉苦寒疗法。温热学派强调狭义伤寒从皮毛侵入，先犯太阳，开始以恶寒为主，忌大汗重亡其阳，给予麻、桂可解。温病却否，乃热邪伤阴，新感由口鼻而入，不循六经传变，沿上中下三焦发展，分卫、气、营、血四个类型，起病就有口渴现象，可发生战汗，邪气内陷，逆传心包，或身出斑疹、白㾦、吐衄三证。两者虽然同样存在用石膏、知母、黄芩、大黄、黄连、芒硝清热泄邪、苦寒下夺的机会，但施治温病的重点放在增液生津、凉血解毒、开窍化浊方面，是理、法、方、药应用新的体系，不宜混淆。

经方衍化亦治杂病

《伤寒论》所载方剂，除宜于流行性热病，亦可打破六经界限治疗各种杂证。清代徐镛《医学举要》说，医温热用黄芩汤（黄芩、白芍、甘草、大枣）、护阳气用小建中汤（桂枝、白芍、甘草、生姜、大枣、胶饴）、中暑用白虎加人参汤（石膏、知母、甘草、粳米、人参）、利湿用五苓散（桂枝、白术、茯苓、泽泻、猪苓）、润燥用炙甘草汤（炙甘草、生姜、人参、麦冬、麻仁、生地黄、桂枝、阿胶、大枣）、噎膈用半夏泻心汤（半夏、黄芩、人参、黄连、干姜、甘草、大枣）、活血化瘀用桃仁承气汤（大黄、桃仁、桂枝、元明粉、甘草）、便秘用大承气汤（枳壳、厚朴、大黄、元明粉）、哮喘用麻杏石甘汤（麻黄、杏仁、石膏、甘草）、肝郁用小柴胡汤（柴胡、黄芩、人参、半夏、甘草、生姜、大枣）、痰饮用十枣汤（甘遂、大戟、芫花、大枣），都是例子。不仅如此，事实证明，就连时方派所开的重点药物，也是由大论的处方中衍化而来。

运气不齐，古今异规

易水洁古老人认为"运气不齐，古今异规"，不应墨守古方广疗今病，要灵活选取，才能恰到好处。鉴于《伤寒论》麻黄、桂枝二汤，一治无汗一医有汗，界限分明，乃创制了不犯禁忌的九味羌活汤（羌活、防风、苍术、细辛、川芎、白芷、生地黄、黄芩、甘草），统治四时风寒之邪；当归拈痛汤（当归、羌活、苍术、防风、升麻、葛根、白术、苦参、黄芩、知母、茵陈、猪苓、泽泻、人参、甘草）利用补气、养血、开表、清里、行水、散结，解除风、热、湿三邪，亦可授与外科诸病，如丹毒、皮肤瘙痒、四肢疼痛，收效甚佳。他同弟子东垣提倡"养胃气为本"，属刀圭领域中的王道派。其习惯遣药，足资师法，如头痛用川芎、白芷、蔓荆子、藁本，胃脘不舒用草豆蔻，咳嗽用杏仁、贝母、五味子，心烦用山栀子仁，疟疾用柴胡，小便不畅用黄柏、汉防己，暴发火眼用防风、黄芩，视物昏花用当归、熟地黄，下利腹痛用白芍、甘草，安胎用黄芩、白术，都是很好的经验。

"伤寒无补法"之误

历史流传伤寒乃表证，只能开腠理发汗，禁吃补药留邪，形成"伤寒无补法"之说。其实在《伤寒论》中麻黄汤有甘草、桂枝汤有白芍、小柴胡汤有人参，已打破此戒，这一论点缺乏依据，难以成立。同时本病于发展过程随着变异情况，寒热药物皆可应用，化热时投黄连、石膏，如白虎汤、黄连阿胶汤；

盲目发汗、泻下，阳衰转为虚寒，投干姜、附子，如四逆汤、桂枝加附子汤。因此还须辨证施治的金钥匙方可开启圣殿大门。

伤 寒 五 变

伤寒二字为总名，含义很广，苏轼之友庞安时指出人体平素有寒多见阳虚阴盛，热者易患阳盛阴虚之疾，发作时，常随着这一偏颇而变化，立即发病，头痛、发热、恶寒，名曰伤寒；因春温气而变，名曰温病；八节虚风而变，名曰中风；暑湿而变，名曰湿病；风热相搏而变，名曰风温。由于开始为冬天中寒，"大医通谓之伤寒"。《难经》所言伤寒有五，均包括在内了。

仲景施治兴阳也救阴

抗战前郝云衫于济南创办中医专科学校，刘彤云先生任时令病教师，他认为《伤寒论》主体思想，以护阳为主，凡汗、吐、下引起的阳虚，皆投附子，次则干姜，忽视这个重点，等于否定了内容核心。对此老朽亦有同感，从实质讲，殊途同归，应分两释，一是刘氏观点，突出人身之阳，受张介宾大师影响，以阳药扶阳，阳回就能挽脱起苏，抓住了生命。另外阴亡阳无所附，也不可忽视，大论中口渴加人参，内热用知母，虚火加麦冬、阿胶、鸡子黄、燥伤水亏开生地黄、麻仁、元明粉，都属例子。所以说仲景先师的施治主张，即兴阳也救阴，二者不宜分割。陈修园先贤"《伤寒论》一百一十三方乃救津液"，和其合为一体，即成完整的协调学说。

经方学派的缺点和优点

经方学派，从北宋以来代不乏人，他们精于仲景先师学说，对《伤寒论》《金匮要略》的研究，堪称行家里手，不只背诵原文如瓶泻水，临床运用亦达到上乘，能在无字处探寻未尽的内涵，在继承方面成就卓然。但存有若干缺点，主要是涉猎范围较小，太局限性，掌握资料少，没有广泛的题外知识，寡于创新精神，自困林下，接受发展事物不够，形成抱残守缺无竞争性、不求进步的科学家。老朽虽非地道的经方执业者，都沾染了这一传习，故裹足走路比较缓慢，髓海中感觉浮空，患了社会上所说的"脑贫证"。

临 证 杂 识

四味抗毒汤治流行性感冒

现代流行性感冒，约百分之八十为病毒感染，临床时在辨证论治的基础上，最好加入抗病毒药，目前所投以大青叶、贯众、板蓝根、紫草居多。发烧、咳嗽、腮下腺炎处方内都应用之，能缩短疗程，提升治愈率。老朽经验，必须量大始见疗效，大青叶、板蓝根要开到15～40克，贯众15～30克，紫草10～20克。前三味比较苦寒，消炎作用很强，对体温高、局部红肿热痛，收效颇佳。老朽曾组成一方，称四味抗毒汤。若和银花、连翘、黄芩、柴胡相配，广泛施治于病毒、细菌感染，十分理想。也可学习近贤张锡纯的实践经验，加重楼（七叶一枝花）为佐使，锦上添花。

流行性热病发烧无汗用石膏需伍青蒿

家父寒江遗叟，善调流行性热病，若发烧有汗以大剂石膏为主，投白虎汤类，无汗者一般不开石膏，因其味涩，恐影响透表散热、体温不易下降，故列为禁忌。非用不可时，要配伍青蒿，就会解除这一缺陷，但在遣量上，青蒿每剂不能低于20克，这是嫡传心法，老朽五十年前从同门兄鲍东石口中得知，现今仍守此训，不过常将青蒿升至30克了。先严曾教导我，《伤寒论》桂枝汤治疗普通感冒，即伤风的有汗证，的确有效，但细菌、病毒性之传染性感冒，疗效难见，应注意及之。

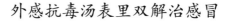

外感抗毒汤表里双解治感冒

感冒分风寒、风热两型，现在所见风热较多，常属病毒性，头痛、鼻塞、咳嗽、流涕、口干、咽部红肿、发烧、大便不爽，宜清散、泻火、消炎、排毒，进行表里双解，老朽临床喜投黄芩15克、藿香15克、柴胡15克、青蒿15克、大青叶15克、白芷15克、板蓝根15克、蒲公英30克、桑白皮15克、七叶一枝花15克、大黄3克、射干15克、金灯笼（锦灯笼）15克、金荞麦30克，每日一剂，水煎分三次服，连用4～7天，效果即显，称外感抗毒汤。

桑杏汤加减治风热感冒

匡庐医家吕一舫，来北方执业，辨证精湛，备受称赞。对风热感冒头痛、口渴、干咳无痰、舌红、脉数，有支气管炎者，喜开桑杏汤，投量甚大为其特点，一般是霜桑叶40克、杏仁15克、沙参30克、象贝母18克、香豆豉15克、山栀子15克、大梨1个（切片），水煎分三次服，每日一剂，连用5～7天。体温不降加石膏60克，饮水多者加知母20克、麦冬30克，口中灼热加黄芩18克，便秘加瓜蒌仁30克、生地黄60克，咳嗽不已加紫菀18克、枇杷叶40克，气虚乏力加西洋参20克，并吃蜂蜜、喝甘蔗水，忌发汗、洗澡。个别人有口臭加藿香15克、金石斛15克。

外感风热药用经验

老朽临床调理外感风热，口渴、发烧、无汗，辛凉解表，常投浮萍10克、桑叶10克、薄荷10克、柴胡10克、蝉蜕10克、牛蒡子10克，水煎分三次服，每日一剂，连用三天便能治愈。体温升高加黄芩15克、板蓝根30克、石膏30克，身上干热无汗加连翘15克、青蒿30克，口苦舌绛加黄连10克、生地黄10克、牡丹皮6克，咽喉肿痛加玄参15克、金果榄10克、山豆根10克，颜面烘热加大青叶15克、银花20克、赤芍6克，汗出较多加西洋参9克、麦冬9克、牡蛎20克、五味子9克，烦躁加山栀子15克、莲子心9克，便秘难下加大黄6克、元明粉9克。老朽遵守业师所教，用大黄时，泻火利肠开生者，凡清上、破血、降气、走行经络，均要酒炒，尽管损去部分药力，但转为缓性，却有益于相需病证，乃借花献佛法。

流行病高烧出汗宜用重剂白虎汤加减

《山居客话》载，林友三医家经验，对流行病高烧出汗，体温持续不降，投清热解毒、抗菌消炎药无效，不要再开银花、连翘、青蒿、香薷、藿香、薄荷、山栀子、黄连、重楼、桑叶、菊花、羚羊角等品，宜改用《伤寒论》白虎汤，将其量放大数倍比较理想。计石膏40～150克、知母15～40克、甘草9～15克、粳米20～60克，加黄芩15～25克、大青叶30～45克、板蓝根35～50克，水煎分4次服，按时间用，5小时一次，日夜不停，连吃四至六天，即可得愈。老朽认为如病程稍久，患者身体已转虚弱，应添入西洋参6～15克，津液消耗过多、大便干燥，加生地黄9～15克、麦冬9～15克、玄参9～15克，即《温病条辨》增液汤，收效更佳。

风寒发汗宜早攻下要迟

外感风寒发汗宜早，攻下要迟，已成惯例。《罗氏会要医镜》重申此义，风寒自表入里，应加速解表，邪从表去防止入里引发他证。病入阳明，高烧，热结于里，净肠排毒须待时间，故泻下在数日之后。老朽临床处理，初起阶段，投麻桂药物；胃家实出现，开白虎汤；腹胀满久不更衣，燥屎形成，即用大承气汤。

外感邪从表入宜宣散除之

沙玉书《医原记略》谓邪从表入，需由表出，通过宣散予以解除，因汗为气、血、津、液所化，要补托这些物质，否则亡阴。凡投宣散药物，应加护阴之品，或汗后增强营养充实汗源。叶桂学派临床，非常注意此点，究其原始，仍是《伤寒论》一百一十三方存津液为主延续学说，未有"跳出伤寒圈子"。老朽经验，对外感风寒，在麻、桂、荆、防中加入少量人参、熟地黄、当归、麦冬，并不影响发汗，而且尚利于保护患者的身体健康。

柴胡饮子加减治流行性热病汗后烧不退

马兆孚《巧对时方》载，流行性热病汗后发烧不退，脉象洪数，大便不下，不宜再开白虎汤，局限阳明证。应投柴胡饮子：柴胡15克、人参9克、黄芩15克、白芍9克、当归6克、大黄6克、甘草3克，水煎分三次服，五小时一次，日夜不停，四至六天能愈。老朽经验，方内如加入青蒿15克、白蚤休9克、大青叶30克，可提升药效，迅速恢复健康。

传染性瘟疫用药需分经与府

《鰤溪医述》据王学权所言，调理传染性瘟疫，要分经与府，吴又可以大黄为主，是治有形的热结秽浊，属府证；余师愚以石膏为主，是治无形的火邪弥漫，乃经证。实际即《伤寒论》阳明病两个阶段，五行中的土疫。老朽每逢此证，均加清热解毒药，常投银花、黄芩、连翘、蒲公英、七叶一枝花、黄连、贯众、大青叶、山栀子、板蓝根。高烧无汗用青蒿、浮萍、薄荷，小便不利加六一散。

流行性温病口渴的用药经验

流行性温病邪在气分，常有口渴症状，乃一般规律。瘀血在里，亦能出现口渴，清贤唐容川说，气血相依而行，血运不畅，停滞于内，气不得通，津液难以升腾，即会发生本证，瘀去则渴即止。可投四物汤（熟地黄、当归、白芍、川芎）加酸枣仁、牡丹皮、蒲黄、花粉、茯苓、枳壳、三七参；或小柴胡汤（柴胡、黄芩、人参、半夏、甘草、生姜、大枣）加桃仁、牡丹皮、牛膝，皆能治之。老朽经验，最好于滋阴生津的基础上加活血散瘀药，如生地黄、赤芍、麦冬、人参、当归、川芎、牡丹皮、红花、桃红、三棱、莪术、蒲黄、䗪虫、丹参、少量大黄，其效比较理想。

桑菊饮止咳效方

桑菊饮，有桑叶9克、菊花6克、杏仁9克、桔梗6克、连翘6克、芦根9克、甘草3克、薄荷3克，医一般伤风感冒鼻塞、咳嗽、头痛、体温不高，属风热型者，有一定疗效。水煎分二次服。老朽临床观察，若加入藿香6克可提高处方疗效，且能止呕。杂病大帅时文昇曾将本汤予以简化，只开桑叶30克、菊花15克、杏仁9克、桔梗9克、连翘9克，加浮萍9克，给与患者，治绩未见降低，宜推广应用。

妙用加减二冬汤

麦冬15克、天冬15克组成的二冬汤，壮水滋阴，医津液不足，口渴喜饮、干咳无痰、目少泪水、大便燥结，宜于口腔炎、肺结核、支气管炎。老朽以之治疗咽喉疼痛、声带麻痹、声音嘶哑，加诃子9克、山豆根12克、木蝴蝶9克、金荞麦30克、桔梗9克、败酱草20克，水煎分三次服，每日一剂，六天转愈。因诃子涩肠止泻，若更衣困难可加大黄3～9克，即行解决。摇铃郎中满游仙先生经验，方中加密陀僧6克、玄参15克，能升华疗效，忌饮酒、吃茶、辛辣食物。

吴七四象汤治咳嗽

山东民间流传吴七先生四象汤，由桑叶30克、石膏30克、麦冬15克、五味子15克组成，医感冒口干、咳嗽、无痰、渴欲饮水，水煎分二次服，疗效较好，虽属小方，却有作用。老朽临床又加入浙贝母15克，收效更佳。所谓四象，指桑叶代表春、东，石膏代表秋、西，麦冬代表夏、南，五味子代表冬、北，即四季、四方。

苓甘味姜辛汤加减治咳良方

家父认为仲景先师医咳嗽之苓甘味姜辛汤（茯苓、甘草、五味子、干姜、细辛）不如加入半夏、杏仁的苓甘姜味辛夏仁汤组方配伍治疗全面。在投量上很有考究，临床经验是以祛痰饮为主重用茯苓15～30克，缓急解痉为主重用甘草9～15克，宣散行水为主重用细辛5～9克，温里镇呕为主重用干姜6～15克，收敛为主重用五味子9～20克，降逆为主重用半夏9～15克，开提肺气为主重用杏仁6～12克。事实证明，极有疗效。外感风寒加麻黄6～12克，兼可治喘；汗出发烧减干姜加石膏15～40克；胸闷加瓜蒌15～30；内火上冲面热如醉加大黄3～6克。

新梅核气汤疗慢性咽炎

慢性咽炎，习见于经常用嗓子之人，以口内咽部感觉热、痒、刺、咳、痛，如有异物为主，是一种顽固性疾患，能反复发作，时轻时重，易诱发肺炎、支气管炎，甚至恶化喉癌。社会上流传元代《瑞竹堂经验方》加减之商品药，老朽化裁为新梅核气汤，有麦冬9克、丁香7克、玄参9克、诃子8克、木香7克、玉簪花7克、桔梗7克、甘草5克，每日一剂，水煎分三次含咽服。要多喝水，戒烟、酒、辛辣刺激性食物。实践应用，反馈称好。

治喘验方和服药禁忌

清代四大藏书家之一山东聊城海源阁存有抄本《医知》一卷，未署撰者姓名，家父曾见载有治喘一方，对肺纤维化、轻度肺气肿、支气管哮喘，有较好的作用。由麻黄9克、杏仁9克、半夏9克、竹沥30毫升（兑入）、旋覆花15克、海蜇60克、葶苈子15克、白萝卜250克组成，水煎分三次服，每日一剂，喘止停用。宜于气逆痰多之人。吃药期间，忌烟、酒、肥肉、油腻、海鲜、甜食、咸物、烧烤、辛辣、浓茶等含有刺激性的东西，发作时要戒沐浴。其中海蛇即海蜇，不入禁用之列。

哮喘虚实用药经验

哮喘有虚实二证，据《景岳全书》分析，实证为邪气郁阻，胸闷气粗，气长有余，声高息涌，呼出则快，脉滑有力；虚证元气亏损，气短无力，声音低下，腹不膨胀，犹如断气然，脉微无神。应从肺、肾、脾三脏施治。实者辛散、豁痰、下气，以通降为主，投麻杏石甘汤（麻黄、杏仁、石膏、甘草）、桂枝加厚朴杏仁汤（桂枝、白芍、甘草、生姜、大枣、厚朴、杏仁）、苓甘姜味辛夏仁汤（茯苓、甘草、干姜、五味子、细辛、杏仁、半夏）、千金苇茎汤（桃仁、薏苡仁、苇茎、冬瓜子）、三子养亲汤（苏子、白芥子、莱菔子）；虚者益气、助阳，以补与纳气为主，投人参、紫河车、五味子、贝母、沉香、肉桂、附子、龙骨、牡蛎、蛤蚧、熟地黄、生姜汁、冬虫夏草、坎炁、黑锡丹（胡芦巴、木香、炮附子、肉豆蔻、破故纸、沉香、大茴香、阳起石、肉桂、铅、硫黄）。老朽临床，区别加减应用，均见功效，开量由小到大，切勿孟浪滥予组方。

贝母瓜蒌散加减调理肺热伤阴

《七家村》验方，调理肺热伤阴咽喉干燥，气短喘促，痰黏难吐或咳嗽无痰，易成支气管炎、间质性肺炎，推荐贝母瓜蒌散加减。济南人谓秋、冬空气中水蒸气减少，湿度大降，最宜本汤：川贝母9克、瓜蒌15克、橘红9克、桔梗6克、知母9克、五味子6克、麦冬9克、款冬花9克、蜂蜜30毫升冲，水煎分二次服，每日一剂，连用八天。老朽投与时，凡咳重加百部9克、白屈菜6克、哮喘加麻黄6克、杏仁9克、地龙9克、咯血加桑叶30克、阿胶15克、白及6克、口腔内红肿疼痛加四金，即金果榄9克、金莲花9克、金灯笼（锦灯笼）9克、金荞麦30克，疗效良好。

生脉散加减防中暑

夏季气候炎热，中暑口渴，出汗，疲倦、尿黄，为气液两伤，宜饮生脉散（人参、麦冬、五味子）。河北药王庙过了小暑专制养阴清解汤，施送往来行人，以本方为主，喝者无不感谢。有人参100克、麦冬500克、五味子500克、乌梅300克、山楂300克、薄荷300克、藿香100克、黄芪100克、鲜丝瓜500克、取河水150千克，煎两遍，合在一起，加冰糖2.5千克，搅匀，每人一小碗，益气、消暑、化食、生津、醒神、散郁、解除烦闷，服后精神得爽，津津乐道。

益气酸敛清热防中暑

夏季中暑，以口渴、出汗、烦躁、发烧为主，不宜汗、下、艾灸，以免伤阳、亡阴、火邪入里，谓之三忌。调理此证，应投甘寒药物益气生津，酸敛护液保本，前贤张凤逵很重视这一方面。老朽临床除用生脉散（人参、麦冬、五味子）加味，常仿照时方派给予太乙汤，计西洋参9克、乌梅9克、山楂9克、石膏15克、扁豆9克、竹茹9克、麦冬9克、浮小麦30克，水煎分三次服。并配合吃苦瓜、西瓜、绿豆、海蜇，喝荷叶水。

瘟疫邪气需芳香清解

疫疠之邪，又称杂气，有传染性，伤人最速，如面颊、腮部灼热红肿，名发颐温；头面红肿似戴帽，名大头温；脖子肿大，名虾蟆温；胸胁高凸，呕吐血水，名瓜瓢温；颈项强硬，摇摆疼痛，名探头温；身起瘰核，名葡萄温，亦称疙瘩温。老朽目观，这些证情都归温疫，即流行性的腮腺炎和丹毒，可用大青叶、白蚤休、连翘、银花、蒲公英、败酱草、野菊花、紫花地丁、薄荷、藿香、黄芩、山栀子、板蓝根，清热解毒、芳香逐秽，加大黄3~6克，提高药力，非常见效。

叶桂先贤清肃治肺用药轻灵

肺为娇脏，司呼吸，不耐邪侵，其性恶寒、热、燥、湿、风，叶桂先贤立法，力主轻浮，随其清肃不开重浊药物，因风而病用桑叶、薄荷、牛蒡子；寒邪用麻黄、杏仁；温热壅遏用羚羊角、射干、连翘、山栀子、马兜铃、竹叶、沙参、象贝母；感湿用通草、滑石、桑白皮、薏苡仁、茯苓；干燥用梨皮、芦根、枇杷叶、紫菀；开宣肺气用瓜蒌皮、香豆豉、苏子、桔梗、白蔻仁；祛痰用竹沥、葶苈子、半夏、橘红。经验证明，此法适于江浙，黄淮以北应加减化裁。据苏派医家介绍，他投麻黄不超过5克，一般每剂只写1~2克。学者要因地、因人制宜，切勿盲目效颦。

鼻渊神效验方

《庆安堂古方配本》所载雁门老妪调治鼻渊方，宜于慢性、过敏性鼻炎，以头痛、窒塞、流涕为主证，用藿香100克、苍耳子60克、辛夷60克、露蜂房60克、白芷50克、细辛20克、桑白皮200克、黄芩100克、野菊花200克煮水入药。大黄15克、猪胆汁200毫升、柴胡40克、大青叶60克、白蚤休40克，碾末，水泛成丸，每次7~10克，日三服，症状消失为度，老朽已投向临床，其效可观。

舌诊断病经验

观舌为望诊之一，很有临床意义，老朽已写过专题研究文章，将其色、质、苔进行了具体分析。章虚谷《医门棒喝》说，舌白而干，津液枯涸，虽有表邪，不易作汗，须于升散药内助津生液，《伤寒论》用桂枝汤啜稀粥。白滑而厚，痰湿壅盛，单纯开表出汗，中宫闭塞，反加燥渴，能变干白。舌如熟猪肝，为元阳溃败，改服大剂人参、附子仍不能生苔，乃残灯欲灭。全白似纸，毫无血色，有苔与否，宣告阳绝。事实证明，确属经验之谈，要通知病家，危象来临，积极抢救。

妙用经方减味调治疑难杂症

未署撰人《浴佛论》，言一施主袁翁精通仲景先师学说，常以经方调理疑难杂症，凡高热稽留投知母15~30克、石膏30~120克；阳虚内寒投肉桂10~15克、附子30~60克；肩、腕、膝、足关节剧痛投汉防己15~30克、乌头20~50克。药少量大，均水煎两小时，从早到晚分四次服。老朽曾师法，将量减去一半，又添入他药，知、膏内加青蒿15~30克，名退烧饮；桂、附内加吴茱萸10~15克，名温里汤；防、乌内加独活15~30克，名驱痛汤，增强疗效。临床说明，这三首简化处方，虽非《伤寒论》《金匮要略》白虎、四逆、赤丸的原型，却有明显作用。或曰附子缺乏干姜则不热，但肉桂的壮阳与助命门火超过了干姜。乌头必须取附子之母根，代替品、充货无效。

经方化裁治肺热哮喘

《伤寒论》学说研究家吴七先生，性格怪异，有奇才，喜开经方，善于化裁，对厥阴病麻黄升麻汤认为药虽庞杂，却有临床作用，不应怀疑、否定，或一笔抹煞。他调治肺热哮喘、咳嗽，曾减去当归、桂枝、白术、干姜，组成清宣汤，计麻黄9克、升麻5克、知母9克、黄芩9克、玉竹9克、茯苓6克、白芍6克、天冬9克、石膏30克、甘草3克，每日一剂，水煎分二次服，三天见效。老朽实践，比麻杏石甘汤较优；因无干姜、细辛、五味子，止咳之力小，在平喘、退热、生津方面，则超过了小青龙汤。

哮喘辨证施治不可或缺之药

老朽因读书力学不够勤奋，蒙业师耳提面命时加批评，涌泉之恩无法返报。一次在教导老朽和同门三兄弟先做人后临证，曾介绍潘姓前辈，谓其调治哮喘病，言哮声、喘象难以截然分开，常合并发作，执刀圭数十年，凡风寒所致投小青龙汤（麻黄、白芍、细辛、干姜、桂枝、五味子、半夏、甘草），重点用麻黄、细辛；气逆性投桂枝朴杏汤（桂枝、白芍、甘草、生姜、大枣、厚朴、杏仁）重点用厚朴、杏仁；肺热出汗投麻杏甘石汤（麻黄、杏仁、石膏、甘草），重点用麻黄、杏仁；痰邪上冲投三子养亲汤（苏子、白芥子、莱菔子），重点用白芥子；水饮停滞投千金苇茎汤（薏苡仁、苇茎、冬瓜子、桃仁），重点用大剂苇茎；目张痰鸣卧床窒息投葶苈大枣汤（葶苈子、大枣），重点用葶苈子。经验是无论何方，均加入麻黄、杏仁、细辛、白芥子、苇茎、茯苓、地龙、石韦、葶苈子、沉香、半夏、射干，疗效很佳。

产后竹叶汤加陈皮治虚人外感

吴七先生医虚人风寒感冒头痛、项强、低热、易汗，不论男女，投《金匮要略》产后中风方竹叶汤。其量为竹叶6克、葛根9克、防风6克、桔梗6克、桂枝6克、人参9克、附子6克、甘草3克、生姜6片、大枣15枚（劈开），水煎分两次服，每日一剂，连饮四天转愈。老朽曾师此意，发现用后易呕，按书中要求须加半夏，因与附子相反，乃改为陈皮15克，症状即消失。经方派虽然很少启用本汤，但疗效可以肯定，是一首经验组方。

咳嗽辨证用药经验

同道柳梅溪，虽以文鸣世，而医术精良亦占鳌头，对老朽讲，慢性支气管炎咳嗽，不少执业者套用现代医学观点，主张消炎为第一疗法，实际收效不佳，仍宜采取辨证施治，对号入座并非上策。他告诉数味药物，可在随证方剂中加入，能提高疗效，计白屈菜3～7克、露蜂房5～9克、罂粟壳3～7克、五味子5～9克、佛耳草10～20克、甘草5～7克、白芥子6～9克、茯苓15～30克、竹蜂5～7克、平地木10～15克、桔梗5～9克、百部6～9克，临床小结，值得介绍推广。

益胃透表法解温邪流连气分

香岩翁《外感温热篇》认为温病邪在气分流连，仍要透表汗出而解，不应治里，"法宜益胃"，属经验语。老朽调治热性疾患，凡腠理不开体表无汗，利用辛凉宣散可烧退转安。无力作汗者，喝稀粥一碗补充汗源，借助胃气溱溱得解，或身颤战汗而愈。善后给予生脉散加味，计西洋参9克、麦冬9克、五味子9克、山楂9克、炒神曲9克，水煎分三次服，每日一剂，连饮五天即能恢复健康。

叶派清热、开窍、逐秽三法并用去瘟疫

瘟疫为传染性热病，呈爆发性，病程短，危害大，叶派调理此证，并不墨守吴又可先贤治法，而以清热、开窍、逐秽为主，喜投芳香之品，如犀角、石菖蒲、郁金、银花、藿香、佩兰、厚朴、至宝丹，配入黄芩、瓜蒌皮、黄连、石膏、山栀子处方中，口干、咽痛加玄参，肃肺降气加枇杷叶，形成传世特色。对上焦湿浊、舌苔黄腻、胸闷腹胀、低热困倦、大便不爽、常开甘露消毒丹（滑石、茵陈、黄芩、石菖蒲、白木通、川贝母、射干、连翘、薄荷、藿香、白豆蔻），收效甚佳。

桑藿荆防汤巧治伤风感冒

风善行而数变，动而不居，称为阳邪，因常与他邪结合，有风热、风寒、风湿、风燥、风火多种，无有定体，形成一大特点，是百病之长。临床所见的伤风，均属普通感冒，一般说兼寒、热变化不大，头痛、流涕、咽干、咳嗽，体温不高。老朽习用桑藿荆防汤，计桑叶15克、藿香12克、橘红9克、半夏6克、浙贝母9克、山豆根6克、荆芥9克、防风9克、蝉蜕9克、杏仁9克，水煎分三次服，连吃三天可愈。经济简单，就地取材，无毒副作用，宜试饮之。

起损汤温阳补脾治虚损

《理虚元鉴》强调阳虚补脾，很有意义。认为色欲过度极易夺精，精亏气耗能夺气，气不足命门火衰则夺火，谓之三夺，最后伤脾，形成虚损证。精夺无法速填，元气应当急固，保本在于益火。这样可以解除动辄出汗、面色㿠白、语低气短、食欲不振、腰酸足软，表现赢弱营养缺乏症状。对此病态，屡见不鲜，与亚健康不同，宜投温化之剂，老朽常用起损汤，有人参9克、黄芪15克、白术9克、山药15克、当归9克、枸杞子15克、熟地黄15克、山茱萸9克、炮附子3克、鹿角胶9克、肉桂3克、补骨脂6克、甘草3克，突出平补，水煎分三次服，每日一剂，连用一个月。也宜于气血两虚、长期功能性低热、肺结核病。

温邪在卫药用经验

温病派四大家之一吴瑭认为《伤寒论》一书，以救阳气为主，若阳气有余阴液不足，又受热邪所铄，其汗自出，应投甘凉、寒润，保护汗源，避免津液外越，挽救阴精。他说伤寒初起不可无汗，而温热之证断不宜发，此乃二者的分界线。老朽每遇外感温邪在卫分阶段，虽有恶寒现象，只投桑叶、薄荷、菊花、银花、连翘、浮萍、牛蒡子辛凉透解，即可腠开热泄，体温下降，如见小汗亦不伤阴，且能防止入气、入营、入血的系列传变。倘误予麻黄、桂枝催汗，汩汩不已，迅速开大量生脉散（人参、麦冬、五味子）加黄芪30克、浮小麦60克、生地黄30克、龙骨30克、牡蛎30克、山茱萸30克，水煎分三次服。

宣散解表需顾护气阴

医易大家张介宾《质疑录》谓表邪宣散不解，数发而汗不出，乃中虚无力阴津不能外达，补阴则易见汗；身热不退，体温难降，投清化之剂无功，是阴液亏损，滋阴即可祛火，均属正不胜邪，用散以透表、寒药治烧，为半面疗法。家父曾言，民初王五朏先生受《景岳全书》影响，对虚弱人感冒开表，常于麻桂方内加入人参6～15克、熟地黄20～30克；高热稽留白虎加黄芩、黄连汤中添入西洋参6～15克、麦冬12～20克、生地黄30～40克，收效颇佳，很值得师法研究。

解毒药物的临床应用

调理传染性热证，除清火还要注意"解毒"，苏州唐大烈《吴医汇讲》指出，吴又可用大黄，张路玉用童便、山栀子，叶天士用银花、黄连、犀角、甘草；理论家喻昌所云上焦如雾升而逐之，中焦如沤疏而逐之，下焦如渎决而逐之，都佐以解毒药物。老朽临床，学习这些经验，凡热性病口臭、高烧、牙龈出血、身发斑疹、大便气味秽恶难闻，在对证处方内加贯众、蒲公英、七叶一枝花、连翘、芦根、大青叶、紫花地丁、板蓝根、鱼腥草、山豆根、金荞麦、野菊花，普遍有效。

夏季外感寒邪小处方

乾隆时代，意大利画家郎世宁在宫廷供职，因内受暑邪又感风凉，头痛胸闷，发热恶寒，咽喉红肿，由御医刘裕铎、李永泰治疗，按疏风清暑饮：香薷6克、羌活3克、防风3克、荆芥3克、前胡3克、薄荷3克、川芎3克、牛蒡子6克、桔梗6克、甘草3克，水煎分二次服。本汤清里解表，寒热合用，是调理夏季外感寒邪的小处方，宜于亚健康体虚不耐大量药物者。老朽临床亦不断用之，颇有效果，将原所开剂量增添一倍，又加藿香9克、紫苏6克、石膏15克，每日一帖，三天即愈。因此推荐可放心施与相应病友。

历代先贤医暑邪经验

张景岳先贤谓感受暑邪，为夏季特有疾患，常表现脉虚、身热、自汗、背寒、面垢、烦渴、手足微冷、体重八证。沙玉书《医原记略》师法叶天士喜用石膏、西瓜，服生脉散（人参、麦冬、五味子）。王孟英据阴亏伤气之理，组成清暑益气汤：西洋参9克、石斛9克、麦冬9克、黄连6克、竹叶6克、知母9克、荷梗6克、西瓜翠衣100克、粳米30克、甘草3克，对低热稽留、出汗较多、倦怠乏力、效果良好。老朽经验，还可加白芍9克、山楂9克、乌梅9克、予以酸敛，配合喝梨汁、纯净雪水补充津液，更有裨益。

保肺清心祛暑要配合食疗

暑为自然界六邪之一，俗名伤暑，重者则称中暑、日射病。《类证治裁》据呕恶、头胀、脘闷、面垢、烦渴、自汗、倦怠、少神，强调病机为"热伤气"。投生脉散（人参、麦冬、五味子）是从汗、喘、渴、多言入手，保肺、清心，能预防传入心包。业师耕读山人经验，除服药外，要让患者配合吃西瓜、苦瓜、丝瓜（祛暑三瓜）、山楂糕、梅苏丸（主要为乌梅肉、紫苏、冰糖），喝加盐的蜂蜜酸梅汤、大安凉茶，按气液两亏论治。

解暑汤内加翠衣和蜂蜜疗效更佳

夏季气候炎热，易于感受暑邪，出现恶心、多汗、口渴、尿赤、疲倦、精神不振、无有食欲、脉象虚弱，宜补气、固阴、敛汗、开胃、醒神，提高免疫功能，投解暑汤：计西洋参9克、黄芪9克、红景天9克、麦冬9克、茶菊花9克、乌梅9克、半夏曲9克、竹茹9克、石斛9克、鲜茉莉花9克，水煎分三次服，亦名十九汤。南国时方派医家喜开本方，证诸临床，获益良多。友人孙华堂对老朽说，鲜西瓜翠衣，清热、养阴、利水，称绿竹林，乃时令药物，汤内加入200克，可使疗力提高一筹。老朽经验，还应添上蜂蜜30毫升，增强营养，通过矫味也便于口服。

丹溪滋阴降火汤适应证

丹溪先贤医阴虚火旺，壮水之主以制阳光，人们认为喜用大补阴、知柏八味丸，实则他的代表方剂应推滋阴降火汤。老朽将其中熟地黄减去，疗效依然如故。投予口干、舌绛无苔，头面如烤、五心烦热、入睡困难、躁动不安、脉象细数，皆有疗效。所开之量生地黄15克、白芍12克、当归6克、白术6克、天冬12克、麦冬15克、陈皮6克、知母9克、黄柏9克、甘草3克，水煎分三次服。每日一剂，蝉联应用。对肺结核、消耗性低热、更年期综合征，皆可据病情表现分别施治。

上池水治疗神经衰弱

医家陈逊斋，既往曾言乃福建长乐陈修园先生后人，实则非是，同道方药中为其弟子。他精研《伤寒论》，客居重庆，卓有成就，以量小为特色。老朽所见处方，一患者心怀恐惧，夜睡易惊，谓阴盛时间弱阳被凌，乃神经衰弱的另一种现象，应大补、养血安抚魂魄，投当归9克、茯神9克、熟附子9克、干姜6克、吴茱萸6克、炙甘草6克，水煎分二次服。饮药症状递减，十天痊愈，堪称妙治。老朽将此汤改组，名上池水，给与失眠易醒、心悸、脉象沉迟、厌恶声音，"如人将捕之"，常有幻感，用茯神15克、当归9克、桂圆30克、熟附子9克、龙骨30克、牡蛎30克、甘草3克，水煎下午、黄昏、睡前分三次服，收效甚佳。

十安汤治疗心悸

心悸，指心慌不宁，连续发作为怔忡，属功能性自觉症状，重者则见于心肌炎、心律失常、冠状动脉粥样硬化心脏病、心脏神经官能症。就一般非器质性病变而言，林珮琴《类证治裁》提出按心脾气血不足调理，投七福饮：人参9克、熟地黄9克、当归9克、酸枣仁9克、白术9克、远志9克、甘草9克，水煎分三次服，每日一剂，蝉联应用，颇有疗效。老朽临床，又在方内加入龙眼15克、茯神9克、龙骨15克，效果很好，改名十安汤。

"镇、凉、活、补"四字治怔忡

《罗氏会约医镜》谓怔忡乃心跳不宁，"如击鼓然"，血不养心、虚火萌动而致，调理时要加入小量凉血药，临床所见，常兼有房颤现象。同道白石莲从事心脏病工作数十年，经验丰富；对老朽讲，应以镇、凉、活、补为主，宜投桂枝甘草龙骨牡蛎汤加味方，计龙骨30克、桂枝9克、牡蛎30克、甘草6克、甘松9克、丹参6克、麦冬9克、生地黄6克、茯苓9克、牡丹皮6克、酸枣仁9克，水煎分三次服，连用十至十五剂，有较好疗效。老朽以此为基础，将龙骨、牡蛎之量均升到50克，反复观察，能提高半倍疗效。

自组苏脑汤治老年性痴呆

人过花甲，易患脑萎缩、老年痴呆症，记忆大减，丢三落四，思维狭窄，精神不振，稍睡即醒，哈欠时作，见亲友不能道其名字，呆板，反应迟钝，对外界事物淡漠，说话啰唆，提笔忘字，发言有如童语，甚则大小便无法自控，虽为老衰标志，但仍属病态，宜用药物调治。近年来，老朽所遇较多，曾组建一方，称苏脑汤，由熟地黄100克、当归100克、川芎100克、葛根100克（煮水入药）、黄芪100克（煮水入药）、山茱萸100克、山药50克、牡丹皮20克、远志100克、石菖蒲100克（煮水入药）、益智仁50克、枸杞子50克、仙灵脾50克（煮水入药）、阿胶50克、麦冬50克、丹参100克、五味子20克，碾末，水泛成丸，每次7~10克，日三服，连用三至六个月，有一定的效果，坚持不停，就可获胜。

益气养阴补肾治健忘

唐代开元《广济方》调理身体虚弱，记忆力下降，载有一首健忘方，以益气、养阴、补肾为主，兼清火潜阳，有麦冬120克、牛膝60克、龙骨80克、土瓜根80克、狗脊60克、茯神60克、人参60克、黄连100克、牡蛎60克、山茱萸80克、菟丝子120克、鹿茸80克，碾末，水泛为丸，每次6～10克，日三服。连续应用，一至三个月为期，症状都能得到改观。老朽临床，将其损益，把黄连去掉，增入龙胆草30克、远志80克、石菖蒲80克、当归50克、熟地黄50克、何首乌50克、女贞子50克、旱莲草50克（煮水入药）、阿胶50克、刺五加50克、仙灵脾100克（煮水入药）、黄精100克、红景天100克、杜仲50克、党参100克、白术50克、丹参100克，对促进脑血循环、改善营养、提高活力、细胞新陈代谢、神经传导、抗衰老，作用很佳，除治疗健忘，即大脑记忆力减退，还可保身，有利机体健康，享受生命延年。

镇惊汤加益智仁治恐惧症

近年来国外研究，认为由于精神压力、环境改变、空气污染、食品添加剂、工作过度紧张、多种意外刺激，能导致大脑边缘系统海马区供血不足，造成缺氧，出现一系列异常症状，如头疼、眩晕、记忆下降、情绪低落、易梦、一夜数醒，海马区萎缩，神经干细胞休眠，还会发生忧郁、恐惧、焦虑、强迫、精神分裂症。恐惧症属精神疾患，非胆小怕事，而是特殊变异状态，主要表现听到呼叫、说话、较高声音，即心慌、怔忡不安，愿藏入室内，远离外界事务，日久二目直视反应转呆。医家皇甫山农，为临床老手，阅历丰富，仿照王士雄《归砚录》写有《携壶归来集》，其中载有一首处方，名镇惊汤，由人参9克、远志15克、九节菖蒲9克、龙眼15克、炙甘草6克、龙骨15克、牡蛎15克、当归9克、丹参6克、半夏曲9克、炒白术9克、茯神6克、熟地黄30克组成，水煎分三次服，每日一剂，连饮二十天。老朽邯郸学步，又加入益智仁6克，效果理想，宜推广应用。

偏瘫饮补中含通治中风

抗战时期，民间医家颜宪章闻鸡起舞，怀有报国志。生平喜读书、研究

《医林改错》，能巧用活血化瘀，经验丰富，求诊者络绎不绝。对老朽讲，调理脑血管意外半身不遂，以补气为主，配入少量行血之品，是补中含通。根据气率血行、血行气走的道理，投补阳还五汤乃标准处方。若应用不当，则成泡影。第一要以大量黄芪领先，每剂120～240克，水煎分四次服，且能扩张血管、降低血压；第二患者发病立即饮之，在60天内疗效明显，超过此限疗效很慢，一年之后难起理想作用，甚至如水击石后无有回响。老朽临床验证其说，确属阅历心得，折肱的良言。于汤内又加入三味，更名偏瘫饮，计黄芪200克，当归9克、赤芍3克、地龙6克、桃仁9克、红花9克、川芎15克、丹参30克、水蛭6克、葛根15克、生姜6片。

雷报春调理心脏病药用经验

未署撰人《景光见闻录》载有雷报春医家调理心脏病经验，谓心慌与血虚缺乏荣养有关，宜投酸枣仁、桂圆、柏子仁、五味子；心悸与饮邪凌入有关，温化利水，宜投桂枝、白术、茯苓、淡附子；心动脉结代与阳气、阴血不足有关，宜投人参、炙甘草、桂枝、麦冬、生地黄。以上三型，皆需要宁心安神。如感觉不易掌握，可将重点药物组成一方，名三证统疗汤，即人参9克、桂枝9克、茯苓9克、麦冬9克、甘草9克、桂圆9克、五味子9克，水煎分三次服，又称七九汤，也能获得一定的效果。

桂枝甘草龙骨牡蛎汤疗心悸不宁

曹颖甫先生，以文举而业医，客居上海多年，善于观察、总结经验，他说气血虚实能表现于面色，充盈常如渥丹、凝脂之厚；亏则枯白似刀削的瓜瓠。心悸不宁有多种，应区别对待，在沉思中忽闻座边呐喊，或养神夜坐突见灯旁物影，不觉怦然心动，谓之猝发心悸，和水气凌心、烦热导致者不同。老朽临床遇到此证，即投《伤寒论》桂枝甘草龙骨牡蛎汤：桂枝15克、甘草9克、龙骨30克、牡蛎30克，加酸枣仁30克，每日一剂，水煎分三次服，5～9天便可治愈。

精神焕发汤调治亚健康

青壮年人大脑功能失调，感觉昏沉、迷糊、健忘，反应迟钝，敏感力降低。医友陈德佛为杂方派大家，曾继承其师钟公经验，投补气、活血、豁痰、开窍、化浊之品，用当归9克、川芎9克、人参6克、丹参9克、远志9克、九节菖蒲9克、白豆蔻6克、半夏曲9克、桃仁9克，名精神焕发汤。每日一剂，水煎分二次服，连饮10~20天，普遍见效。老朽临床又加入郁金9克、柴胡6克，祛瘀生新，以提高药力。

朱雀丸加减救健忘

健忘，为记忆力减退，丢三落四，昨日事今已忘光，老年人器官萎缩者另论。此证常由心血不足、肾水亏耗、脾阳虚弱生出，处理时应着重补、养、归、化四面疗法，宜投人参、黄芪、当归、桂圆、酸枣仁、远志、石菖蒲、茯苓、制首乌、女贞子、益智仁、五味子、山萸肉、龙齿、牡蛎、桂枝、白芍、川芎、熟地黄、白术、丹参、琥珀、山药、木香、炙甘草。老朽临床，喜用朱雀丸（人参、茯神、沉香）加当归、丹参、龙齿、荔枝、远志（或炙甘草）、桂枝、山茱萸、熟地黄、石菖蒲、益智仁、人参、红景天，据情况定量，碾末，水泛为丸，每次7~10克，日三服，其效可观。

唤回汤治记忆力减退

变傻，俗称老糊涂，乃老年痴呆症，是一种进行性疾患，约三年出现，症状不一，大部分表现为头眩耳鸣、智能减退、对人冷漠、神志反常、记忆下降、反应迟钝、办事愚笨、沉默发呆、气短乏力、词不达意，甚至大小便无法自控。一般而言，与脑体萎缩、脑动脉硬化供血不足引起功能变异有关，中医认为肾水虚衰，脑海空荡，血乏上荣，应以补养作重点，随证增药。从因到果，主投六味地黄加味。友人沈子忱，善理精神疾患，德艺双馨，对老朽讲，可开所创唤回汤：熟地黄30克、山茱萸15克、牡丹皮9克、桂枝6克、石菖蒲15克、小草15克、川芎12克、桃仁9克、葛根9克、丹参15克、人参6克、黄芪45克，突出滋阴、益气、活血三治，每日一剂，水煎服，长时用之其效较佳。

胸痹痹病需通阳不宜散气

胸闷气短，感觉痞塞，疼痛彻背，胁下不舒，脉弦，不能平卧，与冠心病供血不足各异，乃阳气怫郁证，通过药物调畅，令大气旋转，其结可散，古名胸痹痛。《金匮要略》主张通阳，以薤白、白酒、瓜蒌、半夏、桂枝、枳壳、厚朴、干姜、白术、人参、茯苓、杏仁、陈皮出入组方，重者用附子、乌头、蜀椒驱除寒邪，大破阴霾，挽救阳气。理论家喻昌《医门法律》说，若遇此病，且莫滥投木香、豆蔻、诃子、三棱、神曲、麦芽诸药，摧残气机，等于落井下石，预后不良。

四味共济汤水火相济调失眠

《周易琐言》谓《周易》研究家孙大同业居数十年，临床诊疗常依据卦爻分析病情，很有特色，曾讲若神经衰弱，失眠多梦，宜调治坎离，交通心肾，令水火相济，《伤寒论》黄连阿胶汤就属典型处方，泻南补北，益壬癸水，降丙丁火，即起作用。袖出一方，由黄芩9克、酸枣仁15克、黄连9克、阿胶15克组成，每日一剂，水煎分二次服，名四味共济汤，连用5~10天，即可奏效。老朽用治百余患者，确有疗效，是一首良方。

癫狂二证治法及药用经验

癫狂二证，属精神变异病，临床表现不一。癫证遇事淡漠，哭笑无常，自我言语，似痴如醉，说话无逻辑性，甚至形如木僵，因理想过高，恋爱分手，所愿不遂，官场失意，精神抑郁、焦虑所致，习称花癫、文痴；狂则精神兴奋，易怒，歌笑不休，骂詈不避亲疏，登高呼叫，弃衣而走，重者逾垣上屋，夜间不睡，随地大小便，持刀动武，俗称武痴，即躁狂性精神分裂症。前者宜说服、启发、教育，融合心理疗法，投开郁、豁痰、行气、活血药，用半夏、茯神、竹茹、石菖蒲、莪术、远志、三棱、香附、天竺黄、酸枣仁、朱砂、琥珀、珍珠母、石决明、柴胡、白芍、砂仁、胆南星、龙骨、莲子心、麝香、采云曲；后者需要镇静，以泻火攻下药为主，少食多睡，强制疏导，用黄芩、黄连、大黄、青黛、芦荟、石膏、铁落、元明粉、夜交藤、甘遂、金礞石、巴豆霜，或桃仁承气汤（桂枝、甘草、桃仁、大黄、元明粉）、抵当汤（水蛭、虻虫、大黄、桃仁）、控涎丹（甘遂、大戟、白芥子）、滚痰丸（黄芩、大黄、沉香、金礞石），都有较佳的效果。

还阳丹开窍化瘀治脑病

老朽少时曾拜访一仲姓医家，善治脑病，为人慷慨，具剑侠豪风，就诊者有口皆碑。他配制还阳丹，专疗头脑昏沉、健忘、糊涂、老年痴呆，亦投予温病邪陷心包，神志不清、谵语、昏迷，即脑功能障碍、动脉硬化、血循环瘀滞、供血不足、缺氧症，用芳香开窍法，以川芎100克、当归50克、石菖蒲100克、丹参100克、藿香50克、菊花50克、藏红花10克、苏合香10克、冰片5克、安息香10克、郁金50克、麝香3克，研末，水泛成丸，每次3～6克，日三服，连吃20～60天。老朽临床不断给予患者，可取得较佳的功效。

八卦丸加乳香没药治溃疡性炎症

黄元御学说研究家唐宝元道士，运用寒、热、补、泻、清、消、润、燥统一疗法，组成综合方，计吴茱萸50克、黄连100克、人参100克、石菖蒲100克、槟榔50克、苍术50克、炒莱菔子50克、白豆蔻50克，碾末，水泛为丸，每次6～9克，日三服。调理胸脘饱闷，胀满，泛酸，灼心，疼痛。宜于各种胃炎、十二指肠炎和溃疡症，号八卦丸。老朽临床发现，此方虽佳，存在缺点，唯一不足之处就是把修补溃疡与止痛弱化，若加入制乳香20克、炒没药20克，则功效即扶摇直上，属智者之失。

巧用旋覆代赭石汤加减治胃炎

胃炎有多种，表现不一，其中以嗳气、打嗝为主，且感觉灼心、泛酸、腹内胀痛，乃肝气犯脾、冲胃，即木克土证，严重者木败土贼。老朽经验，投《伤寒论》旋覆代赭石汤加减，收效较好，长时应用，能阻止复发。处方为旋覆花12克（布包）、人参9克、生姜9片、代赭石30克、半夏12克、大枣10枚（劈开）、黄连9克、吴茱萸6克、小茴香3克、大腹皮9克、香附9克、高良姜12克、川楝子15克、荔枝核20克，水煎分三次服，每日一剂，蝉联应用，病愈即止。代赭石开量要大；吴茱萸同黄连配伍，名左金丸，其量须少于黄连三分之一，否则口干目涩，但制酸作用并不降低。事实证明，对胃溃疡、十二指肠溃疡，也可得到理想的缓解。

活用内补当归建中汤和三黄汤

《菩提零食》记有一医家皈依禅门，救死扶伤日诊数十号，被尊为佛光普照。调理脾胃虚寒，腹中隐痛，喜热熨，以手按之则舒，常投《千金方》内补当归建中汤：当归15克、白芍15克、桂枝12克、甘草6克、生姜9片、大枣15枚（劈开），加吴茱萸6克，收效较好，有口皆碑。先生治慢性胃炎应用此方加高良姜9克、香附9克、乌药9克；妇女产后子宫回缩无力，恶露不止，身体亏虚，加饴糖30毫升、人参15克、黄芪30克、阿胶15克、熟地黄15克，水煎分三次服，每日一剂，连用五至八天，症状便可解除。他还开三黄汤：麻黄12克、独活30克、黄芪15克、细辛6克、黄芩15克，加制附子15克，医疗风寒湿痹，即关节炎剧烈疼痛病，也能立竿见影。

五泻心汤疗胃肠病黄芩居奇功

《伤寒论》少阳误下胸中痞满、呃逆，投半夏泻心汤通利气机开滞散结，乃五泻心汤内重点处方，日本经方学派研究家认为属于胃肠药。老朽临床应用较多，主要用治消化不良、寒热停聚、食欲不振、吐气嗳腐、腹胀患者，如慢性胃炎、胃液滞留、胃功能弛缓症，所开之量半夏12克、黄芩9克、人参9克、黄连6克、干姜9克、甘草3克、大枣10枚（劈开），水煎分三次服。其中黄芩对炎症有多向性特殊作用，每剂可升至15～20克，且能抑制幽门螺杆菌，是一味十分理想的药物，不宜等闲视之。

失笑丸加减健脾开胃助消化

杂方失笑丸，由枳壳100克、黄连100克、白术50克、人参50克、半夏曲100克、厚朴50克、干姜100克、炒麦芽100克、茯苓50克、甘草30克组成，碾末，水泛为丸，每次6～9克，日三服。功能健脾开胃，解除胀满，促进消化，增强食欲，适于胃下垂、慢性胃炎、胃溃疡、胃液潴留、胃神经官能症。老朽经验，对胃呆、胸闷厌食、饭后感觉不舒，都可给予，如加入炒山楂50克、高良姜50克，其治疗作用，更有效果。若将投量减去十分之九，改换汤剂，同样生效。

尊前贤思想妙治热呃

清代雍乾时期，江南文风鼎盛，苏州名医如林，其中叶桂、薛雪、徐大椿、尤怡四家大噪吴门。叶、薛乃时方领军，徐、尤为经方派核心人物。彼此不只相识，且友谊往来。因学术观点不同，常不断发生争鸣。徐、尤二人过从较密，常联镳接诊，徐赴扬州公干，兼访文豪诗客，委托尤氏给其社亲沈伦治疗热呃，"君以枇杷叶、鲜芦根"清降之品，尤便照方投与，推心置腹，相互合作，病遂霍然而愈。老朽每遇此证，按图索骥，则开枇杷叶30克、鲜芦根200克、代赭石30克、半夏9克、白豆蔻9克、降真香9克，旋覆花9克，水煎分三次服，每日一剂，四天即止。

旋覆代赭汤加大黄降香治呃逆

呃逆一证，俗谓之哕，由逆气上冲而致，和噫气、打嗝不同，《临证指南医案》提出投竹茹、陈皮、白豆蔻、生姜、半夏、砂仁、丁香、乌药、木香、枳壳、山楂、麦芽、厚朴、枇杷叶，疏肝、肃肺、和胃、降气疗法，虽有疗效，但乏理想。老朽经验，开《伤寒论》旋覆花代赭石汤：人参9克、旋覆花15克、半夏12克、代赭石30克、生姜9片、甘草3克、大枣5枚（劈开），加大黄3克、降真香9克，水煎分三次服，四小时一次，日夜不停，连用三至六剂，收效可观。有的同道主张加入丁香、柿蒂增强药力，治绩并不明显，大黄于方中起重要作用，不宜剪掉。

十神汤清火利湿去胃热

家父所写《故城杂记》，谓清末进士何涛，常研究医药学术，认为胃中积有湿热，口臭、苔腻、嗝气、呃逆频作，除芳香化浊，尚要清火利湿，兼降停食酸腐上升之气，投旋覆花代赭石汤势单力薄，应改弦更张另求新方，曾介绍会试时同年送一药册，载有十神汤，计黄芩9克、黄连9克、白豆蔻9克、砂仁9克、石菖蒲9克、半夏曲9克、炒槟榔9克、淡干姜9克、藿香9克、大黄3克，水煎分二次服，每日一剂，连用不停，症状消失为止。在辨证的前提下，老朽不断给与患者，功效可观，堪称重点良方。

经验中药辨证去幽门螺杆菌

现在许多胃肠病，同幽门螺杆菌有关，此菌是从亲吻、饮水、吃污染食物传播而来，经常活动于胃、十二指肠，令炎症反复发作，比较顽固。患者表现恶心、口苦、喷出臭味、嗳气、胃酸缺乏、腹内胀痛、抵抗力不足、体重下降、转成溃疡。长期存在，能引发胃癌。目前尚无特效办法将其驱除、抑制或彻底杀灭，宜求中药调治，所投之品为蒲公英30克、紫花地丁30克、黄芩15克、败酱草15克、银花15克、苍术10克、黄连10克、乌药10克、白豆蔻10克，根据辨证论治，配入相应的处方中，水煎分三次服，可起良好作用，这乃老朽的点滴经验，不妨试之。

助阳润肠医老年习惯性便秘

家父经验，凡老年人活动较少，肠道蠕动无力，粪块干燥，数日一行，转成习惯性便秘，可用当归30克、瓜蒌仁30克、肉苁蓉30克、元明粉5克，水煎分三次空腹服，收效甚佳。一般不要加大黄，以免破气伤身。

渠道源调胃用药经验

门生渠道源，年近八旬，喜研究消化系统病，善调胃、肠炎，对老朽讲，若胃内炎症过久，除投与相应药物，宜加清热解毒之品，银花、蒲公英、紫花地丁三味列为首选，用治糜烂性者，亦有较好的疗效，胃窦部停积幽门螺杆菌也可开用。嗝气是胃中逆气上冲，代赭石疗效可靠，不必加入旋覆花或服《伤寒论》旋覆代赭石汤原方。这些经验值得推广，同时表明青出于蓝胜于蓝，后来者居上。

大便干、溏处方用药经验

患者大便干、溏，由多种病机形成，临床不应单纯混为寒热二因，若热性病高烧大便燥结，属阳明证，宜用大承气汤（厚朴、枳壳、大黄、元明粉）；习惯性便秘感觉腹内胀满，数日一行，用麻子仁丸（麻仁、熟大黄、炒厚朴、炒枳壳、白芍、杏仁，蜜丸）；老人久病、虚弱津液减少，肠道枯涸，用增液汤（玄参、麦冬、生地黄）加当归、瓜蒌仁、肉苁蓉。慢性肠炎大便稀薄、次数较多，用胃苓汤（猪苓、茯苓、白术、泽泻、桂枝、陈皮、厚朴、苍术、甘草、生姜、大枣）；高烧热结旁流屎块不下，用大承气汤；结肠炎里急后重夹有脓血，用仙连汤（仙鹤草、黄连、白头翁、马齿苋、青黛^冲、穿心莲、泽泻），投之得当都有良好的效果。

手拈散加减疗腹痛

《类证治裁》认为腹痛一证，临床所见以寒邪、气滞居多，应温里行气，常言痛因不通，通乃解痛，即属此义。主张投予手拈散：延胡索15克、五灵脂15克、草豆蔻15克、没药15克，水煎分三次服。老朽师法其意加木香10克、桂枝9克、川楝子15克、生姜6片，提高疗效，授与慢性胃炎、十二指肠炎、肠系膜淋巴炎，尤其对妇女慢性盆腔炎症，少腹部并伴有下坠感者，疗效最佳。

久痢汤治休息痢

慢性结肠炎，常伴有溃疡，发病部位均在降结肠、乙状结肠、直肠中，乃肛肠病，属休息痢范围，表现症状左下腹隐痛，大便干稀不一，次数较多，夹有黏液、鲜血，感觉里急后重。身体乏力，消瘦，有营养不良现象。本病十分顽固，手术困难，中药调理需要很长时间，否则反弹，最易复发。老朽临床，辨证论治，习惯考虑久痢汤，计仙鹤草30克、黄连10克、黄芩10克、穿心莲10克、白头翁10克、三七参7克、制乳香6克、炒没药6克、青黛3克冲，每日一剂，水煎分三次服，坚持应用，切莫中辍，其效可观。这是《归壶濡墨》推荐的一首验方。

清热养阴泻火驱浊去胃肠积热

口苦、口臭、口浊、舌苔干燥，常因胃肠积热、上焦"怫郁"化火，亦与口腔不洁、唾液腺分泌紊乱有关，应清热养阴、泻火驱浊，同时要促进新陈代谢，提高消化功能，避免大便秘结。医友贺寿臣告诉老朽他有一首验方，已家传多年，可以试用，由九节菖蒲9克、藿香9克、白芷3克、黄连6克、白豆蔻6克、大黄3克、金石斛15克、生地黄6克、枇杷叶15克组成，每日一剂，水煎分二次服，连用10~20天。老朽临床授予患者，反馈均见疗效。其中藿香、九节菖蒲、金石斛、枇杷叶属重点药物，不宜减量。

新组天四汤调治气郁伤食

老朽将绀珠正气天香散、四磨汤重新组成合方，名天四汤，有香附20克、乌药15克、槟榔15克、苏叶9克、陈皮9克、沉香6克，水煎分三次服。调治气郁伤食，对胸、脘、胁、腹中满、胀、疼痛，食欲不振，长吁短叹，好打饱嗝，慢性胃炎、情志抑而不舒、自主神经功能紊乱、更年期内分泌失调、胃神经官能症，均可收效。友人孔令文说，最好加入甘松9克、柴胡6克、大黄2克，增强疏散开的功能，更较完善，一语九鼎，实乃良言。

六顺丸医消化道炎症

医家吴丙丁，乃民初杏林高手，调理肝火冲胃，泛酸灼心、嘈杂呕吐、胁肋胀满、食欲不振、烦躁易惹、腹痛溏泻，投戊己丸，有姜汁炒黄连600克、盐水炒吴茱萸100克、酒炒白芍100克，加醋炒柴胡100克，碾末，水泛成丸，每次6~9克，日3服，对胃炎、胆囊炎、慢性肝炎、肠系膜淋巴结炎、泻下证，皆可应用。老朽临床常增入甘松100克、蒲公英300克（煮水去滓入药），能提高疗效，改称六顺丸，在消炎方面，有良好的疗效。

组新方化湿和胃去食积

老朽据枳术、健脾、香砂、曲麦、消痞丸，重组新方，调理脾胃运化不良，饮食停滞，胸脘满闷，有痞塞感，宜于慢性胃炎、胃下垂、液体稽留呈振水音。计枳壳50克、苍术50克、木香50克、砂仁50克、炒麦芽50克、神曲50克、炒山楂50克、陈皮50克、白术50克、黄连50克、人参50克、炒槟榔50克、干姜30克、大黄10克、粳米饭煨干炒黄100克，碾末，水泛为丸，每次6~10克，日三服，连用七至十五天，效果其好。小儿厌食症更佳。其中大黄一味，量极小，只起通、散、降与活跃诸药，并无泻下作用，放心服之，有益无损。

当归生姜羊肉汤加减妙用

若身体虚弱腹内有寒气，经常隐痛，宜温里补中、暖化下元，与慢性胃炎、十二指肠炎，或肠道慢性痉挛、肠系膜淋巴结发炎有关。老朽每遇此证，喜投《金匮要略》当归生姜羊肉汤，以当归15克、生姜20片、羊肉200克，加吴茱萸9克、甘草9克、大枣15枚（劈开），水煎分三次服，连用5～7剂。杏苑前辈蔡九如《医话》不取吴茱萸而用附子20克，虽然大热激发力强，但在理气止痛方面不占优势，未敢盲目克隆其法。

民间验方化裁治胃炎

据民间所传秘方，老朽加以简化，调理胃炎、十二指肠炎与溃疡，解除嗳气、泛酸、胀满、灼心、疼痛、消化不良诸症，取苍术60克、枳壳60克、厚朴60克、槟榔60克、鸡内金60克、神曲60克、砂仁60克、莱菔子60克、糯米干饭100克，各炒至黄褐色，碾末，制成水丸，每次6～10克，日三服，以愈为度，进入胃肠道，能附在壁上，保护黏膜，抑制螺旋杆菌，促使疮口愈合，确有一定效果。

桔梗为肠道排脓首选药

医家公孙正扬，擅长调理消化系统疾病，积有丰富经验，对肠痈、肠道溃疡存在大量脓性物，以刀划之即断，据《金匮要略》处方，常投薏苡仁20克、败酱草20克、枳壳10克、桔梗20克，水煎分两次服。其中以桔梗为君药，有一定作用。老朽仿照时，配合保留灌肠，取乳香50克、没药50克，水煮高位注入，最少停至24小时，可修复、愈合疮口，甚见裨益。经方学派川沙陆渊雷一再强调桔梗排脓，就是来自《金匮要略》排脓散与排脓汤。

补阳还五汤加减治偏瘫

老朽临床调治偏瘫，即脑血管意外而致的半身不遂，投《医林改错》

补阳还五汤：黄芪100～200克、当归6～15克、赤芍3～6克、地龙3～6克、川芎12～15克、桃仁3～6克、藏红花3～6克，加水蛭6～9克、桑寄生10～20克、独活10～20克、生姜9片、竹沥30毫升。水煎分四次服，每日一剂，连续应用。症状方面，神志不清，舌謇语涩，加石菖蒲9～15克、郁金9～15克、胆南星9～15克，头眩不能起坐加天麻9～18克、白蒺藜10～20克，血压仍高加夏枯草15～30克、黄芩15～20克、杜仲10～20克，痰多呼吸困难加半夏9～15克、橘红10～20克、代赭石10～20克，频频出汗加人参9～15克、制附子9～15克，口眼㖞斜外用热敷法，均可收效。

脑出血治疗应按步骤

中风为脑血管病，包括出血、栓塞、血栓形成的多种变异，其中脑出血最为危急。当出现目盲、口开、合眼、撒手、遗尿、昏睡时，先贤叶天士指出，非外邪入侵，乃内风发作，"与暴脱无异"，应按阳气虚衰处理，投大剂人参、附子，佐以养阴药物，能"挽回万一"。老朽经验，保护血管、制止出血，给予三七参打碎，水煎鼻饲。扩张血管的川芎、黄芪、葛根一律停用，待后遗症发生半身不遂，再考虑加入补阳还五汤（黄芪、当归尾、赤芍、地龙、川芎、桃仁、红花）中。同时至宝丹、安宫牛黄丸，也非对证之品，不可盲目乱服。忌闻红灵丹，防止打喷嚏令出血转剧。

脑病药物集锦

报刊推荐调理脑病药物极多，验诸实践，差满人意，其中所治脑梗死语言障碍、脑萎缩老年痴呆、癫痫、帕金森、脑瘫智商低下、中风半身不遂的处方，经老朽化裁，能使症状得到改善，可以试用。计藏红花50克、当归50克、川芎50克、石菖蒲50克、远志50克、丁香50克、白豆蔻50克、草果50克、茼麻子50克、诃子50克、山栀子50克、沉香50克、麝香3克、桃仁30克、大黄5克、葛根50克（煮水入药）、丹参50克、水牛角50克、珍珠50克、天麻50克、肉桂30克，碾末，水泛成丸，每次4～8克，日三服，连用60天为一疗程。降血压、扩张血管，加夏枯草15克、黄芪40克煎汤送下。

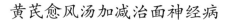

黄芪愈风汤加减治面神经病

中风偏瘫口眼㖞斜，虽属面神经病，但和外感风寒不同，有的医家反对投牵正散（白附子、僵蚕、全蝎），应按内伤脑血管症处理，主张师法王清任重用黄芪，开黄芪愈风汤，给予黄芪60克、防风30克、川芎20克、水煎分二次服。痰盛加橘红50克、竹沥10毫升，失语加郁金10克、石菖蒲10克，大便不解加大黄6克，遗尿加益智仁12克，摇头加天麻10克。老朽经验，还要配合外治法，取薄荷100克，以水煮之，将毛巾泡入，拧干，趁热敷在患侧脸上，冷后再放药中继用不停，七日夜即可纠正过来，半身不遂当另行长时治疗。

神仙解语汤妙治中风

中风，多见于老年人，常由脑血管意外如脑出血、脑梗阻、脑栓塞引起，属危重疾患。突然发作，头痛、呕吐、昏迷不省人事，经过治疗恢复，留有半身不遂的后遗症。猝发呕吐不止时，先用半夏15克、橘红30克，水煎频频灌之或鼻饲。若不能言语、吐字不清，谓之舌謇语涩，可投予神仙解语汤，老朽定量同《医学心悟》稍异，计白附子9克、石菖蒲9克、远志9克、天麻9克、羌活9克、僵蚕9克、胆南星9克、全蝎6克、木香6克，水煎分4~8次服，每日一剂，病情好转，改为两天一帖。实践证明，有较佳效果。

从证不拘因治法特色

中医辨证论治由来已久，《伤寒论》已沿守此准则，日人鹤冲元逸《医断》说，中风头痛、发热汗出，下利后头痛、发热汗出，皆用桂枝汤；伤寒寒热往来、胸胁苦满，中风寒热往来、胸胁苦满，或疟疾、或热入血室，皆用小柴胡汤，病虽异而方同，是从证不拘因的灵活疗法，乃临床必须掌握的一大特色。

扫帚丸治神经性头痛

风火上蒙清窍，气滞血瘀，发生神经性头痛，与脑梗阻、高血压不同，无论前额、头顶、太阳穴一侧或两侧，都可投用扫帚丸。这一处方是铃医所留，在鲁北民间流传，由羌活100克、独活100克、白芷100克、川芎100克、藁本100克、菊花100克、炒蔓荆子100克、制乳香50克、炒没药50克、大黄10克组成，碾末，水泛为丸，每次6～10克，日三服。有人加入金钱白花蛇50克，并无见其效果提高。老朽曾改为煎剂，疗效不显，还归丸药后，则效果较佳，写出供同道参考。

青龙入海汤咸酸潜阳治肝阳上亢

叶桂先贤历经康熙、雍正、乾隆三代，声震江浙，许多史料皆有记载，他和薛雪虽先后出自王子接之门，但人生观和治学风度十分迥异。他以民间医家面貌处世、接物、待人，对官场生活不感兴趣，认为炎凉境地，因此不追求皇禄以医终身。曾诊一牙痛患者，久治无效，乃按阴虚热邪上炎调理，投山茱萸、五味子、旱莲草、牛膝、女贞子、大青盐，咸酸坠火，逐渐转安。老朽师其意，取之治疗肝阳上亢头痛、耳鸣，血压正常，无脑供血不足证，计山茱萸15克、女贞子15克、五味子15克、旱莲草20克、怀牛膝20克、大青盐0.5克，加夏枯草15克、天麻10克、龙胆草6克、川芎15克、生地黄15克，水煎分三次服，每日一剂，四天即可见效，命名青龙入海汤。

清离定巽法治头痛

老朽临床，遇到心火过旺，肝风上扬，头痛、眩晕、目糊、耳鸣，常使清离定巽法，用雷少逸《时病论》处方：桑叶20克、菊花15克、连翘15克、生地黄15克、竹叶6克、钩藤20克、木瓜15克、玄参15克，水煎分三次服。高血压加夏枯草20克、天麻15克，惊悸不安加牡蛎30克、石决明30克、龙骨15克，暴发性耳聋加石菖蒲15克、龙胆草15克、大黄6克，收效较好。阴虚严重者，加何首乌15克、白芍15克、龟板15克。

高血压辨证论治处方用药经验

老朽临床调理高血压，投降压药钩藤、夏枯草、野菊花、杜仲、黄芩、豨莶草、臭梧桐、桑寄生、全蝎、泽泻、决明子、槐花、益母草，有时疗效不显，仍按传统辨证论治原则处方遣药，如内热加知母、石膏、山栀子，血虚加生地黄、白芍、何首乌、当归、枸杞子、桑椹子,阴亏加麦冬、石斛、女贞子、百合、旱莲草、沙参、玉竹,气虚加人参、山药、扁豆、西洋参、甘草、党参、蜂蜜、黄芪,阳亏加鹿茸、附子、干姜、肉苁蓉、胡桃、巴戟天、肉桂、仙灵脾、冬虫夏草,平肝息风加石决明、天麻、羚羊角、白蒺藜、地龙、僵蚕、龟板、牡蛎、珍珠母、代赭石、紫贝齿,烦躁失眠加黄连、酸枣仁、龙骨、莲子心、阿胶、夜交藤,症状解除,反使血压下降。事实证明,离开中医理论指导,是无方向的治疗,欲明却晦。

七巧汤加减疗神经性头痛

老朽临床对神经性头痛,常投川芎、羌活、白芷、藁本、柴胡、细辛、吴茱萸,名七巧汤。除细辛不越6克,其他均为9~15克。兼有肥胖痰湿,加半夏、苍术、茯苓、天南星;肝阳上亢血压升高,只用川芎、羌活、藁本,加天麻、蔓荆子、白芍、黄芩、夏枯草、石决明、菊花、槐米、钩藤、决明子、山楂,称疏利汤,效果甚好。

甲壬统疗汤滋水涵木降血压

乙癸同源、水木合治,为中医临床特色之一,凡肝阳亢盛、肾阴亏损,相火内动,从而烦躁、失眠、多梦、头眩、耳鸣、脉弦,舌红无苔、胁肋胀痛、血压升高。易见于神经衰弱、思想焦虑、情绪失常、精神变态、更年期综合征。宜按此法调治,投甲壬统疗汤,用生地黄15克、山茱萸15克、牡丹皮9克、何首乌15克、白芍15克、黄芩9克、龙胆草9克、牡蛎20克、石决明20克、酸枣仁15克、青黛3克冲,水煎分三次服,每日一剂,连用9~15天,效果良好。

三张伏龙汤熄风潜阳去头风

头痛又名头风,由许多因素而致,如风寒、风热、风火、肝风、阴虚阳亢,现代医学则分高血压、神经衰弱、血管性、神经性、脑动脉硬化供血不足、占位性病变各种类型。老朽所治风寒引起者,常投疏散药,用羌活、白芷、独活、川芎、荆芥、细辛、葱白、苏叶、苍术,疗力较好。肝风、阴虚阳亢可合二为一，宜清降熄风、介类潜阳，学习嘉定张山雷先生经验，用生地黄、白蒺藜、羚羊角、黄芩、青黛、龙骨、牡蛎、菊花、龟板、鳖甲、玳瑁、白芍、地栗、海蜇；张锡纯先生加怀牛膝引邪下行；张生甫先生加二冬（麦冬、天冬）滋水涵木，谓之三张伏龙汤。依据临床酌定剂量，有理想的功效。

滑氏补肝散加减妙用

滑氏补肝散，由酸枣仁、熟地黄、白术、当归、山药、山茱萸、川芎、木瓜、独活、五味子组成，医肝脏阴血亏损，影响心脾，乃少见补肝方之一，制成粉末或水煎剂均可。唐容川分析，以酸补肝本、辛散肝用，加独活借风药而张其气，比较巧妙。方意虽从逍遥散申出，但气味厚，突现一"补"。凡肝有郁火、胸胁刺痛、头眩、心悸、颊赤、口苦、寒热、盗汗、嗜卧，皆易见效。若去独活加桑寄生、石决明，则能固肾化肝熄风。老朽临床投与此散，常减掉独活增入女贞子、何首乌二味，所起作用十分显著。

逍遥散临床六不与

逍遥散由柴胡、白芍、当归、白术、茯苓、薄荷、甘草、生姜、大枣组成，健脾和胃、舒肝调气，其性辛散，兼医肝气横逆，并非治肝火、肝风处方，不能代替滋阴柔木、潜降风阳。如颈项强直、头痛眩晕、呕吐酸水、目涩红肿、暴怒狂躁，误予服之，则邪转鸱张，病情加剧。老朽临证，对本散小结为六不与，即高血压、胃出血、爆发性精神分裂、脑血管病、癫痫、阴虚发热证。

当归龙荟丸加减去肝火

肝火旺盛，常表现头痛、目糊、易怒、口干舌燥、身热、胁胀、尿赤、便秘，老朽习投当归龙荟丸（当归、龙胆草、山栀子、黄芩、黄连、黄柏、大黄、青黛、木香、芦荟、麝香），突出清火、寒降、开窍、泻下四个作用，以实为主，属攻邪剂。兼有内风萌动、头痛剧烈、抽搐、神志障碍，将本方改汤，进行加减，即可给予，计龙胆草15克、山栀子15克、黄芩15克、黄连9克、大黄3克、青黛3克^冲、夏枯草15克、牡蛎30克、龙骨15克、石菖蒲9

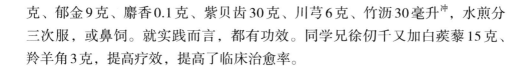

克、郁金9克、麝香0.1克、紫贝齿30克、川芎6克、竹沥30毫升^冲，水煎分三次服，或鼻饲。就实践而言，都有功效。同学兄徐仞千又加白蒺藜15克、羚羊角3克，提高疗效，提高了临床治愈率。

肝宜舒不宜伐

肝宜舒不应伐，《内经》指出辛以散之、以酸泄之。所谓平肝、疏肝，都为舒肝。丹溪的开郁、天士氏的通络、旭高的疏缓，从遣药上看，亦含有此意。伐肝乃泻肝，二者概念不同。老朽临床，每遇肝气不舒，有抑郁情况，喜投平肝利结法，选用香附、橘叶、苏梗、柴胡、旋覆花、郁金、青皮、橘饼、绿萼梅、枇杷叶、木香、甘松、薄荷、腊梅花。兼有阴虚火旺者，加白芍、生地黄、当归、枸杞子、玉竹、大枣、浮小麦、菊花、女贞子、阿胶、山茱萸、沙参、麦冬、知母、龟板；疼痛加川楝子、延胡索、荔枝核、白蔻仁、木瓜、八月札（舒肝之法）。

阳和汤加减妙治甲状腺肿大

友人马东昌，家传世医，精内外两科，推崇《外科全生集》，喜投阳和汤。沧州一男子求诊，患甲状腺肿大2年，易汗、怕冷，局部无不适感，他断为寒性阴疽，投阳和汤：麻黄2克、白芥子6克、炮姜2克、肉桂5克、熟地黄30克、鹿角胶10克、甘草3克，加川芎3克，每日一剂，水煎分二次服，连饮一个月，甲状腺逐渐回缩，出汗、恶寒的症状，亦陆续解除。原方未予更改，又用四十天，客观检查，已基本治愈。这一案例，虽无代表性，然说明阳和汤具有一定作用。老朽经验，若加入猫爪草15克、黄药子15克，则能提高效果。

治肝三法加减用药

李冠仙《知医必辨》谓《内经》治肝三法，辛以散之，酸以敛之，甘以缓之，逍遥散能合三法为一方，因肝气最易化火，加牡丹皮、山栀子，又转组成清热的丹栀逍遥散。虽以柴胡为君，专主疏散，即"木郁达之"，恰合分寸，但仍缺虚补母、实泻子，而且平木潜阳、镇肝熄风的疗法也属空白。老朽常将此散改作汤剂，用柴胡9克、当归9克、白芍9克、白术9克、茯苓9克、甘草

3克、薄荷3克、生姜3片、大枣三枚（劈开）、牡丹皮9克、山栀子9克，水煎分三次服。气机不畅，胸胁胀痛，加郁金9克、甘松9克、香附9克、川楝子15克，血压上升，头痛眩晕，加夏枯草15克、白蒺藜9克、菊花9克、天麻9克、羚羊角粉3克冲、决明子15克、牡蛎15克、石决明15克。

肝气、肝火、肝风不离钩藤

肝为刚脏，性喜疏泄，如情志不舒、思虑过度，易发生木火内燔，形成肝火旺盛。种福堂叶天士医案整理者邵新甫说，此火升之不熄转风阳，抑而不透为郁气，引起眩晕、猝厥、呕逆、淋闭、狂躁、出血诸证。前人虽有肝风、肝气、肝火分类，其实同是一源。老朽每逢本证，郁者伸之，投辛凉条达，用柴胡、郁金、薄荷、桑叶、浮萍、菊花、甘松、川楝子；升者降之，投柔润潜阳，用生地黄、白芍、阿胶、枸杞子、沙参、麦冬、女贞子、牡蛎、羚羊角、石决明、紫贝齿、天麻、何首乌、桑椹子、稆豆、白蒺藜、夏枯草。田丰霖医家奉行叶氏学说，对肝火、肝气、肝风的治疗，均不离钩藤一味，谓其功兼三能：散、降、熄，的确有效。

肝血不足应补

俗言肝有泻而无补，传为肝无补法。此说只宜于气不宜于血，因肝喜条达恶抑郁，补后肝气横逆，化火成风，助纣为虐。《质疑录》指出，肝血不足则属常见，如四肢抽搐、爪枯、头痛、目眩、疝气、胁胀、腹痛，就应当补，还要滋肾水，方可母旺子强本固枝荣。老朽临床补益肝血所投药物，习用何首乌、当归、白芍、枸杞子、熟地黄、山茱萸、酸枣仁、脂麻、阿胶、桑寄生、龙眼、旱莲草。扬州先辈叶子雨提倡白芍、枸杞子、生地黄、阿胶乃理血良品，在调肝行列中，称四大金刚。

分型论治头痛及药用经验

头痛一证，涉及诸多因素，应重点掌握，吴门邵新甫介绍叶桂先生经验，十足可取。若浊邪阻滞，气血运行障碍，清阳不升，以虫蚁通利络脉，投全蝎、䗪虫、蜈蚣、僵蚕、地龙、水蛭、蛴螬、鼠妇、乌梢蛇；风火、暑邪引起，投鲜荷叶、苦丁花、山栀子、蔓荆子、羌活、藁本，轻扬宣散；阴虚阳旺，投复脉汤（人参、生地黄、阿胶、桂枝、麦冬、麻仁、甘草、生姜、大枣）、甘麦大枣汤（炙甘草、小麦、大枣）加白芍、牡蛎、鳖甲、龟板，潜阳熄风；肝火内燔，风邪煽动，投何首乌、柏子仁、穞豆、菊花、白芍、枸杞子、生地黄、龙胆草、羚羊角、夏枯草，经过实践，都很有效。

四味小药治眩晕头痛

1966年"文革"开始，见一未被焚毁的南明遗书，名《冬忆录》，载有一首处方，谓来自常熟拂水山庄，可能为钱谦益家内，共四味药，专治头痛、眩晕、耳鸣，缺少剂量。老朽酌情补之，计天麻15克、白蒺藜15克、川芎15克、石决明30克，水煎分三次服。对肾阴不足肝气、肝火、肝风亢盛，有较好的作用，宜于血压偏高或神经性头痛、眩晕、耳鸣三证，长时久饮，无不良反应，验、便、廉，值得介绍推广。

疏散汤量大药少治肝气横逆

肝气横逆攻冲胸、胁，胃脘不适，背部胀痛，属常见多发病。崔羡明前辈为杂方派大家，善理肝胆疾患，投药奇异，与众不同。老朽曾收留他的一首处方，专治妇女背部沉重、发紧、胀痛，以木槌击之感觉舒服。由柴胡20克、白芍30克、木香15克、大黄3克、香附15克组成，名疏散汤。每日一剂，水煎分三次服。有时将柴胡开至30克，很少不良反应。临床实践，收效较好。量大药少，敢探龙潭虎穴，为其特色，有大帅的称号。

消瘀荡秽汤治血臌

民初武侠僧大永禅师精医术，到山东传道时留一验方，专治血臌。老朽临床试用，对肝硬化、班替氏综合征、肝脾肿大较有疗效，经核实出于陈士铎《石室秘箓》，名消瘀荡秽汤，由当归30克、水蛭9克（炒黑研末）冲、雷丸9克、红花9克、枳壳9克、白芍9克、牛膝9克、桃仁12克，水煎分三次服，每日一剂，连续应用，疗效良好。只要肚腹高凸、膨大，下肢无有水肿，均宜饮之。

黄疸辨证遣方经验

身体发黄，有多种情况，汗出染衣，如黄柏汁，名黄汗；身上面目如涂金，尿黄无汗，名黄疸；由饮食伤而得，名谷疸；酒后湿邪发生，名酒疸；色欲耗阴形成，名女劳疸。临床所见，不出阴阳二证，阳盛阴虚，以实为多。先贤张介宾的经验，若脉微、鼻出汗冷、形如烟熏、摇头直视、环口黧黑、油汗发黄、久之变黑者，皆难治疗。老朽调理此证，阳黄投《伤寒论》三汤（茵陈蒿汤、栀子柏皮汤、麻黄连翘赤小豆汤），阴黄用四逆汤或真武汤去白芍加茵陈、山栀子、黄柏。阴黄面似土色，脉沉而迟，身上晦暗，舌苔灰腻，无光、活现象，二目呆滞，见之令人恐惧，应迅速就医，否则预后不良。现在所诊之发黄病，主要指各类肝炎和部分胆囊炎、结石症，艾迪生病不在这一范围。

肥胖的药食调理

寒酸翁学富技高，不露锋芒，甘居陋巷，取茶代酒，以冷眼看世界，属罕见人才。在所写《观星集》内见官就喊父、有奶便是娘，批评医药界趋炎附势拉大旗作虎皮的不正之恶风，受到人们的称赞，推为平民大家。他对体重超标肥胖患者高血压、血脂、血糖，强调降低脂肪，软化动脉，主张平肝、减食、祛痰、利湿、瘦身，投群治疗法，不吃肥肉、多油、动物内脏、海产贝类，用生首乌20克、丹参20克、泽泻15克、山楂15克、红曲15克、黄芪30克、川芎15克、菊花15克、黄连6克、桑叶9克、大黄2克，每日一剂，水煎分三次服。红曲又名丹曲，目前已知，能降血压、血脂、血糖、血黏度，治脂肪肝、酒精肝，抗动脉粥样硬化，健脾开胃，除腹中胀满，抑制癌细胞、幽门螺杆菌，是一味值得推荐的良药。

半苓龙牡汤加减治疗神经性眩晕

非血压性、颈椎病头目眩晕，习称神经性眩晕，可伴有耳鸣、胸闷、眼花、心慌、气短症状，与脑供血不足缺氧具直接关系。日久不愈，能引起脑萎缩、脑血栓，甚至痴呆。民间医家回族金焕章前辈遵着《金匮要略》常从痰饮论治，投半苓龙牡汤，计半夏10克、茯苓30克、龙骨30克、牡蛎30克，加白芥子9克、胆南星9克、天麻15克，水煎分三次服，每日一剂，连用20～40天，效果良好。头痛加藏红花3克，呕恶加橘红15克、半夏至15克，心慌加酸枣仁15克、炙甘草6克，便溏加白术20克、泽泻15克，嗳气加代赭石30克、旋覆花10克，头昏加远志15克、石菖蒲15克，上腹痞满加枳壳15克、黄连10克，双手震颤加全蝎10克、僵蚕15克、蜈蚣2条，有血虚现象加川芎9克、当归9克、白芍9克、龙眼肉15克。

疏肝利胆泻下排便去胆结石

消化系统胆管、胆囊结石，临床常见，大多因不吃早餐，胆红素、胆固醇沉积日久形成，中医治疗要疏肝利胆、扩张胆管、促进胆囊收缩，投泻下药，泥沙样易排出，大块者较困难，能卡在管腔中。老朽经验处方，掌握量大溶石与通便同时并举，用柴胡15克、枳壳15克、茵陈15克、郁金20克、姜黄20克、金钱草60克、大黄15克、鸡内金15克、元明粉15克、鸡骨草15克，每日一剂，水煎分三次服，连续饮之，B超检查，以排净为度。大便日行数次，属正常现象。如体力不支加人参15克、红景天15克。坚持到底，收效客观。

小柴胡汤为主调理胆囊炎

老朽调理胆囊炎，常以小柴胡汤为基础加减，重点投予柴胡、黄芩、茵陈、枳壳、香附、鸡骨草、蒲公英。若发生结石，无论胆囊、胆管、肝内胆管，均配合四金汤，即郁金20克、鸡内金30克、海金沙30克、金钱草60克、大黄9克、元明粉9克，量小疗效难见。通过疏利，促进包体收缩，起溶化作用，将所结之石从大便排出。其中柴胡可开到25克、黄芩20克、鸡骨草30克、蒲公英50克，少则无效。

小柴胡汤化裁排石汤去胆结石

胆囊、胆管结石证，由胆红素或胆固醇日久沉积形成，分颗粒状、泥沙样，多发性并不少见，以右上腹胀满、隐痛、经常不舒为主要自觉症状，如发生阻塞，可引起黄疸。处理时应疏利肝胆，苦寒泻下，习用小柴胡汤加减，投排石汤，计柴胡15克、枳壳15克，郁金20克、金钱草60克、鸡内金15克、茵陈20克、姜黄15克、山栀子15克、大黄15克、元明粉15克，水煎分三次服，每日一剂，连用9～15天即会陆续排出，若收效不佳，再进行第二疗程。

胁痛重点调气

胁痛具有多种因素，主要责之于肝胆，以经络郁阻、气机不畅、通行不利为主，重点调气，兼活血化瘀。常投柴胡、橘叶、青皮、香附、新绛、红花、三棱、莪术、川楝子、郁金、橘红、丝瓜络、制乳香、炒没药、穿山甲、川芎、鳖甲、延胡索、乌药、玫瑰花、桂花露。老朽拟定一首处方，名气机舒利汤，由柴胡15克、枳壳12克、香附9克、郁金15克、大黄3克、鸡骨草15克、川楝子15克、炒没药9克、茵陈15克、三七参6克、藏红花3克组成，水煎分三次服，收效良好。对肝炎、胆囊炎、胰腺炎、胸膜炎、肋间神经痛，均有一定作用，如胆囊、胆管结石，加大黄9～15克、元明粉9～15克、金钱草30～50克、鸡内金9～15克、片姜黄9～15克。

大柴胡加减治胆囊炎

老朽以大柴胡汤加减治胆囊炎呕恶、右胁下胀痛，牵及后背，B超显示壁厚、毛糙，投柴胡15克、半夏9克、黄芩15克、枳壳15克、大黄6克、茵陈15克、蒲公英30克、鸡骨草15克，水煎分三次服，每日一剂，连用7～10天，疗效较好。如有结石或胆管结石，加郁金20克、鸡内金20克、金钱草40～90克，大黄增至9～18克，到结石由大便排出为止。也可加海金沙20～30克，提高药效。日食胡桃10～20个，帮助排石，更为有益。

实脾饮加减治肝硬化

民初医家白寒秋，喜开杂方调理疑难大病，患者夹道欢迎，视若"神仙"。他治疗早期肝硬化胸闷、腹胀、厌食、无力、舌苔厚腻、下肢水肿、足膨如脱，常投实脾饮，计白术30克、厚朴15克、茯苓30克、大腹皮15克、木瓜15克、木香12克、草豆蔻9克、炮附子15克、甘草3克、生姜9片、大枣15枚（劈开），水煎分三次服。本方亦适用于慢性肾炎、轻度心力衰竭，其效可观。老朽经验，肝硬化腹水宜加黄芪30克、桑白皮15克、葶苈子20克，戒

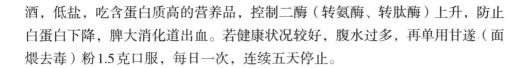

酒，低盐，吃含蛋白质高的营养品，控制二酶（转氨酶、转肽酶）上升，防止白蛋白下降，脾大消化道出血。若健康状况较好，腹水过多，再单用甘遂（面煨去毒）粉1.5克口服，每日一次，连续五天停止。

理中汤加味去肝硬化腹水

肝硬化腹水，兼有脾大，下肢水肿，白蛋白低下，小便不利，胀满难忍，往往投通肠利尿药，病情转剧。老朽临床，常以大剂白术为君，给予理中汤加味，用炒白术30～90克、干姜9～12克、人参9～15克、鸡内金9～15克、陈皮9～15克、神曲9～15克、丹参9～15克、猪苓9～15克、泽泻9～15克、甘草3～6克，每日一剂，水煎分四次服。如口干舌燥津液贫乏，呈阴虚现象，要加生地黄9～30克、麦冬9～30克、山茱萸9～20克，对健脾行水并无影响，属双向医治，收效颇佳，且莫再一条腿走路，墨守单纯疗法，否则劳不见功反被延误，后果难测。如腹水顽固仍未排出，可口服制过的甘遂粉0.5～1克。

猪苓汤临床二用

《伤寒论》"渴欲饮水小便不利"投猪苓汤：猪苓10克、茯苓10克、泽泻10克、阿胶10冲、滑石10克，医阴虚湿热下焦积水。老朽临床取其用途有二，一是调理泌尿系统感染，尿急、频、热、痛、血，如尿道炎、膀胱炎、肾盂肾炎。有结石加石韦9克、海金沙15克、金钱草40克，小便点滴难下加瞿麦9克、萹蓄9克、穿心莲9克、大黄3克、鸭跖草30克，炎症重者加蒲公英30克、败酱草15克、紫花地丁30克。二为治疗肝硬化凸肚腹水，吐血加三七参9克、脾大加鳖甲20克、丹参15克、山楂9克、白术30克，白蛋白低下加枸杞子15克、僵蚕15克、人参15克、郁金9克、黄芪30克，黄疸加茵陈15克、黄柏9克、田基黄30克，下肢水肿延及足部加牵牛子6克、椒目9克、半边莲15克、葫芦瓢干者60克、车前子15克。

巩堤丸补肺益肾医小便失禁

凡小便失禁，淋沥不断，经常溺于裤中，无热、痛感，投收摄固涩药寡效，以补肺益肾为主，学习《景岳全书》用人参、黄芪、当归、白术、肉桂、附子、干姜，疗效良好，开巩堤丸：熟地黄100克、白术50克、五味子80克、益智仁60克、破故纸60克、制附子60克、茯苓20克、韭子50克、山药60克，加入人参50克、肉桂30克、干姜30克，碾末，水泛成丸，每次6～9克，日三服，连用30～60天，普遍有效，对老年人前列腺增生肥大症，也有作用。

升益宣化汤交通肺肾治小便难

河北医家孙润斋，擅长调理泌尿系统病，医老年、体衰、产后小便困难或癃闭证，按气虚、膀胱蒸化无力施治，投升益宣化汤，惟对前列腺肥大疗效不显。处方由黄芪20～60克、白术15～25克、紫菀30～60克、升麻3～6克、肉桂3～6克、车前子10～15克组成，水煎分三次服，利用升清降浊，交通肺肾上下水源。外以大葱100克切烂如泥布包加热反复熨敷脐部，一般五天可愈。老朽曾数度试之，疗效颇佳。缘于其量较大，每日一剂必须分3～4次应用。

慢性肾炎宜综合调理

慢性肾炎反复发作，常时存在水肿、高血压、蛋白尿、潜血不止，是一种顽证。老朽临床主张辨证论治，逐步调理，绝对不要围着"炎"字转，若无其他并发症，可考虑用综合疗法，投新建十五味汤：银花30克、山药15克、黄芩15克、山栀子15克、生地黄15克、小蓟15克、阿胶15克、泽泻15克、茯苓15克、芡实子30克、菟丝子15克、仙鹤草15克、地榆10克、炒蒲黄10克、白茅根15克，每日一剂，水煎分三次服，配合吃荠菜、冬瓜，连续应用，有明显的效果。

辨证用真武汤巧治肺肾疾病

老朽临床医肾虚阳衰，气化功能低下，水邪停聚，感觉沉重疼痛、头眩心悸，身发浮肿，小便不利，投《伤寒论》真武汤，疗效较佳。适于慢性腹泻、肾炎、下肢麻痹无力、风湿性心脏病心力衰竭。同时亦可治疗支气管炎哮喘，大量吐痰。1956年于山东省中医院诊一60岁妇女，既往有肺气肿史，感受风寒后咳嗽，喘息不宁，颜面浮肿，眼睑尤甚，因水气上凌吐痰极多，色白，质稀，即以此方授之，计茯苓30克、白术15克、白芍15克、炮附子15克、生姜

9片，加细辛3克、葶苈子30克、车前子15克、桑白皮15克，每日一剂，水煎分三次服，处方未改，连用九天，肿消喘止，症状大减，嘱其继饮三帖，已基本痊愈。

柴胡可泻尿路之邪

清末进士周澄之以文而医，所写《读医随笔》论点公允，指出八法中的和法，曾通补、寒热、敛散药物并用，升降人体气机，解除病理障碍，起汗、下之外的作用，始见于《伤寒论》小柴胡汤。尔后转为偶方、复方，扩大医治范围，如丹栀逍遥散。老朽经验，柴胡乃本法圣品，有多向功能，宣发、疏肝、升阳、清热、开郁、利滞、散结。泻尿路之邪，给予12克，与黄芩12克、蒲公英20克、紫花地丁20克、半边莲15克、鸭跖草20克、穿心莲10克配伍，调理尿道炎、膀胱炎、肾盂肾炎，可速疗沉疴。

腰痛实验方调理腰痛

调理腰痛，均从肾经入手，收效仅占半数，老朽常捉襟见肘，感觉无策，尔后改弦更张，寻求有针对性药物，仍不离治肾原则。1988年赴外地讲学，于图书馆发现一光绪木刻本《三世医录》，署名山村野叟。其中记有疗腰病六方，重点为木瓜、续断、杜仲、狗脊、牛膝、千年健、五加皮、乳香、没药、川乌、草乌、三七参。遂师此意组成一方，称腰痛实验方：续断15克、炒杜仲15克、狗脊15克、怀牛膝30克、制乳香10克、炒没药10克、制川乌10克、制草乌6克、木瓜30克，水煎分三次服，每日一剂，连用10～30天，对腰肌劳损、腰肌纤维炎、腰椎间盘突出症，都有一定疗效，同时也可投于风湿、类风湿、脊髓病。若欲温补肾阳提高疗效，加入小茴香、鹿角胶、肉苁蓉三味，即能头上戴冠。

还少丹补肾水治神经衰弱

未署撰人抄本《归春录》对肾脏亏损水不涵木、水乏滋荣，推荐还少丹（熟地黄、山药、牛膝、枸杞子、山茱萸、茯苓、杜仲、远志、五味子、小茴香、楮实子、巴戟天、肉苁蓉、石菖蒲），谓其养阴、补血、壮阳，医阳痿、早泄、腰膝酸软无力，未老先衰，见功显著，能同右归丸比美、与七宝美髯丹平分秋色。老朽常用于神经衰弱，特别是脱发、少白，只要不属遗传、脂溢性皮炎所致，都有一定效果。处方中将小茴香、楮实子减去，加入少量活血化瘀药丹参、红花二味，治愈率可得到提高，根据病情斟酌用量，最为适宜。

十补丸加减治肾亏腰痛

大佛禅院高僧慧文精通医术，常托钵四方为人解除疾苦，曾推荐《医贯》所言之十补丸，治阴阳两虚比桂附八味丸疗效居优，乃六味地黄丸的加味方，可温补命门壮水助阳。由熟地黄100克、五味子80克、附子100克、肉桂50克、山茱萸80克、山药80克、牡丹皮20克、茯苓30克、鹿茸40克、泽泻20克组成，碾末，水泛为丸，每次7～10克，日三服。在此基础上老朽又加入杜仲100克、续断100克、木瓜100克、牛膝100克，投与肾亏腰痛、腿足酸软无力以及腰肌劳损、腰椎间盘突出症，甚有疗效。

脾虚阳衰证占水肿第一位

魏丈三辉，会试落第，开馆讲授《国语》《战国策》，脍炙人口，获得满堂彩。学、识之富，十分罕见。精《伤寒论》《千金方》《外台秘要》古方。认为水肿证因素虽多，但脾虚阳衰占第一位。指出运化失调、蒸化无力、气化减退，病根皆在三化，心性、肝性、肾性，同一病理机制，只有强阳健脾才能通利水道下输膀胱排出体外，曾创立宣发、温补、转化、分利二阴的救生汤，由附子30克（先煎二小时）、麻黄9克、白术30克、人参15克、黄芪30克、肉桂9克、茯苓60克、干姜15克、猪苓15克、泽泻15克、椒目9克组成，水煎分三次服，每日一剂，忌咸盐一百日，连用15～30天。水肿消失后，继饮之，改为二日不停，或三日、四日一帖，均分四次、六次、八次服。老朽曾按该法施治，确有良好效果，并在此基础上又加入葶苈子15克，提高强心利尿作用。

猪苓汤加味治肾、膀胱结石

柴会文精内科杂病，阅历多，知识广泛，乃伤寒派名家，调理石淋以《伤寒论》猪苓汤加味用治肾、膀胱结石，每日一剂，10～20天连续应用，除卡在尿道手术取出，一般都随小便下行自然排出体外。其处方为茯苓15克、泽泻15克、猪苓15克、滑石15克、阿胶15克烊化，加金钱草60～80克，水煎分三次服。老朽临床经验证，的确有效，将金钱草之量升至120克分四次饮下，也无不良反应。如配合日食胡桃4～8枚，更佳。

治腰痛宜温补不宜凉泄

医家黄秀甫，善于调理运动系统病，在其《莲壶天地》内载入治腰痛经历，谓宜补不宜泻、可温热不可寒凉，腰为肾之府，重点益肾。投苓桂术姜汤：茯苓9克、桂枝15克、白术9克、干姜9克，加木瓜15克、牛膝20克、狗脊15克、续断15克、杜仲15克、熟地黄20克、鹿角胶9克、制乳香9克，水煎分三次服，每日一剂，连用不停，配合吃胡桃、枸杞子。老朽常给与风湿、类风湿、脊髓病、腰肌劳损、腰肌纤维炎、腰椎间盘突出症，均有一定疗效，外伤导致者不起作用，非活血化瘀药不易解除，此乃传统治法。

人间献寿汤滋养镇静治老年烦躁

老年阴虚性格改变，易于发火，动辄盛气凌人，睡眠减少，烦躁不宁，夏公《济世历言》谓非壮水制阳不能解除其亢，宜滋养镇静，投特制人间献寿汤，有熟地黄60克、山茱萸15克、麦冬15克、五味子15克、白芍15克、知母15克、山栀子9克、牡丹皮9克，每日一剂，水煎分三次服。老朽又加入酸枣仁15克。连用10～15天，疗效显著，无副作用，乃经验组方。

保本利尿汤方小量大去水肿

田雨农先生调理疑难重病，喜开量大小方，就诊者感慨称道，推为高手。他以人参18克、黄芪90克、白术30克、茯苓30克、泽泻15克，水煎分四次服，名保本利尿汤，专医肝硬化腹水、营养不良性腿足水肿，能促其消退，虽非立竿见影，然不伤正气，在补中却邪，确属良法，体现了真实的护人为本。曾说，水肿和脾弱气虚有关，因运化失灵体液代谢紊乱，潴留于肌肉组织中，故用参、芪、术温补助养，兼通利尿路，乃探根寻源"王道乐土"。若竟以攻伐从事，伤害中州，摧残人身气机，可导致邪随人亡，不死于病而死于治。老朽闻之洒然有醒，好似盲医肿瘤殒命化疗，要接受经验教训。为了不影响食欲，排除腹内胀满，此方宜加入砂仁15克。

茯苓四逆汤用药量须知

汪乐山先生乃医林大侠，其《药谈》所载调治阳虚下肢水肿，以怕冷、手足发凉、面色晦暗、脉沉微弱为标准，喜投《伤寒论》茯苓四逆汤加白术，用于心力衰竭、营养不良蛋白缺乏性患者，计茯苓60克、人参15克、制附子30克、干姜15克、甘草6克、白术30克，水煎分三次服。他说，附子经过炮制，毒性已去，没必要再单煮1~2小时。附子、干姜用量为2∶1，否则干姜伤阴耗液口干舌燥，毛孔开放出汗。同人参比重亦应如此，不然易于升阳，头昏、呕恶、影响食欲。茯苓利尿疗效甚小，非大量难见疗效，每剂以30克为起点。白术炒后健脾益气，生者胸闷不舒，虽有祛饮作用，其行水之力和茯苓相匹，较泽泻不足道了。这些临床经验，很有参考价值，可列归读书日知录。

十味汤培脾补肾消水肿

水肿属常见疾患，心性、肾性、肝性、营养不良性，均与脾虚气化作用低下、无力制水有关，由于肾阳不能温养脾土，阴寒转盛，头面、腹部、下肢发生肿胀，按之凹陷，只有培脾补肾才会康复。《洪凤元医案》突出了命门火衰学说，主张投予十味汤，计炒白术30克、茯苓30克、泽泻15克、猪苓15克、陈皮15克、干姜9克、熟附子15克、肉桂9克、麻黄9克、人参15克，每日一剂，水煎分三次服，15~25天为一疗程，症状消退，改二日一帖，分四次饮下，继续勿停。老朽实践，的确收效。对肝硬化腹水疗效最显。

凉血收敛治非泌尿系统感染性尿血

老朽学无长进，马齿徒增，名陋室为抱拙山房，将数百则见闻、经历写成三卷，称《抱拙集》。其中言及尿血，凡非泌尿系统感染，均无灼、涩疼痛，不要盲目通利，可凉血收敛，禁开清热解毒药物，可用生地黄、牡丹皮、茜草、小蓟、槐花、白芍、地榆、阿胶、莲须、山茱萸、鸡冠花、蒲黄、三七参、侧柏叶、仙鹤草、白茅根、花蕊石调治。处方时应把三七参、白茅根、小蓟、地榆放在第一位。

慢性前列腺炎药用经验

慢性前列腺炎，易于细菌感染，老年转成肥大症。临床表现常有尿急、尿频、尿等待、尿线细、尿淋沥、尿分叉、尿灼痛、尿滴白、尿出不爽、阴囊潮湿、睾丸坠胀、少腹部疼痛，并发阳痿、早泄。病程日久尿道延长，受压弯曲，膀胱外口升高，夜尿多，排尿困难，导致尿路梗阻、尿潴留、结石、肿瘤，发生肾功衰竭。老朽近年来拟一协定方，给予清热解毒、活血化瘀、行气利水、畅通尿路的药物，用银花15克、柴胡9克、丹参12克、川芎9克、半边莲15克、制乳香6克、炒没药6克、三棱9克、莪术9克、鬼箭羽9克、三七参6克、乌药6克、红花6克、泽泻6克、海金沙9克、鸭跖草20克、穿心莲6克，水煎分三次服，每日一剂，收效颇佳，复发率低，命名前列二号汤。老友八闽吴昧雪对老朽讲，本证属于淋病范围，他在急性发作期，习投八正散（白木通、车前子、瞿麦、萹蓄、滑石、山栀子、大黄、甘草、灯心草）加生地黄、石韦、黄芩、石莲子很见疗效，大黄一味，切莫减去，乃疏通上下关键之品，其量2～4克，不宜多用，否则能化利为害，全盘尽失。患者需戒烟酒，少吃盐类、辛辣刺激性食物，不要拖延性生活时间，忌二郎腿，乱揉阴茎、手淫。

除饮化阴汤通阳开塞去水邪

《金匮要略》所言人身大气，即胸中至高之气，如水饮积聚遮蔽，则出现心下坚，大如盘，似旋杯之状，可投桂枝汤去白芍，加麻黄、附子、细辛汤。通阳气、化饮开塞，加薤白、白酒，配入枳壳、白术各半的处方中，有明显疗效，业师耕读山人又增添茯苓15～30克、疗效提高百分之三十。计桂枝10克、麻黄10克、细辛10克、附子10克、薤白10克、白酒10毫升、枳壳10克、白术10克、甘草3克、生姜9片、大枣10枚（劈开），水煎分三次服，每日一剂，连饮7～10天，名除饮化阴汤。家父依据东垣学说，考虑宣、解问题，另单煮柴胡3克五分钟，兑入此汤内，达到了"其结乃散"目的。

猪苓汤加味治蛋白缺乏、营养不良性水肿

老朽治蛋白缺乏、营养不良性水肿，通过遣药观察，《伤寒论》猪苓汤加味为较好的首选，1960年自然灾害时期，由于农业歉收食物短缺，发病率很高，便以本方与之，计猪苓9克、茯苓15克、泽泻9克、阿胶30克烊化、滑石9克，加黄芪30克、人参9克、白术9克，每日一剂，水煎分三次服，均见功效。也可治疗其他类型的水肿证，以乏力、尿少、气虚阴亏为投予对象，能药到病解。或云宜添入熟地黄增强养阴补血，实际无此必要，应当割爱，以免影响利水之力。

十柱汤调理肾虚腰痛

"腰为肾之府"，老朽调理肾虚腰痛，以酸、软、乏力、俯仰困难为主症，排除腰椎间盘突出，如腰肌劳损、腰肌纤维炎，无风湿病史，习开十柱汤：熟地黄30克、山茱萸15克、续断15克、炒杜仲15克、木瓜15克、狗脊15克、制乳香9克、炒没药9克、怀牛膝30克、茯苓9克、加木香9克，每日一剂，水煎分三次服，连用15～30天。门生苗香圃君对老朽说，他在应用过程中又加入独活9克、红花9克通经活络，收效更佳。

大锤汤加减调理多种郁证

明末在燕赵地区流传一首验方，名大锤汤，以治气滞、血瘀、痰饮、伤食、水湿、积热、燥结、情志不畅为主，即调理多种郁证。所投药物有苍术10克、柴胡10克、川芎10克、香附10克、山栀子10克、莱菔子10克、神曲10克、大黄5克，水煎分三次服，连吃七天。经过验证，确有效果。老朽将其改成丸剂，利于携带应用。胸闷加枳壳、瓜蒌，腹胀加厚朴、槟榔，胁下疼痛加木香、青皮，便秘加郁李仁、元明粉，精神紧张加大枣、浮小麦，食欲不振加炒山楂、谷芽、鸡内金，失眠多梦加百合、合欢皮、莲子心，头昏健忘加远志、菖蒲、决明子，视物模糊加菊花、石决明，心悸加桂枝、茯苓。

六味地黄丸抗老制怒

老年男女阴虚阳旺，易出现性格变化，所谓自主神经功能紊乱，如心慌、易惹、暴躁、失眠、话多、五心烦热、偏听侧向、喜欢奉承、不能容物、爱谈往事、甚至个人迷信、研究小道消息等，都属于不正常的精神状态，老朽身临其境，亦有这种感触。按照前贤赵献可、吕晚村、黄梨洲的倡议，宜吃六味地黄丸，徐灵胎大家结论，千年之木往往自焚，非流水浇灌无以延续其生。投量为熟地黄800克、山茱萸400克、山药400克、茯苓50克、牡丹皮100克、泽泻30克，碾末，炼蜜成丸，每次10克，日三服，连用二至四个月，能见疗效。经验证明，方内加入女贞子150克、麦冬150克、五味子150克，疗效更可提高。门生刘明君说，应命名抗老制怒丸。

治郁要掌握"条畅"二字

郁证分广、狭二义，狭义主要指精神抑遏、情志不舒，逐渐产生气滞、血瘀、痰凝病变，出现烦躁、胀满、疼痛、惊恐、哮喘、呃逆、结块、闭经、癫狂等现象。开始应解除心理障碍，清化思想问题，以开、散、通、泻为主导，掌握"条畅"二字，重点给予半夏、枳壳、橘红、厚朴、青皮、佛手、川芎、香附、乌药、砂仁、苍术、神曲、山栀子、郁金、苏梗、绿萼梅、柴胡、甘松、白檀香、三棱、沉香、木香、藿香、石菖蒲、瓜蒌、薤白、五灵脂、延胡索、川楝子、大黄、石决明、红花、桃仁、合欢花、桂枝、路路通、百合花、龙胆草、黄连、通草、郁李仁、牵牛子，吃金针菜、苦瓜、绿豆芽、海带、紫菜、喝苦丁茶。遵照临床辨证，区别施治。

冲逆性眩晕治宜清上利尿苦泻淡渗

患者坐卧正常，起即头眩，身体沉重，痰多，血压没变化，无颈椎病，属湿热，饮邪上蒸、冲逆性眩晕，临床并不少见，宜清上利尿，苦泻淡渗，投《金匮要略》当归贝母苦参丸合葵子茯苓散。计当归9克、贝母15克、苦参15克、茯苓30克、冬葵子30克，加天麻15克、钩藤20克、泽泻15克，每日一剂，水煎分三次服，坚守应用，病退停止。这是调治妇女妊娠的处方，给与内科杂证，收效较好。冬葵子为卫足花的种子，药肆伪品很多，切勿鱼目混珠造成差错。

膈间支饮需通利二阴

《金匮要略》医膈间支饮，"其人喘满，心下痞坚，面色黧黑"，脉象沉紧，投木防己汤。实者愈后复发，则与木防己去石膏加茯苓芒硝汤。老朽临床所遇，凡痰饮停聚下肢水肿、大便干燥，二三日一行，即开第二方，通利二阴，令尿、粪同下，迅速恢复健康。还要掌握喘满、痞坚症状表现，才可药到病去。开量为木防己15克、桂枝9克、人参9克、茯苓30克、元明粉9克，加枳壳10克、葶苈子15克，水煎分三次服，每日一剂，四天能见功效。或云宜加麻黄9克，无有表邪，等于牵羊担酒赠馈无名，殊属多事。方内元明粉，更衣即减，不应连用，以免伤正损元，摧残生机。

痰饮停聚投破棺丹

鲁北铃医治疗痰饮停聚胸闷、气喘、咳嗽、吐涎沫、大便不爽，投破棺丹，即《伤寒论》之大陷胸丸。其量为大黄20克、炒杏仁100克、炒葶苈子100克、元明粉20克，加贝母100克，碾末，水泛成丸，每次6克，日3~4服。常用于项强颈部不舒，厌食胃肠郁积，支气管炎痰涎过多，妇女气机不畅、抑郁、焦虑、嗳气、胸膈胀满，易见疗效。方内原有甘遂，因毒性太大，减去未用。老朽意见，如将甘遂面煨炮制，比较安全，给予小量，每次口服不超过0.5克，很少毒副反应，仍以恢复此药为佳，令疗效提升。

痰证选药有平妥与猛攻之别

中医所言痰证，含义很广，并非皆为支气管内排出的黏液，《医述》据王隐君论列举甚多，认为痰随人体气机升降，无处不到，停于一隅，即能发病，临床表现如哮喘、咳嗽、眩晕、胸闷、惊悸、肿痛、胁下不舒、身有虫行，腹内雷鸣、凸起结核、背部一块冰冷、咽喉感觉异物、四肢麻木、噩梦纷纭、耳鸣、关节刺痛、癫痫、失音、精神变异、瘫痪、幻听、狂躁、妄想、闭经、头痛、顽固不眠、诡秘、行为失常，皆同痰邪有密切关系，通过祛痰可以解除。

老朽经验，治疗药物要随病情而用，一属平妥之品，如半夏、橘红、天竺黄、天南星、茯苓、竹沥、桔梗、细辛、海浮石、旋覆花、厚朴、枳壳、葶苈子、白芥子、石菖蒲、代赭石、天麻、泽泻、大腹皮、贝母、荆沥、紫菀、黄药子、猫爪草、百部、枇杷叶、桑白皮；二即剧烈攻、破、泻下者，如瓜蒂、牵牛子、甘遂、金礞石、续随子、商陆、芫花、大黄、巴豆霜、大戟等。

去痰饮随部位用药经验

痰性黏稠，饮为水液，虽均以湿为基础，病理不同。清代医家汪必昌《医阶辨证》谓饮邪在人体的表现，随着部位发生症状。停留于上，哮喘、咳嗽、短气、吐涎、眩晕、胸满、面肿、不得卧；停留于下，肠鸣、腹胀、肚隆、腿足水肿、阴囊潮湿膨大；停留于外，关节痛、身体浮肿、按之凹陷。老朽治疗，祛痰以导痰汤（半夏、橘红、茯苓、甘草、生姜、枳壳、天南星）为主，涤饮投苓桂术甘汤（茯苓、桂枝、白术、甘草）加麻黄、白芥子、苍术、车前草、葶苈子、泽泻、猪苓、大腹皮、牵牛子、桑白皮、旋覆花、佛耳草、细辛、汉防己、乌头、石韦、穿山龙、虎杖，按着实际情况，分别应用。

泻心汤加减医实火升腾性血证

老朽医实火升腾，口舌生疮，暴发火眼，耳内灼痒，吐衄血证，常投《金匮要略》泻心汤，能清热、凉血、解毒、泻火，由下窍排出，计黄芩15克、黄连15克、大黄6克，水煎分三次服。亦可根据病情增入辅药，如目涩、羞明、流泪加野菊花20克，头面丹毒加蒲公英30克、板蓝根30克、银花15克、连翘15克，中耳炎加龙胆草15克、青黛5克冲、紫花地丁30克，急性咽喉红肿加败酱草20克、金灯笼15克、玄参15克、牛蒡子15克，体温较高加青蒿20克、石膏30克、大青叶40克，口干津少加麦冬20克、石斛15克、天花粉15克，疗效显著。

柏叶汤治吐血经验谈

《金匮要略》治吐血证投柏叶汤，由侧柏叶15克、干姜15克、艾叶15克组成。原方尚有马通即马屎一味，已被人们删掉。老朽临床时因干姜辛热刺激口腔将其量减去一半。南派医家谭次仲，认为本汤作用不大，曾诊一人饮后仍吐血而亡。经验证明，若依孙思邈《千金方》加阿胶15克冲，就可避免此弊。吐血多来自胃中，该方亦适于肺结核、支气管扩张、支气管炎各种出血证。还应添入三七参9克、仙鹤草15克、小蓟30克，提高疗效。为了降逆气上冲，再加大黄2克，疗效更佳。同道车子忱说，通过实践检验，干姜无益，甚至增害，不能爱屋及乌，要坚决抛弃；艾叶生者力小，改成烧炭，其力倍徙。这一点纯系阅历心得之言，和只读死书而不悬壶的存在着楚河汉界。

补血药常随益气之品

老朽临床，七十年蹉跎岁月，遵业师教导，开补血药加入益气之品。因气为血帅，气行血行，通过益气催化，方可循环周身，发挥健运营养作用，否则乏动力促行，等于探骊无珠。常投圣愈汤，即人参10克、黄芪20克、熟地黄15克、当归15克、白芍12克、川芎9克，水煎分三次服，坚持应用，其效可观。为了提高战功，近年来又加入刺五加15克、红景天15克。

黄氏地魄汤育津液有奇功

清代康乾时期，山东出了两大名家，被称奇人，一是聊斋作者淄川蒲松龄大师；二为昌邑黄元御先贤，所著八种不胫而走。黄氏文学基础深厚，见解独到，观点与众不同，以骈体论述医药的文章，行云流水，潇洒精练，内藏典故，满纸珠玑，湖南文、史、岐黄界推举为杏林一流不可多得的才华横溢家。其地魄汤补金生水、滋阴润肺，专育津液，由半夏6克、麦冬9克、白芍9克、五味子9克、玄参9克、牡蛎15克、甘草3克组成，水煎分二次服，对夏季中暑汗多、秋天伤燥口渴、消耗性热证阴液亏虚、结核病咳嗽，都属有效之方。老朽临床，常加入西洋参9克、人参6克，治流火伤气，口干、乏力、消瘦、五心烦热、大便秘结，疗力居优，每遇炎暑似火，保护气液，比投生脉散要功高一倍。

自汗为病其治重在收敛

汗乃体内津液所化，因腠理疏玄府开放，遂蒸然外泄，从皮毛流出。若阳、气不固辄不分昼夜，称为自汗。宜温阳、益气、滋阴、补血，抓住收敛二字，便可解除这一病态。杜雪桥先生《挽春录》所载处方回元汤，由人参9克、浮小麦60克、五味子15克、麻黄根15克、龙骨30克、牡蛎30克、黄芪60克、山茱萸20克、熟地黄30克、麦冬10克、乌梅15克、泽泻5克组成，每日一剂，水煎分四次服，疗效颇佳。其中泽泻一味，可纠正固涩产生的副作用，并能利尿，通过小便"逆流挽舟"，起分化之功，以下引外，甚有巧思。现代医学认为人身汗腺口约有十亿，夏季开放占70%，冬天不及50%，其分泌物汗液，是散热排泄水分，由于汗出过多，导致阳、气不足、阴津亏耗，调卫固表是唯一的治疗方法。大瓢老人说，封闭玄府，既保阳、气、津、液，也为护命之本。

七宝美髯丹加减治脱发

七宝美髯丹由制首乌1000克、当归250克、枸杞子250克、茯苓250克、怀牛膝250克、菟丝子250克、破故纸120克组成，碾末，水泛为丸，每次9克，日三服，疗阳气不足、肝肾阴血亏虚、肌肉消瘦、须发早白。老朽师法苏州陆九芝先贤调理头发干枯无华易于脱落改为汤剂，加入相应药物，疗效颇好。计制首乌30克、当归15克、枸杞子15克、怀牛膝20克、菟丝子15克、茯苓10克、破故纸10克、女贞子15克、侧柏叶15克、旱莲草15克、稽豆30克，水煎分三次服，每日一剂，连用20～50天，有明显效果。同道白少坡说，再增熟地黄30克、桃仁9克、红花9克，提高滋阴兼活血化瘀，标本合治，收益更佳，乃经验家言。

茯苓四逆汤加味医老年人虚肿

老年人身体虚弱，乏力、怕冷、手足发凉、下肢水肿，尤其是"脚肿如脱"，常伴有心力衰竭现象，老朽遵业师耕读山人薪传，用《伤寒论》茯苓四逆汤加味，计茯苓30克、附子15克（先煎一个半小时）、人参15克、干姜15克、甘草6克，加葶苈子15克，每日一剂，水煎分三次服。心慌震颤加龙骨15克，小便不利加猪苓15克，汗多加黄芪30克，呼吸不畅、血压偏低加细辛3克，疗效良好。方内葶苈子有三大作用，即泻肺祛痰、降气止喘、强心利水，分两种，要开苦者，甜的无效。

佛手散临证加减经验

当归、川芎二味组方，补血兼能活血，名佛手散。家父以之调理身体虚弱面黄肌瘦，有贫血倾向，改为汤剂，计当归15克、川芎9克，水煎分三次服，每日一剂，连用四十五天划一疗程，疗效昭然。白发加女贞子9克、熟地黄15克、旱莲草15克，颜面色素沉着加丹参15克、桂枝15克、红花9克，闭经加三棱9克、莪术9克、益母草15克、大黄3克，手足麻木加苏木15克、独活15克、鸡血藤30克，肩臂疼痛加制乳香9克、炒没药9克，先兆流产加续断9克、炒杜仲9克、黄芩9克、菟丝子15克，关节炎加千年健20克、老鹳草20克、徐长卿15克，腰腿酸软加木瓜30克、狗脊15克、五加皮15克、怀牛膝30克，月经超前、量多加牡丹皮9克、地骨皮15克、生地黄15克、阿胶15克、黄连9克，下肢水肿加白术15克、泽泻15克，临床施治，效果令人满意。

两仪汤随证加减经验

人参同熟地黄配伍，名两仪汤，能医贫血。时方大家夏筱仙经验，以人参15克为君，加黄芪30克、红景天15克，治免疫力不足易于感冒；以熟地黄30克为君，加黄连9克、桑叶30克，治消渴、糖尿病；二药平分秋色，各开15克，加当归15克、怀牛膝30克，治气血双虚，白、红细胞下降，四肢酸软，神疲无力，行走困难。他说，凡促进气血循环，改善机体营养状况，以"动"为前提，须加入桂枝9~15克、鸡血藤15~30克，桃仁、红花、赤芍，不要盲目使用，只宜活血，不可破血。

保健养生丸阴阳气血并补

老朽于外地讲学时，应离休干部之邀，组织一首保健养生丸，有胡桃100克、远志50克、枸杞子100克、益智仁50克、熟地黄100克、制首乌50克、麦冬50克、灵芝菌50克、炒杜仲50克、仙灵脾100克、续断50克、五味子50克、人参100克、当归50克、女贞子100克、鹿角胶50克、红景天100克、石菖蒲50克、山楂50克、黄精50克，碾末，水泛为丸，每次7~10克，日三服，阴阳气血四补。医疲倦、腰酸、腿软、头眩、耳鸣、记忆日下、视力减退、小便淋沥、走路不稳，能降血压、血脂、血糖、血黏稠度，补充氨基酸、维生素 E，改善心、脑血管供血不足，有抗老衰的作用。平素常吃，功效显著，最好根据临床需要，在医师的指导下开始小量，渐加量口服，切勿自己盲用。

薯蓣丸加减调亚健康

老朽上承经方论证施治规律，对亚健康体质身形虚弱患者，嘱其试用《金匮要略》薯蓣丸加减方，计山药300克、当归100克、桂枝100克、神曲100克、生地黄100克、甘草100克、人参100克、川芎60克、白芍60克、白术60克、麦冬60克、阿胶100克、干姜20克、茯苓30克、红景天100克、山茱萸60克、五味子30克、枸杞子100、大枣300枚（蒸熟，去皮核），碾末，水泛成丸，每次7~10克，日三服。宜于神经衰弱、脑供血不足、前列腺肥大、白细胞减少、神经元病、营养不良性贫血、原因不明性体重下降，以头昏、乏力、疲劳、健忘、消瘦、腰酸、腿软、血压偏低、小便淋沥、面色无华、食欲欠佳、更衣次数较多为应用标准。一般说，要连吃一至三个月。

珍珠母丸加减五法治虚

柳隐君先生《大瓢戏墨》，认为珍珠母丸加减，能调理许多精神疾患，重点治虚证，可起开、化、壮、养、镇五种作用，以解除心悸、恐惧、胆怯、夜惊、怔忡不安占首位。投量珍珠母50克、远志50克、人参50克、酸枣仁50克、茯神50克、白术30克、石菖蒲30克、龙骨30克、当归30克、五味子20克、龟板20克、神曲10克、全蝎10克、甘草10克、琥珀5克，碾末，水泛成丸，每次6~10克，日三服。老朽临床考虑增强补心、益肝、息惊之力，将当归升至70克、茯神70克，又加牡蛎50克、龙眼50克、大枣肉50克、枸杞30克、熟地黄30克、阿胶30克，提高处方结果。

七巧汤酸甘养阴专治消渴

《东郭医言》所载七巧汤，由野台参30克、麦冬30克、玄参30克、山药

90克、生地黄30克、乌梅30克、天花粉30克组成，水煎分三次服，每日一剂，连用七至三十天。专治消渴，以水饮多、尿多为适应证，若血糖不高，小便亦无排糖现象，同样生效。老朽临床常投与尿崩、糖尿病人，客观表现都能缓解，有较好的控制作用，有的主张加石膏60克，如非热邪亢进，可放弃此举，加益智仁10克、覆盆子20克、桑螵蛸30克，通过回缩小便减水分下流，反会达到止渴目的，这一疗法则富参考价值。

自制新益寿丹降糖

糖尿病属消渴证，俗称富贵人吃穷饭，时间日久并发疾患很多，如白内障、脉管炎都易出现，要戒甜食，低盐，改用豆制品、杂粮，吃山药、苦瓜、圆葱。虽然顽固，难以根治，但注意生活禁忌，配合药物调理，可带病延年或获得痊愈。老朽临床总结一方，对降血糖、尿糖疗效较佳，长期口服无不良反应，计黄芪200克煮水入药、人参100克、玉竹50克、枸杞子100克、苍术100克、玄参100克、山药100克、白术50克、黄精100克、桑叶200克煮水入药、仙鹤草50克、虎杖50克、泽泻50克、黄连100克、地骨皮100克煮水入药、五味子50克、生地黄100克、仙灵脾100克煮水入药、何首乌50克、葛根50克、知母50克、花粉50克、麦冬50克、山楂50克、银花50克、佛手50克、阿胶50克、胡芦巴50克，碾末，水泛成丸，每次10克，日三服，四十天为一疗程，名新益寿丹。

醒脑丸补肾气疗嗜睡

大脑功能失调，兴奋下降、抑制力上升，易出现嗜睡、沉睡、昏睡证，和热带之行走睡眠病、肥胖人喜睡者不同，日久能导致死亡。在中医来说，乃肾的阳气不足，无力上荣，心脏神明衰颓，宜投补法，可用醒脑丸：人参100克、黄芪100克、鹿茸80克、韭子50克、远志50克、石菖蒲50克、肉桂20克、丹参20克、绿茶30克、刺五加30克、益智仁20克、鹿角胶50克，碾末，水泛为丸，每次5～10克，日三服，连用20～50天，疗效较好。这一丸剂，是医友尹芥秋生前所留，不知来自何方，老朽临床又加入咖啡20克，可提高疗效。其中绿茶绝对不宜以红茶或香茶代替，发酵后作用即丧失三分之一。

镇痉熄风抢救流行性脑炎

1956年春老朽参加抢救流行性脑炎工作，本病临床表现头痛、高烧、抽搐、昏迷，除辨证论治，并动用了三大法宝（紫雪、至宝丹、安宫牛黄丸），就诊较晚死亡率很高，留有不同程度的后遗症，如失眠、耳聋、痴呆、癫痫、大声呼叫、瘫痪、大小便不能控制。老朽之子即殒命于此时。多年来已离开急救科，所见极少。2010年在济南遇一脑炎后遗症，多动、夜间呼叫、大便失禁、烦躁、四肢无规律性抽搐、说话唠叨不已、记忆大降、睡中起床乱走。男孩十四岁，病史三年，久医无效，其父失去信心，仰天啼哭，乞求宗教。因介绍人怂恿，处方天麻9克、全蝎7克、龙骨15克、牡蛎20克、珍珠母15克、夜交藤20克、钩藤10克、半夏7克、蜈蚣1条、僵蚕6克，水煎分两次服，每日一剂，连用十五天，见到效果，嘱继续饮之，共六周时间，症状减掉三分之二，晚上不再呼叫、抽动中止、记忆力上升、大便能够自理、乱走现象未有发生，将处方改为二日一剂。一年后来济，全家欢喜，情况稳定，无回潮反弹，药已停用。特录出供分析研究。

久病痰湿及气滞血瘀的药用经验

临床所见气滞血瘀，能久病入络，面色晦暗、眼周变黑、舌紫有斑、胸胁不舒、乳房发胀、精神抑郁、暴躁易怒、嗳气泛酸、肌肤甲错、四肢刺痛、局部麻木、月经周期紊乱、脉涩失滑，应行气活血、虫类搜剔、通利经络，用香附、乌药、桃仁、红花、佛手、香橼、䗪虫、桂枝、大黄、青皮、木香、甘松、绿萼梅、川芎、制乳香、炒没药、三棱、莪术、丹参、益母草、水蛭、延胡索、五灵脂、苏木、牛膝、皂角刺、穿山甲、虻虫、路路通、刘寄奴、地龙、王不留行、泽兰。痰湿患者为肥胖之人，嗜睡懒动、好吃甜腻、口黏苔厚、肚大腰圆、四肢浮肿、胸闷痰多、小便短少、大便不实、感觉身体沉重、白带频多、脉沉而缓、头眩发昏，应行水渗湿、减掉脂肪，除去积痰停饮，用茯苓、石菖蒲、苍术、半夏、橘红、天南星、白芥子、泽泻、白术、旋覆花、桔梗、桑白皮、猪苓、绞股蓝、大腹皮、薏苡仁、茵陈、汉防己、蟋蟀、亚腰葫芦、蝼蛄、厚朴、黄柏、绿茶、郁李仁、牵牛子、甘遂（面煨）、枳壳、车前子、大量黄芪。

各种调治疼痛药物摭拾

家父临床，善于调治疼痛证，凡胸痛用桔梗、薤白、郁金、丹参、血竭、三七参，头痛用川芎、白芷、羌活、藁本、夏枯草、天麻，腹痛用白芍、甘草、香附、延胡索、五灵脂、吴茱萸、高良姜，胁下痛用柴胡、川楝子、青皮、八月札、乌药、王不留行，乳房痛用橘叶、瓜蒌、枳壳、制乳香、炒没药、路路通，腰痛用狗脊、续断、炒杜仲、木瓜、牛膝、熟地黄、肉桂，关节痛用青风藤、独活、秦艽、老鹳草、姜黄、徐长卿、制乌头，四肢痛用千年健、络石藤、防己、桑寄生、伸筋草、雷公藤、蜈蚣、当归、白花蛇。老朽据此加减给予患者，效果很佳。

活络效灵丹化裁医痹证

医学前辈张锡纯活络效灵丹含当归、丹参、乳香、没药各15克，黄酒30毫升，水煎分三次服，治气滞血瘀胸、胁、腹、四肢疼痛，或癥瘕、积聚、子宫外孕。老朽在其基础上，加入鸡血藤30克、千年健20克、老鹳草20克，专疗痛风、类风湿、风湿性关节炎，获效良好，平凡称奇。开始曾投用过雷公藤，因毒性较大，舍而去之，此后发现虽减掉雷公藤，疗效并无逊色，故名和平活络汤。

民间验方加减医感冒咳嗽

民间常开紫菀12克、藿香12克、生姜5片，水煎加红糖30克，分两次服。调理感受风寒、怕冷无汗、体温稍高，有一定作用。老朽于此基础上加半夏9克、白前15克、白芥子9克、旋覆花9克、天浆壳（雀瓢）6克，治疗风寒咳嗽，即并发支气管炎，效果良好，命名双医汤。同道有人又加入细辛3克、款冬花12克，提升药力，也十分对证。

流行性热性病阶段用药经验

流行性热性病发展规律，一般是先表后里，转向阳明进入高峰期，表现口干、烦躁、脉数，开始投葛根芩连汤（葛根、黄芩、黄连）；随后则高烧、口渴、大汗，成为白虎汤（石膏、知母、甘草、粳米）对象，均属经证。情况进一步变化，大便燥结，数日不下，腹内胀痛，阳盛阴亏，津液耗伤，归入府证，就用大承气汤（枳壳、厚朴、大黄、元明粉）。老朽经验，患者处于白虎汤阶段，抓紧时间治疗，应立即解决，能防止演变，不会转为大承气汤的范围。若在白虎汤中添加人参及小量大黄、元明粉，通过药力的综合利用，完全可以避免"入府阳明"不幸的发生，这一见解，是苏派伤寒学家陆润庠的私淑弟子柳之迈先生所论，值得深入研究。

学习王孟英治类结胸证

临床常见胸闷郁热、烦躁、呼吸不利，通过客观检查心、肺、胃无病理变化，此乃类结胸证，然乏堵塞感。老朽则以气机障碍、瘀积上焦诊为实邪，取开、散、降法，用小陷胸汤加味，不给予泻心汤中的干姜、黄芩，功效颇好。计瓜蒌30克、黄连15克、半夏10克，加枳壳15克、海蛇60克、荸荠60克、白萝卜100克，水煎分三次服，每日一剂，连用五至八天可愈。这一经验是学习王孟英先贤，历治多数患者，都称快速疗法。

验方治耳鸣耳聋

环境污浊，药物刺激，周围噪音，空中废气，饮食不当，沙尘堆积，肝胆火旺，性格暴躁，营养缺乏（如维生素、氨基酸），供血障碍，严重缺氧，伤损耳神经细胞，发生耳鸣，日久转为耳聋。通过清热、泻火、开窍、解毒、固肾阴，激活耳神经细胞，恢复听觉功能，来完成治疗程序。社会上流传一首验方，经老朽加减、定量，重新组成，有女贞子100克、柴胡50克、石菖蒲100克、黄连50克、大黄20克、山栀子100克、黄芩50克、龙胆草100克、芦荟20克、当归50克、路路通50克（煮水入药）、黄柏50克、木香50克、知母50克、丹参50克，碾末，水泛为丸，每次6~10克，日三服，连用一个月，效果颇好。

祛邪有度谨慎开方

少阴病阳回寒退，手足转温，吐利停止，不再蜷卧，为热化现象，表示真阳、元气逐渐恢复。老朽经验，暂时不宜投寒凉之剂，待体温升高出现口渴，方可给予清凉抑火药，否则等于浇灭这一曙光。虽然已转黄连阿胶汤、猪苓汤、桔梗汤、苦酒汤、四逆散证，仍要细心观察、慎重开方为上策，最忌出水小莲当头一棒。至阳亢化火，伤及阴液，失去相对均衡，即应放手把有余者泻之，以平为期。

辨证论治再加验方收神效

老朽受清末医学笔记《桐荫客语》影响，在辨证论治基础上，常增入验方专品，如高血压持续不降，投一般药物无效，加川芎10~15克、葛根10~20克、黄芪30~90克；精神刺激，情志不伸，气滞郁结，加香附10~15克、柴胡10~15克、枳壳10~15克、甘松9~12克；慢性炎块长期难消，加制乳香6~10克、炒没药6~10克、血竭3~6克、阿魏（味臭恶不宜多用）2~4克；尿路感染，慢性肾炎，小便潜血，加黄芩10~15克、紫菀15~20克、旱莲草15~20克；久痢，溃疡性结肠炎，肠道出血不止，加黄连10~15克、仙鹤草20~30克、灶心土30~60克，实践证明，无毒副作用，有较好的疗效。

处方轻灵治病兼保健

清末同治状元陆润庠，为慈禧太后诊病，调理肝旺胃实兼有湿滞，运化无力，饮食乏味，投厚朴3克、橘红3克、焦麦芽9克、炒枳壳3克、山楂3克、槟榔5克、半夏曲6克、藿香3克、山栀子3克，水煎分二次服。处方轻灵，以宽中消积为主，不冒风险，颇具巧思。这些药物既有治病之能，也是保健良品，对肝郁化火、内伤饮食、胸闷、腹胀、口腻、心烦，皆可应用。但要注意一点，必须增加其量，方见显效。

六爻饮加减调理内科杂症

同道宿文泽兄，业医数十年，虚心谨慎，好学不倦，师法张介宾，为一代名手，曾制定一首处方，称六爻饮，常于此基础上予以加减，调理内科杂症，有人参6克、砂仁6克、白术6克、柴胡6克、半夏6克、香附6克，能健脾、益气、疏肝、降逆、开胃、促进化机，亦可单独应用，人们赞为"小不倒翁"。老朽临床又加入熟地黄6克、当归6克、神曲6克、佛手6克，滋阴补血、配合利滞，疗效增强，取名十面埋伏汤。对身体羸弱、精神不振、食欲欠佳、白细胞减少、血红蛋白低下、妇女月经量稍见即止，很富效果。

黄芩在抗生植物中居第一位

老朽临床，受《伤寒论》《金匮要略》影响，欣赏遣用黄芩，其抗菌、抗过敏、清除自由基、消炎之功，在抗生植物中居第一位，比银花、连翘、黄连、贯众、大青叶、板蓝根施治广泛，投与毛囊炎、淋巴结炎、蜂窝织炎、支气管炎、肠炎、盆腔炎、前列腺炎、肾盂肾炎，配合他药，堪称良品。大黄并非利肠泻下旗帜，消炎作用亦十足可观，善疗阳亢头痛、呕吐、高血压、颜面丹毒、"胃家实"，从口腔生疮到肛门这条管子，只要红肿、热痛、功能障碍，都可在辨证情况下，组方开用，但肠炎腹泻禁止，痢疾、肠梗阻不忌。

论治乙型脑炎用药经验

乙型脑炎，乃急性传染病，以呕吐、头痛、高烧为三大症状，随之出现惊厥。后遗症有痴呆、失语、癫痫、肢体残废等。开始宜清热解毒，投大青叶、贯众、石膏、知母、板蓝根、连翘、白蚤休、黄芩、竹茹、半夏、菊花。口渴用麦冬、生地黄、石斛、玄参，无汗用浮萍、青蒿，嗜睡用天竺黄、石菖蒲、白豆蔻、炙小草，烦躁用黄连、山栀子，抽搐用天麻、钩藤、僵蚕、全蝎、蜈蚣、羚羊角、牡蛎、龟板，昏迷用郁金、麝香、莲子心、胆南星，加服三大法宝，即紫雪、至宝丹、安宫牛黄丸。据同道陈存仁讲，如在进行过程中，配入麝香，可防止昏迷不省人事。

纠阴阳偏盛需用互济之品

吕楗村《伤寒寻源》谓纠正人体阴阳偏盛，不应专投寒热处方，宜少加互济之品，调理另方所强，如阳气亢极，用纯阴之剂不杂一味阳药，并非适当，要于滋阴中护阳，不能灭阳；阴证过胜，用纯阳之剂不杂一味阴药，也是如此，扶阳仍要留阴，不可亡阴。阳药方内加少许阴药以存津液，阴药方中加少许阳药以化气保命门之火。寒热合用，补泻兼施，虽因"杂"遭到质疑，实际导源于阴阳互根、水火联体的对立统一规律，从四逆汤加白芍、白虎汤加桂枝，进行分析研究，其理就可易解，毫无神秘之处。老朽临床凡阴虚阳亢常开崔氏八味丸：生地黄20克、山茱萸15克、山药10克、丹皮10克、茯苓5克、泽泻5克、桂枝3克、附子2克，加知母9克、麦冬9克；阴盛阳衰给与六味回阳饮：人参12克、附子12克、炮姜9克、甘草6克、生地黄3克、当归6克，加桂枝9克、鹿角胶9克，收效良好。

补虚滋阴调治消瘦

身体消瘦，除遗传、疾病、营养不良、过度消耗，尚有不明原因的脂肪减少、肌肉萎缩、重量下降，逐渐发生，属非正常状态，应以补虚滋阴为主，调气养血，社会上流传四首处方，经老朽损益，试用二个治期，富有效果。计人参30克、当归60克、熟地黄80克、黄芪30克、党参30克、阿胶40克、胎盘30克、女贞子30克、山茱萸40克、肉桂20克、山药30克、白术30克、灵芝菌30克、仙灵脾30克、红景天30克、黄精30克、何首乌30克、五味子20克、甘草20克，碾末，水泛成丸，每次6～10克，日三服，五十天为一治期，配合多吃肉与油类，能增加2～3千克。此药临床，亦可加入川芎30克、枸杞子40克、牛膝30克、菟丝子30克、神曲30克，强化疗效。

药引经验谈

张睿《医学阶梯》认为投药加引子，由来已久，能提高疗效，较有意义，如发表用生姜，温中用炮姜，消痰用姜汁；解肌用葱叶，通阳用葱白；治风用桑叶，祛湿用桑枝，固肾强腰用桑寄生；养心用新小麦，止汗用浮小麦；清热除烦用青竹叶，镇呕用竹茹，豁痰用竹沥。其他补气宁心用龙眼，涩精用莲须，安胎用苎麻根，调月经用红糖，温里缓痛用胶饴，止呃用柿蒂，降虚火用童便，定喘用白葵花，壮阳用胡桃，暖子宫用艾叶，口渴用芦根，带下用白果，催吐用瓜蒂，促生用黄杨脑，咽食困难用杵头糠，润肠用松子仁，拔毒用蒲公英，心烦失眠用鸡子黄，乳汁不下用通草。这些经验，适宜临床，可作为处方参考。

补益剂最宜与宣散行气活血药配伍

医家周澄之建议，投补益剂，宜加宣散、行气、活血药物，取其发挥推动助力作用，东垣开人参、白术，加白芷、防风；慎斋加羌活；滑寿加桃仁、红花，就是例子，通过健运到达全身。香岩翁说，热病遣用寒凉，佐以丹参、赤芍也是这个含义。临床常与之品，有荆芥、秦艽、薄荷、升麻、独活、川芎、当归、乌药、香附、郁金、三棱、莪术、桂枝、牡丹皮、茺蔚子、柴胡、蒲黄、益母草。胸闷加枳壳、石菖蒲、砂仁，食少加谷芽、山楂、神曲，痰涎壅盛加半夏、茯苓、海蛤粉。他认为行血逐瘀水蛭居上，虻虫、䗪虫、蛴螬次之；降痰硼砂占优势，礞石、皂荚第二。

阳明病分前后两个阶段论治

同道刘燕宾，为经方家，对《伤寒论》《金匮要略》钩沉出新，能独树一帜。他认为阳明病分前后两个阶段，一是经证，高烧有汗，口渴尿黄，二为入府，腹满胀痛，大便秘结。当经证出现，立即截住，阻其发展，应投白虎与葛根芩连汤合剂，用葛根10克、黄芩15克、石膏30克、黄连12克、知母15克、甘草3克、粳米60克，水煎分四次服，四小时一次，十六小时饮光，日夜不停，获效令人满意。如肠道干燥，大便难解，可加小量大黄、元明粉以利之，并泻火保阴缩短疗程，虽未入府，无有妨碍，绝不会导致"协热而利"。

药量大小其功也异

临证遣药，投量大小，应了解其不同作用，否则欲补反泻、求泻反补、达不到治疗目的，如红花小量养血，多则破血通经；肉苁蓉小量温肾壮阳，多则利肠净府；大黄小量健胃活络，多则泻下通便；附子小量大热回阳，多则驱寒止痛；白芍小量滋阴柔肝，多则镇静缓痛；薏苡仁益胃除疣，多则肠道干结；人参补气，多则烦躁、失眠、呼吸急促；黄芪小量上升血压，过多尿频、血压下降；桂枝小量温经活血，多则止冲易汗；麻黄小量定喘，多则升高血压；升麻小量升阳举陷，多则解毒宣散；柴胡小量疏肝化郁，多则发汗退热；浮萍小量透表止痒，多则发汗、利水消肿；知母小量润肺宁嗽，多则医骨蒸、潮热、盗汗；绿茶小量助消化醒神，多则尿增便秘；黄连清热祛火，多则厚肠大便干结；土茯苓治湿热、疮疡，过多、久服身燥、脱发；干姜温中驱寒，过多烦躁、出汗；龙骨平惊安神，多则二便减少；牡丹皮性凉止血，多则行瘀活络；三七参治各种出血，多则消肿、镇痛；芦荟清火，多则滑肠泻下。老朽经验，若不掌握这些情况，就会得中易失，不只减去效果，还可能由于此类因素，导致功亏一篑。

补气、降气用药规律

气在人体中发生变化，转为病态，《顾氏医镜》指出，一为补气，投人参、黄芪、白术、糯米；二是降气，用苏子、沉香、枇杷叶、橘红、降真香、槟榔，属主要调理方法。老朽临床遇到此证，除上述药物，补气时尚加红景天、山药、刺五加、饴糖、大枣、炙甘草；降气加入半夏、代赭石、厚朴、枳壳、大腹皮、郁李仁、小量大黄。经验获知，凡补气药应用过久，易引起胸闷、中满、烦躁、气促、食欲减退；降下药的不良反应，则出现心慌、头眩、无力、手颤、精神不振、血压下降、大便增多等，如发生这一情况，可给予黄氏天魂汤：附子6克、人参15克、干姜6克、茯苓6克、桂枝6克、甘草6克，温阳中扶气。

三伏天药浴用药经验

二暑（小暑、大暑）一秋（立秋）季节，为三伏天，此时酷夏炎热最高，火气流行，人体阳气旺盛，气血趋于肌表，玄府排汗，毛孔开张，用药水外浴，治疗疾病，通过浸入，内外相应，能宣散寒邪、通利经络，理气活血，拔除病根，可医慢性胃炎、肠炎、关节炎、支气管炎、肩胛周围炎、颈椎病、盆腔炎、坐骨神经痛、腰肌纤维炎，对多种腰痛、腿痛、麻木、风湿证，均有较好的效果。老朽在辨证的基础上常投药物为防风、荆芥、川芎、麻黄、桂枝、红花、川乌、千年健、草乌、附子、徐长卿、青风藤、老鹳草、木瓜、羌活、牛膝、乳香、没药、独活、三棱、丹参、莪术、王不留行、当归、汉防己、穿山龙、雷公藤、丹参、白芷、干姜、细辛、柴胡、苍术、青蒿、续断、藿香、透骨草、威灵仙、蜀椒、吴茱萸、石菖蒲、青皮、香附、木香、急性子、五倍子、大葱、芫荽、硼砂、夜交藤。每次8～15味，水煮两遍，放入大木桶中，浸泡局部或全身半小时，连续应用三至五天，也可隔数日一次，据客观需要进行。

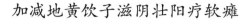

加减地黄饮子滋阴壮阳疗软瘫

软瘫证，临床所见较少，属脾肾两虚元气不足，开始双腿行走乏力，逐渐转为步履困难，说话迟钝，肌肉萎缩，手亦不能持物，上下肢俱废，瘫痪卧床，医院诊断脊髓炎、脊髓劳，或神经元病，结论不一。此时宜滋阴壮阳大益气血，改善身体营养状况，突出补亏增盈。老朽经验，可投加减地黄饮子，计熟地黄 20 克、人参 10 克、黄芪 30 克、巴戟天 15 克、山茱萸 15 克、肉苁蓉15 克、石斛 15 克、麦冬 15 克、千年健 15 克、制附子 9 克、石菖蒲 9 克、远志9 克、当归 9 克、肉桂 6 克、茯苓 6 克、川芎 6 克、大枣 15 枚（劈开），每日一剂，水煎分三次服，四十天后两天一帖，连用三至六个月，即见到明显效果，如发病时间较短，坚持下去，有治愈希望。

开郁通络饮治陈邪入络

叶桂先贤认为人体长时存在胀、痹、麻、痞、癥、痛不已，属久病入络，应投辛温、香窜、虫蚁通利、搜剔药物，忌开酸、甘、寒、燥之品，能松透沉伏病根，追拔其邪，使"血无凝著，气可宣通"。常用桃仁、苏木、乳香、没药、川芎、薤白、小茴香、麝香、川椒、当归须、细辛、青蒿梗、郁金、香附、桂枝、丁香、姜渣、地龙、全蝎、䗪虫、穿山甲、橘红、鳖甲、蚕砂、紫苏梗。尔后吴县薛瘦吟善师此法，于所写《医赘》中，治陈邪入络组建开郁通络饮，由香橼、郁金、延胡索、远志、新绛、木瓜、蜣螂虫、通草、薏苡仁、佛手花、丝瓜子、路路通组成，胃肠食积加红曲、鸡内金，水煎分两次服，疗效较好，老朽又加入厚朴、白蔻仁二味，疗效显著。

三化汤调理风湿病经验

医家孙文祥，乃运用经方的权威，以方小量大闻名。调理风湿病日久全身疼痛，活动受限，大便难解，常投小承气汤加味之三化汤，有枳壳 15 克、厚朴 15 克、大黄 4 克、独活 40 克，水煎分三次服。亦治早期脑血管意外偏瘫，半身不遂，手足拘挛，又名中风汤。老朽临床也曾应用，有一定疗效。而且兼医下肢关节肿大的鹤膝风。经验证明，对风湿、类风湿、尿酸性关节炎症，加入老鹳草30克、雷公藤15克（先煎一小时）、穿山龙30克、制乌头15克，见功最佳。若有积液，加汉防己20克。

通痹汤方小量大善医各种关节炎

民初九华山浮云道长，同家父相识，善医风、寒、湿导致的关节炎症，方小量大，单枪匹马，乃典型的经方派。曾出示一首验方，由独活30克、干姜30克、天雄50克（先煎二小时）、白芷15克、汉防己15克、制乳香10克、炒没药10克组成，名通痹汤。老朽师其意，投予风湿、类风湿、尿酸性关节炎，或强直性脊柱炎、坐骨神经痛，每日一剂，水煎分四次服，连用30～90天，效果良好。天雄即附子的主根，如独头蒜，煮后去毒，生物碱破坏，无副作用，比附子、乌头疗效为优。

六神汤治疗历节病验方

人体尿酸，在血中溶解较少，百分之七十经小便排出，其结晶易沉积于关节，引起痛风，即尿酸性关节炎，以剧痛为主，习称急发历节风，红肿，有痛风石。如沉积肾脏，则导致尿酸性肾炎，发生尿黄、多尿、蛋白尿、泡沫多、有腥臭味，常于喝酒，吃海鲜、烤肉、动物内脏后加重。治疗历节风，禁忌酸性食物，配合六神汤，计三七参10克、雷公藤15克（先煎90分钟）、独活30克、制乳香9克、炒没药9克、老鹳草20克，水煎分三次服，每日一剂，连用不停，效果甚佳，乃大瓢先生《论医》记录方。

祛痒丸脱敏药疗皮肤过敏性疾患

皮肤过敏性疾患，由多种原因引起，主要为花粉、灰尘、海鲜、羽毛、冷空气、化妆品、紫外线、酒精、药物、稀有金属、异味刺激、植物芒针。表现湿疹、皮炎、荨麻疹、顽固性瘙痒，牛皮癣中银屑病虽与此有关，但非同类，不可混淆。家父常用脱敏药，称祛痒丸，有荆芥50克、防风50克、蝉蜕100克、苦参50克、徐长卿150克、浮萍50克、百部50克、夜交藤150克、地肤子100克、白鲜皮50克、连翘50克、土茯苓100克、全蝎50克、蜈蚣30条、大黄10克，碾末，水泛成丸，每次5～10克，日三服，连用10～30天划一疗

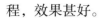

程，效果甚好。

梅毒历史源流

梅毒为特殊性疾病，通过性交传染，能遗传子女。元时流入中国，明代中外贸易发达，可能十五世纪前从海外带来，日人考证是葡萄牙商贾由印度感染陆续传到内地。李时珍言起于岭南，自广东开始，江浙不识，呼为广疮，又以形似叫杨梅证，已蔓延至长江流域。张介宾说，毒性很大，患者口鼻俱废，也称棉花疮。清代同治皇帝死前下部溃烂，臭不可闻，按天花处理，反诬同仁堂配错药方，刀斩该店数人。陈司成《霉疮秘录》采用朱砂、雄黄、砒石，外敷水银，含砷之品医疗，有明显效果，属神州第一部梅毒专著。

消乳汤加味大剂量调治急性乳腺炎

老朽习开消乳汤加味，增重投量，调理妇女急性乳腺炎，红肿疼痛，尚未化脓期，令其内消，计银花30克、知母30克、连翘20克、瓜蒌40克、丹参15克、制乳香15克、炒没药15克、炮穿山甲9克，加蒲公英30克、紫花地丁30克，水煎分三次服，每日一剂，连用5~7天，疗效甚佳。也可适于其他疮疡、疔疖、丹毒。体温升高者加大青叶30克、板蓝根30克、柴胡15克，肿块坚硬加七叶一枝花20克、野菊花30克，大便不爽加大黄9克。若效果不显将蒲公英、紫花地丁均加至60克。

清震汤化裁成大消毒汤医雷头风

清震汤流传较广，专医雷头风脸上红肿、灼痛，实际适于传染性斑块疙瘩、头面丹毒、腮下腺炎。老朽验证，只开本汤三味，疗效太小，必须加入他药方可获效，因此更名大消毒汤，计升麻15克、苍术15克、荷叶1张，加大青叶30克、板蓝根30克、黄芩15克、连翘15克、薄荷15克、柴胡15克、玄参15克、银花15克、山栀子15克、僵蚕9克、野菊花15克，水煎分四次服。咽喉疼痛加桔梗9克、射干15克、牛蒡子15克、金荞麦30克，肠道干结加大黄9克、元明粉9克，无汗发烧加浮萍15克、青蒿20克。临床应用4~7剂可愈。

白黄青紫汤医外科痈证

老朽家传凡外科痈证，即疮、疡、疔、疖，初起坚硬未化脓之前，通过清热、解毒、散结，皆可内消，防止脓后破溃伤损气血，给患者带来痛苦。临床所医主要为急性毛囊炎、淋巴结炎、蜂窝织炎，常开药物很多，重点用银花、蒲公英、紫花地丁、板蓝根，能抗菌、消炎、凉血、退斑，四味处方，名白黄青紫汤，一般是各20～40克，水煎分三次服，每日一剂，病去停药。有时也加同量的败酱草、大黄3～6克，增助疗力，但非必需品。

麻黄汤加味临床他用

滕云舟《橘园夜话》认为麻黄汤：麻黄9克、桂枝9克、杏仁9克、甘草6克，除了调理外感风寒解去表邪，按照仲景先师的投药规律，通过化裁还有其他用途，如加茯苓、干姜、细辛、五味子治咳嗽；加紫菀、款冬花、葶苈子、石膏、厚朴治哮喘；加独活、薏苡仁、白术、汉防己治风湿身痛；加茯苓、猪苓、泽泻、滑石治小便不利水肿；加连轺（连翘根）、茵陈、山栀子、梓白皮、赤小豆治黄疸；加当归、川芎、人参治风痱口不能言、冒昧不知痛处、转侧困难；加半夏、射干治痰饮喉有水鸡声。另外加浮萍、地肤子、徐长卿、苦参、白鲜皮，还可医皮肤瘙痒，如湿疹、荨麻疹、突发性皮炎，有抗过敏的作用。

通利经络活血化瘀治鹤膝风

滑膜炎与关节炎，常混为一，实际不同。关节有一个结缔组织之膜性囊，名关节囊，包裹着关节骨面，外层为纤维环，内层为滑膜，滑膜含有许多血管、淋巴管。滑膜分泌的黏液起润滑作用，能减少摩擦，散发关节活动产生的热量。滑膜发炎易导致关节肿胀、疼痛，关节腔积水，影响关节活动，外观粗大，谓之鹤膝风。应按寒湿或湿热论治，通利经络，活血化瘀。社会上流传一首验方，由老朽加减，改称鹤膝风汤：独活15克、豨莶草20克、汉防己15克、薏苡仁30克、夏枯草15克、川芎15克、穿山龙20克、黄芪30克、泽兰15克、牛膝30克、蚕沙15克、络石藤20克、炒没药10克，每日一剂，水煎分三次服，连续用之，三十天为一疗程，有较好的效果。

阴疽类腺瘤用药经验

现代人群的甲状腺腺瘤发病率高，本病有部分可转为恶性肿瘤，属于中医的阴疽类病变。临床利用行气、活血、豁痰、祛瘀、软坚、散结、化癥疗法，可使其缩小、直至消失。老朽所投药物有夏枯草、浙贝母、黄药子、猫爪草、鳖甲、丹参、制乳香、炒没药、牡蛎、柴胡、川芎、皂刺、䗪虫、大黄、白芥子、肉桂、三七参、莪术、红花、血竭、麝香、玄参、连翘、蜀羊泉、山慈菇、白花蛇舌草、穿山甲、石打穿、王不留行、瓜蒌、苏合香。将常用重点之品组方甲瘤汤：夏枯草15克、黄药子20克、猫爪草20克、浙贝母15克、鳖甲30克、丹参10克、白花蛇舌草20克、制乳香9克、炒没药9克、牡蛎30克、柴胡9克、皂刺9克、大黄2克、连翘10克、玄参10克、蜀羊泉20克，水煎分三次服，每日一剂，连用六十天为一疗程，疗效良好。也可碾末水泛成丸，每次7～10克，日三服，同样有效。

一首验方除各种皮肤病

皮肤科疾患，常见者为牛皮癣、湿疹、疥疮、荨麻疹、神经性皮炎、丘疹，有的起皮、落屑、出水，均以瘙痒为主，发作时坐立不安"痒"症钻心。老朽家传一首验方，由土茯苓30克、夜交藤30克、全蝎9克、浮萍9克、蝉蜕9克、蜈蚣1条、白鲜皮15克、徐长卿15克、苦参15克、荆芥9克、苍耳子9克、雷公藤5克、茵陈9克组成，水煎分三次服，每日一剂，连用十五至四十天，功效显著。忌饮茶、烟、酒、海鲜、鱼虾、辛辣刺激性食物，少吃羊肉、香椿芽、花粉、蜂蜜、韭菜，避开灰尘、风沙、异味。

清火、凉血、解毒去头面丹毒

丁鹤寿先生著《剪烛琐谈》，认为头面丹毒、腮下腺炎，皆因感受风热，应清火、凉血兼解邪毒，提出宜投大宣化汤，由黄芩9克、白芷9克、皂刺9克、蒲公英30克、赤芍9克、银花15克、穿山甲9克、蝉蜕9克、板蓝根30克、僵蚕9克、连翘15克、薄荷9克、炒没药6克、大青叶15克组成，每日一剂，水煎分三次服，五至七天则愈。亦可用诸急性乳腺炎。口渴加石膏15克、天花粉9克，便秘加大黄6克、元明粉6克，灼痛加瓜蒌30克、制乳香6克，烦躁加黄连9克、山栀子15克，忌吃辛辣烟酒刺激性食物。老朽临床不断遣用，治疗效果十分理想。

白癜风效方

白癜风为皮肤局部色素脱失，与周围黑白分明，呈进行性发展，乃疑难大证，一般疗法无效，极其顽固，老朽据《外台秘要》卷十五所载《广济方》二则，予以加减，制定一方，由苦参300克、露蜂房30克、炮附子30克、防风30克、乌梢蛇60克、山栀子50克、木兰皮（辛夷树皮）30克、生地黄100克、桃仁30克，碾末，水泛为丸，每次6～10克，日三服，长时应用，有一定疗效。另，常吃萝卜辅助治疗。

爽身汤泄热去瘙痒

风热蕴积皮肤络脉，红片状突起，以瘙痒为主，习称过敏性皮炎，与荨麻疹相似，凸出形态稍异，严重者刺痒钻心，甚则难以入睡。《桃溪医案》记有汪荔墙一首验方，经老朽化裁，加重剂量，改为土茯苓50克、十大功劳30克、徐长卿30克、连翘20克、夜交藤30克、大黄3克，宣泄热邪、清火养阴、通络脱敏，每日一剂，水煎分三次服，收效颇好。本证缠绵，发作频繁，需耐心应用，并能根除。忌食鱼虾、海产品，避开花粉，要寻找过敏原。友人扬州耿鉴庭建议，将其命名为爽身汤。

时令杂症用药经验

外科名家陈公义，亦擅长调治时令杂症，告诉老朽夏季炎热，呕恶厌食，出汗过多，倦怠乏力，气血较虚，津液亏耗，称为伤暑，《局方》生脉散药少、力薄，临床应用不够全面，最好投与竹叶黄芪汤，具有补气、养阴、清火、益血、利尿多向功能，乃理想处方，计黄芪15克、人参9克、淡竹叶9克、生地黄15克、麦冬9克、当归9克、川芎6克、黄芩9克、白芍9克、半夏9克、石膏15克、甘草6克，水煎分三次服，每日一剂，连用三至六天。二暑期间，老朽不断试之，效果确佳。若加入山楂9克，促进食欲、生津止渴，当更为完美。

邪气壅胜食忌

杜时彰《疾病补救录》认为邪气方盛，气机郁遏，不宜骤进烟、酒、辛辣、烧烤之品，助火生热；荤腥、油腻、生冷滞膈恋痰。不然旧恙未去，新病迭来。初起过程中，亦不要贪食乱吃，引起胃痛、脘痞、结胸、便秘诸症。最好用流质饭，易消化者。尤其过敏性皮肤病如湿疹、荨麻疹，甚至牛皮癣也应戒口，禁忌鱼虾、海鲜，否则瘙痒不已，夜难入睡，病势加重。

四一承气汤专调妇女慢性盆腔炎

医友区范民，精小儿、妇产科，临床处方遣药与众不同，人称杏苑奇杰。曾将《伤寒论》小承气、大承气、桃核承气、调胃承气组成一方，名四一承气汤，专门调理妇女慢性盆腔炎，只要诊为此证，少腹部坠胀、隐痛，按之不舒，或兼有积水，都可应用。其量为厚朴9克、枳壳9克、桂枝15克、桃仁9克、大黄3克、元明粉3克、甘草6克，水煎分三次服，每日一剂，根据实际情况，连用15～30天，均能获得不错的效果。他说，还宜加活血化瘀药，如丹参、川芎、红花、三七参、制乳香、炒没药。因本方已消炎、镇痛，所以清热解毒者一律停止。

解郁化乐汤理气散郁医妇科疾患

同道白凤山善医妇科烦躁、抑郁、情志不舒、感觉苦闷病，易见于月经失调、精神刺激、更年期卵巢功能衰退、自主神经功能紊乱。喜投柴胡、香附、甘松、益母草，疏肝理气、醒脾活血、散郁止痛，兼调内分泌。告诉老朽在此基础上组建一方，名解郁化乐汤，有柴胡15克、香附15克、甘松15克、郁金9克、益母草15克、青皮9克、桂枝9克、绿萼梅9克、玫瑰花9克、当归9克、佛手9克、川芎6克，每日一剂，水煎分三次服。老朽临床不断应用，收效颇佳，属经验创作。若加入月季花9克，则更为全面。

益气补血滋阴活血治闭经

生育期妇女20～40岁，如月经量少，逐渐转为闭经，不应忽视，因内分泌失调能导致提前衰老，颜面出现皱纹、色素沉着、发生黑斑、乳房萎缩、皮肤粗糙、全身失去华润，同时尚可伴有烦躁、易惹、失眠、阵发性出汗、影响生男育女。宜滋养助阴、益气补血，以四物汤作柱石，兼活血散瘀，调理冲任二脉，老朽常开太平汤，由熟地黄12克、当归12克、白芍6克、川芎9克、肉桂6克、桃仁9克、红花9克、三棱9克、莪术9克、人参9克、香附6克、仙灵脾15克、砂仁6克组成，每日一剂，水煎分三次服，15～30天为一疗程，至月经来潮、其量增加，恢复健康周期，即自动停药。

妇科第一方王氏少腹逐瘀汤

王氏少腹逐瘀汤：当归9克、炒小茴香1克、川芎6克、桃仁9克、炒干姜1克、延胡索3克、炒没药6克、肉桂3克、赤芍6克、蒲黄9克、炒五灵脂6克，水煎分二次服。治月经不调量少延后、痛经、小腹部胀坠不舒，宜于慢性盆腔炎、子宫肌瘤、不孕、习惯性流产、子宫内膜异位症。对内分泌紊乱之不孕，疗效良好，称妇科第一方。若原因不明习惯性的流产，通过补肝肾、调理冲任，吃杜仲、续断、桑寄生、阿胶、苎麻根、菟丝子、黄芩、白术、人参无效，不要再开保胎药，可考虑瘀血障碍影响1～3个月早期胚胎组织自行堕落，改服本方，老朽经验，确能护子回春，须于怀孕前应用，妊娠即停。

活血行气破瘕治月经不调

调理月经量少、闭经，排除贫血、骤遭寒冷，老朽秉承前人经验，以活血化瘀为主，用当归60克、川芎60克、丹参60克、三棱60克、莪术60克、肉桂60克、桃仁60克、红花60克、柴胡60克、月季花60克、大黄20克、益母草60克（煮水入药）、马鞭草60克（煮水入药），碾末，水泛成丸，每次7～10克，日三服，连用不辍，恢复正常为度。经前或来潮时，少腹部疼痛，无论原发、继发性，有痛经现象，加香附60克、郁金60克、佛手60克、炒五灵脂60克、青皮60克、延胡索60克、木香60克、枳壳60克、乌药60克，行气散滞，通化障碍。有乳腺小叶增生、子宫肌瘤、卵巢囊肿，加制乳香100克、炒没药100克，大黄升至40克，破瘕、逐积、消癥。一方加味三用，效果可观。为了矫味易服，皆取红糖水送下。

通化汤温里活血男女科通用

下焦虚寒、气滞血瘀、少腹部疼痛，宜温里活血、消散郁结，老朽师法王清任、王旭高、王少琛三王先辈经验，喜投桂枝15克、乌药15克、制乳香9克、莪术15克、炒没药15克、当归15克、制附子9克、干姜6克、大黄2克，水煎分三次服，名通化汤。适于妇女痛经、子宫肌瘤、慢性盆腔炎、子宫腺肌病，男子前列腺炎、附睾炎、肠系膜淋巴结炎、精索静脉曲张，都有一定的效果，是一首不倒翁常用方。

相昆经验二方

清代学者相昆所藏《九五医案》，调理女性粗脖心慌、气短、烦躁、出汗、甲状腺肿大、结节，投夏枯草15克、浙贝母15克、鳖甲15克、黄药子15克、猫爪草15克、牡蛎15克、紫花地丁30克，水煎分三次服，每日一剂，连用三十天为一疗程。并载有治皮肤过敏方，可疗瘙痒性湿疹、皮炎、荨麻疹、原因不明大面积斑块，由牛蒡子15克、浮萍15克、凌霄花15克、苍耳子15克、地肤子30克、茵陈15克、徐长卿15克、夜交藤30克组成，水煎分三次服，每日一剂，饮至症状消失即停。都易见到良好的效果。

化裁桃核承气汤调急性盆腔炎

《伤寒论》桃核承气汤医热结膀胱其人如狂，或月经来潮感染外邪转为热入血室，以发烧、少腹部硬满疼痛、手不可近、大便不下为主症。老朽常投与小量调理妇女急性盆腔炎，无论卵巢、输卵管、结缔组织，均可见效。其量为桃仁9克、大黄6克、桂枝6克、元明粉6克、甘草6克，加蒲公英30克、紫花地丁30克、炒没药9克、野菊花30克、牡丹皮9克，水煎分四次服，每日一剂，连用七天即愈。经验证明，凡属急性发作，是否便秘非至关重要，只抓住大便不溏，就可给予大黄，元明粉应当减去，对健康状况未发现任何影响。

枳实薤白桂枝汤加减治气郁

老朽临床从事妇产科工作多年，对女性气郁证十分注意，即所谓"生气"形成的烦恼现象，胸闷、背胀、心烦、嗝气、头痛、说话多、爱唠叨、胁下不舒、消化不良、厌食、情绪不稳、易于激动、喜道家中是非、叹息则快，除进行心理疏导，劝其常吃蔬菜、水果，外出旅游，努力解脱自己，对人生乐观，并以《金匮要略》枳实薤白桂枝汤为基础给予施治。计枳壳15克、厚朴15克、瓜蒌30克、薤白10克、桂枝6克，加柴胡15克、白芍6克、代赭石20克、旋覆花15克、香附15克、乌药9克、郁金15克，每日一剂，水煎分三次服，效果较好。有的医友提出再加青皮9克、佛手15克、绿萼梅9克，也很有意义。

从细微处揣摩方外治法

汪乐山前辈医妇女产后感冒面红无汗、项强、喘而头痛，在解表过程中，重视保护阳气、康复身体，喜投《金匮要略》竹叶汤：竹叶15克、葛根9克、防风9克、桔梗9克、桂枝9克、人参9克、制附子15克、甘草6克、生姜9片、大枣15枚（劈开），水煎分三次服，每日一剂，连用三天便愈。他说，用竹叶清虚火，桔梗止喘，附子助葛根解除项强提高散邪之力，这是仲景先师的方外治法，和《伤寒论》六经遣药不同，要从寡言处揣摩。

养血益气调冲任治卵巢功能减退

卵巢是妇女最重要的内分泌、生殖器官，关系着冲任二脉，若年龄不及35岁出现早衰，萎缩、功能减退，就会引起不健康的状态，如月经周期延后、量少，乳房软小，皮肤粗糙，颜面色素沉积、皱纹增加，骨质疏松，腰痛腿酸，失眠多梦，烦躁，性生活淡漠，阵发性出汗，都易发生。中医以养血、益气、调理冲任为主，可投六味汤：熟地黄15克、当归15克、川芎10克、白芍10克、人参10克、砂仁10克，加丹参10克、藏红花3克、益母草10克、胎盘粉6克冲，水煎分三次服，连用十五天，即大有改观。老朽开始给予四物汤，疗效不显，更为本方，则顺风扬帆，其效果展现。有的同道提出再加仙灵牌30克、菟丝子15克，应作参考，随时备用。

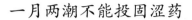

一月两潮不能投固涩药

妇女月经来潮，正常时每月一次，如月满则盈，持续4～7天。若一月两潮，下行不利，少腹部胀痛，则为气滞、血瘀所阻，前次未净，再度出血，和子宫内膜间歇性脱落或内膜增生反复破裂有一定关系。此种情况临床并不罕见。应特别注意，不要投涩以固脱药，宜调气、活血、逐瘀，按"血失故道"、寒热互结治疗，《金匮要略》已开先例，用土瓜根散：土瓜根15克、白芍15克、桂枝15克、䗪虫15克，水煎分三次服。老朽经验，凡遇这类患者，嘱其先作B超，配合妇科相应检查，然后处方遣药。授与上散加鸡冠花15克比较有效，兼医白带杂下不止。三七参虽含活、止、镇痛、多向作用，然对本病殊不适宜。

月经无规律宜补气血散宫寒

据报刊转载临床实验证明，妇科调理月经紊乱，先后来潮无规律，宜投补气养血、温宫散寒之品，如人参、黄芪、当归、川芎、阿胶、熟地黄、肉桂、鹿角胶、牛膝、小茴香、吴茱萸、丹参、益母草。进入更年期，陆续出现内分泌变化，肾虚、冲任二脉失调，阴道干涩，皮肤松弛，皱纹增加，形成色斑，性欲冷淡，卵巢功能下降，月经推迟量少，应壮阳滋阴，调气益血，用巴戟天、仙茅、肉苁蓉、酸枣仁、香附、乌药、木香、当归、白芍、麦冬、仙灵脾、杜仲、女贞子、续断。气滞血瘀，发生积聚癥瘕，如子宫肌瘤、卵巢囊肿、严重乳腺增生，可采取活、破、行三法，开桃仁、牡丹皮、制乳香、炒没药、三棱、莪术、桂枝、苏木、红花、䗪虫、丁香、大黄、青皮、阿魏、五灵脂、穿山甲、马鞭草、凌霄花、虻虫、刘寄奴、干漆、鼠妇。以上所荐药物，除水煎汤剂，最好碾末，制成水丸，每次6～10克，日三服，证情消失为度。

温肾益气补血治妇女羸弱

妇女生育期20～35岁，身体逐渐消瘦，面容憔悴，色暗无华，皮肤干燥，月经延期、量少，精神不振，呈未老先衰现象，排除贫血、结核、过劳、营养不良，俗名"羸弱"证。老朽经验，宜投熟地黄20克、当归15克、川芎10克、白芍10克、人参10克、砂仁9克、菟丝子15克、鹿角胶10克，水煎分三次服，每日一剂，连用一至两个月，明显改善，门生甘贵宝君常授与患者，命名回春汤，即抗衰延寿方。

六甲汤巧治妇人妊娠中毒

妇人怀孕1～3个月，易发生早期妊娠中毒，嗜食酸、辣、咸物，恶心呕吐不已，谓之恶阻。老朽临床常给予紫苏梗10克、黄芩9克、黄连9克、淡干姜9克、陈皮9克、竹茹20克，水煎分三次服。严重者加砂仁9克、伏龙肝（灶心土）50克，命名六甲汤。一般五至八剂，效如桴鼓。其他降真香、代赭石、旋覆花不要加入，避免影响胚胎，损伤母体正气，产生不良后果。

治疗乳癖药用经验

妇女20～40岁生育期，易患乳腺小叶增生，月经来潮前加重，以胀、痛为主，按之有块状物。日久进行性发展，个别人能恶化为癌，中医谓之乳结、乳癖。老朽临床常以行气散滞、活血化瘀法调理，将经验药物组成治垒汤，有柴胡9克、川芎9克、制乳香9克、炒没药9克、大黄2克、香附9克、青皮9克、枳壳9克、三棱9克、莪术9克、砂仁6克、王不留行15克，水煎分三次服，每日一剂，症状减退后，改为两天一帖，痊愈停止。如乳腺发炎加蒲公英30克、瓜蒌15克；月经延期、量少加桃仁9克、红花9克、益母草12克。坚持应用，收效良好。

温经汤加减调治月经周期紊乱

妇女月经来潮，十余日一行，或数十日始至，失去规律性，先后无定时，谓之周期紊乱，宜针对内分泌，调理冲任二脉，老朽经验，用《金匮要略》温经汤加减，计当归9克、吴茱萸6克、川芎9克、白芍9克、生地黄9克、人参9克、桂枝9克、牡丹皮6克、麦冬6克、半夏6克、黄芩6克、柴胡6克、甘草3克，水煎分三次服，每日一剂，连用八至十五天。厌食加山楂9克，腹痛加香附15克，月经量少加丹参12克、量多加阿胶15克，兼有乳腺增生加瓜蒌15克、川楝子15克，慢性盆腔炎加制乳香9克、炒没药9克。临床观察，皆可逐渐纠正过来，恢复正常周期。对于此证，有人主张把当归尊为首选，开到

30克，实际未见发挥特殊作用。

中药坐浴外治妇女阴痒

妇女阴痒，别称䘌病，指有"虫子"，常见诸滴虫、霉菌感染性阴道炎、外阴白斑证，治疗重点为外用坐浴、洗澡，老朽经验习开苦参30克、蛇床子30克、百部30克、浮萍30克、萹草30克、地肤子30克、鹤虱30克、狼毒30克、川椒30克、徐长卿30克、硼砂30克、威灵仙30克、黄芩30克、夜交藤30克、菝葜30克，水煎放大盆中浸入泡洗20分钟，每次用时都要煮开，一日洗浴两次，每剂可连用三天，更换新药。解毒消炎功效较佳，有抑制、杀灭微生物的特殊作用。命名阴蚀汤。

化裁大黄牡丹汤治女性盆腔炎

《金匮要略》大黄牡丹皮汤，是调治肠痈阑尾炎的处方，亦可用于睾丸炎、附睾炎、肛门周围炎、闭经证。老朽常授予妇女急性盆腔炎，发烧、少腹部坠胀、疼痛，并加他药相助，名清解胞宫汤，计大黄3～9克、牡丹皮6～9克、桃仁6～9克、冬瓜子9～15克、元明粉3～9克、蒲公英15～30克、紫花地丁15～30克、黄芩15～30克、制乳香3～9克、炒没药3～9克，水煎分三次服，每日一剂，连饮五至七天，病情即可大减，两周恢复健康。其中大黄一味，清热消炎、活血化瘀、驱邪通肠，有多向作用，属必须之品，大便内结与否无关紧要，都应当加入，切莫任意去掉，此乃临床经验，为吾之业师所授。

加味六合汤破血祛瘀治闭经

妇人闭经，因素很多，结局大半归于气滞血瘀。开始来潮延期，血量减少，逐渐停止。老朽经验，除了消耗性疾患气血亏损，可投加味六合汤：人参9克、熟地黄9克、当归9克、川芎9克、白芍6克、砂仁9克、肉桂7克、三棱10克、莪术10克、红花10克、大黄3克、益母草9克，每日一剂，水煎分三次服，连饮不停，即可见效。或云应加桃仁，吻合传统遣药，事实证明，该味疗效不太理想，活血通经的作用甚小，人们怀疑他是南郭先生，故割爱未取，恐其滥竽充数。

小儿多动症病因及药用经验

小儿多动症，是一种比较顽固的疾患，影响身体健康、智力发展，对社会造成破坏。发生因素很多，一遗传（其母吸烟、饮酒、赌博、暴躁、精神紧张、工作过劳），二出生（剖宫产、早产、羊水早破），三中毒（化学物质以铅为主，且易笨拙、痴呆），四家庭（贫困、住室狭小、吵闹不休、父母离异、缺乏监护教育），五饮食（维生素缺乏、吃糖过多、摄入大量色素防腐剂），六个人（时常病毒感染、免疫力低下、俯卧睡眠呼吸不畅、椎基底动脉供血不足导致大脑脑干缺氧），比较复杂。临床症状，表现不一，如挤眉、眨眼、龇牙、咧嘴、耸肩、摇头、烦躁、咯嗓、弄舌、乱跑、打闹、哭笑、坐卧不宁、不能学习、思想不集中、不知自爱、毁坏东西、行为异常。根据辨证论治精神，一般说无标准处方，临床所投者即《伤寒论》柴胡加龙骨牡蛎汤加减方，应用药物为柴胡、大黄、天麻、酸枣仁、龙骨、牡蛎、茯苓、半夏、大枣、珍珠母、紫贝齿、全蝎、僵蚕、胆南星、天竺黄、丹参、远志、石菖蒲、龟板、玳瑁等，制成小丸，长期口服，能收得一定疗效。

儿科用药宜量小多服

小儿疾患比较单纯，一般说除外感便为停食，或少数营养不良，所以人们指出属寒热、食积病，除解表、清热，即用消导。从先贤张璐医治叶天士先生外孙一证，就洞晓此点。患儿汪五符夏月伤食，呕吐发烧，颅胀，自利黄水，遍体肌肉扪之如刺，脉象模糊似有若无，足胫不温。认为阴寒吃了五积散，出现高热，谵语，夜间尤甚。其舅叶阳生以为伤暑，与香薷饮，"头面汗出如蒸，喘促不宁，足冷下逆"。邀歙县程郊倩会诊，谓大热脉按之殊不可得，以为阳欲脱亡，应猛进人参、附子；云间沈明生言，阴证断无汗出如蒸之理，脉虽表现高烧，当开人参白虎汤。双方争持各有见地，病家举棋不定，求张氏从中审议，他经过检查，尽管大脉"涩弱模糊，心下按之大痛，舌有灰色芒刺，乃食填中宫，不能鼓运其脉"，主张实证去邪，邪去身安，给予《局方》凉膈散，"诸医正想借此脱手，听吾用药，下后神思大清，脉息顿起"，霍然而愈，老人也声噪杏林了。笔者经验，调理儿科，药量宜小，每剂分多次服，防止恶心、不舒，或刺激性异常反应，这样做可以避免。

儿科疾病用药法度

芝屿樵客《儿科醒》说，调理小儿疾患，要注意投药法度，宁勿药，勿过量，宁轻勿重，勿偏寒，勿偏热，勿过散，勿过攻，需遵《内经》"邪之所凑，其气必虚"，否则稚阴稚阳之体反被伤害。老朽临床，常以此为训，虽似轻描淡写，却易见疗效，照常恢复健康，实属经验家常。

消腐汤妙法除口臭

口臭为口腔自洁、净化作用失调，常在说话时喷出腐败特殊异味，极其难闻，令人躲避，乃上焦、胃中火热蒸腾，除忌食烧烤、辛辣、不易消化之物，每次饭后立即漱口、刷牙，还要求助药物治疗，老朽临床投用消腐汤，由黄连6克、升麻6克、黄芩9克、石膏15克、麦冬9克、知母9克、生地黄9克、藿香9克、山栀子9克、茵陈9克、枇杷叶15克、桑叶9克、大黄2克组成，每日一剂，水煎分二次服，病情减退，改为二日一帖，长时饮之，可防止复发。1995年于方内加入佩兰9克、白豆蔻9克、石菖蒲9克，进一步提升了疗效。

助肝益脑汤调肝补脑治复视

钱镜湖《辨证奇闻》认为眼病复视，看一成二，属脑气不足，治肝为主，投助肝益脑汤：白芍9克、当归9克、人参9克、郁李仁9克、柴胡9克、花粉9克、细辛3克、川芎6克、菊花15克、薄荷6克、生地黄9克、天冬6克、白芷6克、甘草3克，临床有效。老朽经验，若青壮年时期，感觉头昏、健忘、记忆力下降，乃真正脑气不足，除改善生活营养，可吃健脑丸，以远志150克、石菖蒲150克、川芎50克、当归100克、葛根50克、黄芪100克、人参50克、菊花50克、枸杞子50克、生地黄50克、胡桃50克、丹参100克，碾末，水泛为丸，每次7~10克，日三服，一个月疗程，疗效显著，可连用九十天。

饥、饱、劳、逸四疾

饥、饱、劳、逸为生活中的四疾，饥饿、过饱、劳伤均为人知，惟逸证易被忽略。若贪图安逸，缺乏运动、精神空虚，能影响气血循环，营养吸收，发育障碍，健康状况低下，先贤陆九芝曾写有《逸病解》。国学大师孙诒让提倡发展体育，应半耕半读、半工半休、半坐室内半力作，确属良法。这样不仅促进了全身活动，也摆脱常言的四体不勤、五谷不分多种无知现象。佛教、道家的健身方法可以汲取，打太极拳、参与工、农业生产劳动更适宜。

对症用药精粹

老朽临证已逾七十余年，除攻读仲景先师二著，涉猎历代各家，学习古圣先贤，主要靠师授、家传，由于努力不够，头脑迟钝，未能认真继承，深感愧疚，现业师、父亲均魂归天国，隆恩难报，枉呼遗念。只能将所积点滴经验述之于下，在辨证施治的基础上，斟酌选用。

胸膈痞满用枳壳、黄连、瓜蒌、石菖蒲、半夏，疼痛加桔梗、川芎、薤白、郁金、丹参、砂仁、三七参。

咳嗽用干姜、细辛、五味子、旋覆花、百部、款冬花、罂粟壳、白屈菜、平地木、咸竹蜂、全蝎，无痰加麦冬、知母、玉竹，痰多加紫菀、白芥子、葶苈子、石韦，哮喘加地龙、麻黄、杏仁、厚朴，逆气上冲加半夏、枇杷叶、小量大黄、橘红、沉香。

胃痛用香附、白芷、高良姜、川楝子、延胡索、五灵脂、丁香，嗳气加代赭石、降真香，泛酸加小茴香、贝母、吴茱萸、海螵蛸、瓦楞子，反流加山栀子、大黄。

风寒湿痹用千年健、五加皮、秦艽、络石藤、徐长卿、青风藤、威灵仙，屈伸不利加桂枝、黄芪、汉防己、木瓜、牛膝，疼痛加鬼箭羽、制乳香、炒没药、两头尖、制首乌、制乌头。

腹泻用白术、茯苓、扁豆、山药、紫参、猪苓、泽泻，心中满闷加苍术、陈皮、鸡内金，里急后重加木香、槟榔，夹有脓血加黄连、白头翁、穿心莲、仙鹤草。

心悸不安用茯神、酸枣仁、五味子、甘草、龙骨、牡蛎、人参、当归，怔忡加桂圆、柏子仁、珍珠母，健忘加远志、节菖蒲、丹参，精神抑郁用柴胡、川芎、红花、郁金、白芍、百合、薄荷、半夏曲、合欢花，解忧开窍加石菖蒲、白豆蔻、苏合香，焦虑失眠加黄芩、莲子心、黄连、夜交藤、山栀子、青黛，便秘加芦荟、大黄、元明粉，哭笑无常加小麦、甘草、大枣、金针菜，多疑加石决明、龟板，喝牛奶。

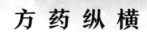

方药纵横

四逆散加味治验

老朽临床，喜开《伤寒论》四逆散：柴胡12克、枳壳12克、白芍15克、炙甘草6克，改为汤剂，调治肝郁气滞、胸闷气短、背部不舒、胁胀腹痛、精神抑制失畅，方小药少，易见其效。宜于忧郁、焦虑、神经衰弱、情绪紧张、自主神经功能紊乱、更年期综合征。打嗝加代赭石、旋覆花，心律不齐、脉象结代加甘松、桂枝、大量炙甘草，失眠多梦加莲子心、夜交藤，胁间疼痛加八月札、川楝子，烦躁加黄连、牡蛎、山栀子，恐惧不宁加全蝎、龙骨、琥珀、朱砂、茯神，呕恶加半夏、竹茹，大便秘结加大黄、元明粉。均能获得较佳的成绩。本方四味亦可侧重应用，宣散郁邪为主，柴胡作君；行气开结为主，枳壳作君；柔肝止痛为主，白芍作君；缓急益气为主，炙甘草作君。这是老朽实践当中点滴经验。

用白虎汤需灵活加味

《伤寒论》白虎汤（石膏、知母、甘草、粳米）医阳明大热，二便无变化。临床投予时，对流行性热证分解高烧症状，并不理想。若加入黄芩15～20克、青蒿15～20克、柴胡15～25克，消除较快，这是老朽多年的经验。或云加大黄3～9克，能帮助退烧，釜底抽薪，排邪降温，无根治意义。同道许三元善调理外感疾患，提出加入连翘15克、大青叶40克，顺水推舟，可取得药到病去之效，是从实践而来，非常值得借鉴。

小青龙汤加减治喘嗽

《伤寒论》小青龙汤（麻黄、桂枝、白芍、细辛、干姜、五味子、半夏、甘草）调理外感风寒痰喘、咳嗽，为十大经方之一，对支气管炎、支气管哮喘比较适宜。业师耕读山人加入白芥子3～9克，进一步提高疗效，名青龙芥子汤。河北张寿甫先生经验，药后疗效不见或反复发作，则投其所创从龙汤（龙骨、牡蛎、白芍、苏子、牛蒡子）以巩固之。老朽临床不断应用，的确药到病息，但易发生两种情况，一为影响食欲，二是大便难解或干燥下行不利，患者腹中不舒，加入瓜蒌仁15～20克即可避免此弊。由于龙骨、牡蛎之量均开30克，能导致这一现象，减去一半则不明显，然治喘嗽效力就打折扣了。

重组理中丸调治胃下垂

《伤寒论》理中丸，《金匮要略》改为水煎剂，名人参汤。人参、白术、干姜、甘草四味开同等量，老朽投与脾胃虚弱中气不足、食欲低下、身倦无力，对增强健运帮助消化、提高免疫力，有良好的作用。上海医家钱今阳移植儿科，照样生效。老朽临床调治胃下垂予以重组，计人参9克、白术9克、干姜9克、甘草3克，加升麻3克，称举陷方。比补中益气汤简化，药虽少疗效未减。因柴胡宣散，不利于虚证，则割爱拜而不取。

己椒苈黄丸三用

己椒苈黄丸，源于《金匮要略》，有三种作用，一治肺失肃降，内停痰饮，气短、哮喘、咳嗽；二治肝硬化、脾大、积有腹水；三治腿、脚浮肿，按之凹陷如坑。亦可改为汤剂，一般定量汉防己9～15克、椒目6～9克、葶苈子9～15克、大黄2～3克，水煎分三次服，葶苈子强心，利水而非泻药。老朽临床观察，普遍有效。门生吴华章喜开此方，常在此基础上加苍术6～9克、茯苓15～30克、麻黄3～6克，投诸支气管炎、肺气肿、轻度心力衰竭，疗效较好，大黄减至1～2克。

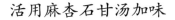

活用麻杏石甘汤加味

《伤寒论》麻杏石甘汤，四味药组合，乃外感风热主方，谢鸿声前辈喜加入桑叶、菊花。老朽临床常以麻黄9~12克为君，加苏子9克、厚朴12克，治肺气上逆哮喘不能平卧；以杏仁9~12克为君，加桔梗9克、前胡12克，治肺炎、支气管炎阵发性咳嗽；以石膏30~60克为君，加七叶一枝花15克、大青叶40克，治流行感冒高烧体温升而不降。友人马晓池提出单用本汤不添其他药物，孤雁离群，疗效并不理想，虽系经方，也要注意观察，否则延误时间，反会铸成差错。存此以供研究。

柴胡桂枝干姜汤为汗下后方

《伤寒论》对汗下后胁下胀满、口渴、心烦、头上出汗、往来寒热，投柴胡桂枝干姜汤。老朽遥承其意，用黄芩、柴胡和解少阳，天花粉、牡蛎生津散结，干姜、桂枝健运蒸动气化，授与肝郁不舒、胆囊炎、肝脾肿大、妇女更年期综合征，均见疗效。开量为柴胡15克、桂枝9克、干姜6克、天花粉9克、黄芩9克、牡蛎6克、甘草6克，水煎分三次服。胸闷加枳壳9克、肋间疼痛加香附9克、郁金9克、川楝子12克，嗳气加丁香5克、降真香15克、半夏9克，肝硬化加木香6克、丹参9克、鳖甲15克、三七参6克，便秘加元明粉9克，胆结石加鸡内金15克、茵陈20克、金钱草30克、大黄9克，精神抑郁、焦虑不安加甘松9克、黄连9克、百合15克、合欢皮30克，失眠加夜交藤30克、石决明20克、酸枣仁30，烦躁难以宁静加龙骨15克、紫贝齿30克、珍珠母30克、浮小麦100克、大枣15枚（劈开）。

甘麦大枣汤调理脏躁

《金匮要略》甘麦大枣汤，调理脏躁悲伤欲哭，数欠伸，精神恍惚，情志异常，易见诸癔病、自主神经功能紊乱、神经官能症。目前投量为甘草15克、小麦30克、大枣10枚（劈开），每日一剂，水煎分三次服，可得到缓解。凡遇本病老朽均加入相应药物提高功效。1985年诊一患者，除上述症状，还伴有如神灵所凭，民间谓之鬼祟附身，即于此汤基础上加百合30克、甘松15克、茯神30克、珍珠母30克、龙骨15克、琥珀2克，连吃10天，情况转化，原方未作更改，继饮10帖，证候完全解除，而后也无复发，彻底治愈了。

瓜蒌薤白半夏汤医胸痹

《金匮要略》瓜蒌薤白半夏汤医胸痹窒塞、短气、心痛彻背，乃一首名方。老朽以之调治冠状动脉粥样硬化供血不足出现心绞痛、心肌梗死，配合其他药物组成救心汤：瓜蒌30克、薤白12克、半夏9克、黄酒15毫升，加丹参30克、三七参9克、川芎15克、郁金9克，水煎分三次服，疗效显著。友人霍九如经验，将川芎升至20克，再增葛根20克、黄芪50克，扩张血管，促进血流量，改善血液循环，非常有益，老朽临床不断效颦，应作如是观。

芍甘相配酸甘化阴

《伤寒论》芍药甘草汤，为白芍15克、甘草15克两味组合，酸甘化阴，缓急止痛、解除痉挛，宜于气虚血亏心悸、腹痛、腓肠肌痉挛，水煎分三次服。老朽常投予肺气不足、阴液过耗、干咳无痰的久嗽证，能收事半功倍效果。每日一剂，连用10～20天。同时还可分而治之，以白芍30克为主，加柴胡9克、郁金9克、甘松9克，医肝火旺盛，疏泄紊乱，暴躁易怒，胁下胀痛，精神激动无法控制；以甘草18克为主，加桂枝15克、人参9克、龙骨15克，兼疗心律不齐，怔忡、惊悸、忐忑不安、有自卑感。总之，芍甘相配，虽属小方，临床作用并不落后，通过加味，尚与其他争奇斗艳，如旭日东升阳光四射。

酸枣仁汤调理神经衰弱

家父寒江遗翁调理神经衰弱，认为开始杂念纷纭，逐渐神不守舍，转成失眠多梦，喜投《金匮要略》酸枣仁汤：炒酸枣仁30克、茯苓20克、知母12克、川芎6克、甘草3克。烦躁加山栀子9克、莲子心9克，精神恍惚加百合20克、合欢皮30克，肝阳过扰易怒加牡蛎30克、珍珠母30克，口苦便干加黄连9克、夜交藤40克，心惊恐惧加龙骨20克、全蝎9克、炙小草15克，普遍见效。同窗许华山为先严入室弟子，曾说所开酸枣仁皆用炒香者，将原方茯苓改换茯神，知母量不过15克，就目前而言，这是少知的老人经验，书此以志怀念。

白头翁汤调理慢性溃疡性结肠炎

《伤寒论》白头翁汤，治传染性赤痢、阿米巴痢疾有特效，老朽于方中加味，调理慢性溃疡性结肠炎大便带血，里急后重，有脓性物，成绩最佳。计白头翁15克、秦皮10克、黄柏9克、黄连9克，加仙鹤草30克、三七参6克，水煎分三次服，每日一剂，连用15～30天，亦可高位保留灌肠。本病临床并不少见，极其顽固，复发率高，一般消炎清肠药，很难收功，此方坚持应用，重者转轻，轻者得愈，门人马英武改名实验汤。有的同道认为再加穿心莲9克，能佛面贴金，疗效更好，宜深入研究，但苦涩之味太浓，令人无法下咽，乃最大缺点，目前仍待观察。

妙用苓桂术甘

老朽临床运用《伤寒论》苓桂术甘汤，以茯苓30克、白术20克为主，医痰饮水气上凌头晕目眩，感觉天旋地转或似坐水上之船，如神经性眩晕、颈椎病、梅尼埃病；以桂枝20克、炙甘草10克为主，治心慌、怔忡、忐忑不安，如心功能衰退，期外收缩过早搏动，脉象结代。大便溏泻、全身倦怠、下肢浮肿，或气短、胸胁胀满、尿不通利，则开四味原方，尊茯苓为君，其他点缀居次。亦可师法苏派陆定圃先辈经验，以本汤加黄芪60～120克，调理肝硬化腹水，每日一剂，水煎分三次服，联用15～30天，药力虽慢，然功效较好。消化道出血者，加三七参9克，脾大加鳖甲30克。

小承气汤临证加减

清末经学家李荫梧，兼通刀圭术，喜开《伤寒论》小承气汤，投量为枳壳15克、厚朴15克，大黄仅起疏导通利作用，2～4克，调治多种病证。胸痛加薤白、郁金，乳胀加青皮、瓜蒌，胁下不舒加香附、柴胡，腹满加大腹皮、木香，大便干燥加麻子仁、元明粉，尿路障碍加泽泻、猪苓，气短呼吸不利加杏仁、白芥子，头顶、太阳穴痛加白芷、羌活，胃中停食加神曲、炒山楂，呃逆频繁加丁香、代赭石，恶心呕吐加半夏、陈皮，痰稀而多加茯苓、桑白皮。这些经验，均由临床所得，很有价值，应予发扬。

麻杏薏甘汤调理急性关节炎

《金匮要略》麻杏薏甘汤，通过发散渗化医治低热、风湿肌肉、关节一身尽痛，经方派黄世雄先生以之调理急性关节炎，或慢性关节炎出现急性发作。告诉老朽坚持应用，有明显效果。投量为麻黄15克、杏仁15克、薏苡仁45克、甘草9克，加独活30克、秦艽20克，水煎分三次服，每日一剂，连用7～15天。老朽临床常开此方，确有疗效，为了提高成绩，又加五加皮15克、千年健30克，改成胜痹汤。因有杏仁，大便不致干燥，否则添郁李仁15克即可解决。

外感风寒咳嗽不离麻黄小青龙

湖南名宿萧琢如，乃经方派大家，临床遣药均以《伤寒论》《金匮要略》二书为依据，很少投予杂方。医外感风寒咳嗽，除了小青龙汤，还开麻黄汤：麻黄6克、杏仁9克、桂枝9克、甘草6克，加干姜9克、茯苓15克、细辛3克、五味子15克，水煎分二次服。简单易行，疗效不减，能独具一格。老朽意见，如再加桔梗9克、半夏9克，则收效更佳。

大建中汤除虫积止剧痛

《金匮要略》医呕不能食，腹中寒痛，上冲皮起，拒绝手按，开大建中汤：蜀椒6克、人参6克、干姜6克、胶饴60毫升，水煎分二次服。此病所见较少，疑与胃肠道痉挛、蛔虫动扰有关。1957年于长清灵岩山山东中医进修学校诊一农民，突然剧烈腹痛，呕吐，四肢厥冷，大声呼叫，脉沉弦，当时条件很差，缺乏检查设备，且在夜间发作，即以本方授之，未有加味，饮后病情缓解，自己能够饮水，又吃两剂，第三天排出蛔虫数条，症状消失，属此汤治疗的一例虫积案，说明有效。

麻黄汤加减可去水肿

麻黄汤去桂枝加生姜、大枣，调治眼睑水肿，比较有效，亦是越婢汤去石膏、杏仁方。临床投与风水证全身浮肿，按之凹陷，呼吸不利，或畸形肾炎发作，均可应用。若恐麻黄升高血压，加入益母草便会抵消这一弊端。老朽经验不究其何种原因，只要颜面、身上有水肿现象，即开本汤，一般是麻黄9～15克、杏仁6～9克、生姜6～9片、大枣10～20枚（劈开），水煎分三次服，每日一剂，以愈为度，疗效良好。

大半夏汤加味调治久咳

伤寒大家古珊《医案》，调治虚弱人久咳，指慢性支气管炎、肺气肿、间质性肺炎，逆气上冲，引起阵发性顿嗽不已，提出投《金匮要略》大半夏汤加味，处方为半夏15克、人参15克、蜂蜜30毫升冲，加甘草9克、玉竹15克、五味子15克，水煎分三次服，每日一剂，症情解除即停。老朽在此基础上，加入橘红15克，增强了药力，收效甚好。

栀子大黄汤加味治焦虑

《金匮要略》栀子大黄汤为医酒毒黄疸方，老朽以之加味调理胸闷烦热、懊憹不宁、大便不爽，适于焦虑、易怒、失眠、轻度精神分裂、自主神经功能紊乱、更年期综合征。投量为山栀子15克、枳壳15克、香豆豉15克、大黄6克，水煎分三次服，每日一剂，连用7～12天。肝失调达，胁下不舒，加柴胡12克、郁金9克；哭笑无常加百合15克、甘草9克、小麦60克、大枣15枚（劈开）；睡时梦多，加合欢花15克、夜交藤30克；心热呕恶加黄连15克；肠内干结更衣困难，加大黄至12克、元明粉15克。效果较佳。

巧用麻黄连轺赤小豆汤

《伤寒论》麻黄连轺赤小豆汤，为宣散郁热调理黄疸之方，老朽将梓白皮改成桑白皮，投与湿邪潴留水肿患者，同样生效。无论早期急性肾炎，或轻度心力衰竭，或肝硬化腹水，只要眼睑、腹部、下肢虚浮，按之凹陷，都可临床应用。如有高血压史，减麻黄之量加泽泻、益母草。计麻黄15克、杏仁9克、连轺（连翘根）15克、赤小豆30克、桑白皮30克、甘草6克、生姜9片、大枣15枚（劈开），水煎分三次服，每日一剂，连用七至十五天。气虚乏力加人参15克，呼吸不畅加葶苈子30克，心悸加茯苓30克，心动过缓加绿茶6克，脾大加鳖甲30克，食管、胃中静脉曲张出血加三七参9克冲，白蛋白低下、动则易汗加黄芪60克，尿少加猪苓15克。疗效可观。因肺为水上之源，杏仁开提肺气，透表利汗，在方内非点缀品，不宜减去。

竹叶石膏汤加减调治糖尿病

《伤寒论》竹叶石膏汤医夏季伤暑恶心、烦闷、低热、疲倦、尿少，比较适宜，同时投予大病之后气液两虚证，亦属应用范围。老朽定量为石膏15克、半夏9克、竹叶9克、麦冬15克、人参9克、甘草6克、粳米30克。每日一剂，水煎分三次服。家父经验，对消渴的上消或以口渴为主的糖尿病，都有功效，并加入玄参20克、生地黄15克、桑叶30克，提高施治作用。目前，门人调理口、眼、鼻干、涩、燥、痛，分泌物减少，呈现虚热症状，加花粉15克、石斛15克、知母15克、玉竹15克，多次药疗，也获有不同程度的硕果。

喘嗽行气汤标本双治

《伤寒论》发汗后腹胀满，投厚朴生姜半夏甘草人参汤，浙江医家何廉臣取其调理胸闷哮喘、腹内胀气。老朽将药量改为厚朴15克、半夏9克、人参9克、甘草3克、生姜9片，加杏仁9克、紫菀15克，兼医痰饮咳嗽，即支气管炎并发哮喘，每日一剂，水煎分三次服，连用六至十二天，属标本双治药。门生恐疗效不足，加入款冬花15克，更名喘嗽行气汤，使临床疗效又晋升了一级。

桂枝人参汤调治心脾两虚

《伤寒论》桂枝人参汤，医外邪未解误予攻下，"协热而利"。老朽以之调治心脾两虚，心悸、大便不能成形，宜于饮食不节、肠道功能紊乱、慢性肠炎日行数次，或腹痛即泻，溏下不停证，均见疗效。其量为桂枝15克、人参15克、白术20克、干姜15克、甘草9克，加泽泻9克，每日一剂，水煎分三次服，连用7～15天。尿少、怔忡不宁加茯苓15克，更衣频繁加诃子15克，疼痛较重加白芍20克，嗜卧乏力加黄芪30克，可使获愈转快。

炙甘草汤增液壮水益气

众皆周知，《伤寒论》炙甘草汤专医心律不齐期外收缩的间歇脉，即"脉结代，心动悸"。实际调理人身气血两亏身体虚弱，重点为肠道蠕动无力大便困难、津液不足习惯性便秘。由于应用较多，已成临床常开之肘后通下方。以滋润滑利为主，和泻药不同，原则上属于增液壮水益气剂。投量以生地黄作君，计人参9克、桂枝6克、阿胶9克冲、生地黄40克、麻子仁20克、麦冬30克、生姜6片、大枣15枚（劈开）、甘草6克，每日一剂，水煎分三次服，四至九天为限，疗效良好。比《温病条辨》增液汤治疗较为广泛、全面，是一首左右逢源的标准处方。若单纯解决更衣问题，其中桂枝可以减去，并不影响配伍作用。

黄连阿胶汤调理阴虚内热

《伤寒论》少阴热化投黄连阿胶汤，从"不得卧"三字，后人便以之医治失眠。其实该方重点调理阴虚内热火邪上扰，具补泻双向作用，宜于口苦咽干、舌体红绛、精神焦虑、夜梦纷纭、烦躁不宁，如情绪易变病、更年期综合征，均可与之。总体来讲，是解除精神状态为主。老朽临床定量黄连15克、黄芩9克、白芍9克、阿胶12克、鸡子黄2枚冲，水煎分三次服，每日一剂，连续应用，不限时间。神志恍惚加百合15克，便秘加大黄6克，惊恐加龙骨15克，心慌加酸枣仁30克，易怒加龙胆草12克、石决明30克，懊侬加山栀子15克，情志不舒加郁金9克、合欢花30克，健忘加远志15克、石菖蒲12克。南派大家张生甫于汤内加入龟板30克，潜降相火，提高了药效。

双渡汤专治阳盛阴亏中气不足

酸甘化阴、咸苦抑阳，为《伤寒论》组方配伍特色之一，如白芍与甘草、大黄与元明粉。不知撰人《春明杂忆》记有一世医常开以上四味，专治阳盛阴亏中气不足，肠道蠕动弛缓，内停燥屎，以经常腹痛为主，兼矢气多、五六日不能更衣。投量为大黄6克、元明粉9克、白芍30克、甘草9克，水煎分三次服。通过观察，皆可见效。老朽于方中加入人参9克，护元保本，补气生津，既提高疗效，又免投鼠忌器之失。乃命名双渡汤。

抵当汤医瘀热在里

《伤寒论》抵当汤，医瘀热在里少腹硬满，其人发狂，与桃核承气汤对象相似，但遣药不同，前为新患，此乃久结形成。适于慢性肝、脾肿大，乳腺癌，妇女卵巢囊肿、子宫肌瘤、月经量少、闭经不来。谢芳圃先生《折肱录》定量水蛭10条、虻虫10个（去翅足炒）、桃仁10个（去皮尖）、大黄4克，水煎分三次服，每日一剂，连用六至九天。虻虫不宜多用，有一定毒性，能致暴泻。老朽经验，消除包块加鳖甲15克、制乳香6克、炒没药6克；活血调经加桂枝9克、三棱9克、莪术9克、益母草9克，提升药效，见功较好。水蛭制成丸散口服，比汤剂力强，现代临床取其溶血、解凝，投与心、脑血管病，有明显的疗效。

应用栀子豉汤认准"烦躁"二字

家父临床投与《伤寒论》栀子豉汤，以心中懊恼、反复颠倒、卧起不安为主证，开量山栀子15克、香豆豉10克（纱布包），水煎分三次服。呕恶加生姜9片，胸闷加枳壳15克，腹胀加厚朴15克，惊悸加龙骨15克，呼吸急促加甘草6克，大便不爽加瓜蒌30克，失眠严重加酸枣仁30克。指出认准"烦躁"二字，就可应用。或云饮后恶心、泻下非经验者言，只有山栀子授与30克以上，虚弱人才会引起便溏，但不多见。美中不足是能影响食欲，然无大碍。

乌头汤温热渗化祛风湿

陈伯坛为师承仲景先师学说的大家，乡试中举以医为业，写有《读过伤寒论》《读过金匮卷十九》，由弟子彭泽民内部出版。他居南方，因地区潮湿，喜投温热渗化药物，治愈不少疑难大证。老朽仿其调理历节、脚气疼痛，不能屈伸，开《金匮要略》乌头汤，用治风湿、类风湿、尿酸性关节炎，坐骨神经痛，肩胛周围炎，强直性脊柱炎，皆见疗效。所用之量，麻黄9克、白芍20克、黄芪30克、乌头（先煎二小时）20克、甘草15克、蜂蜜30毫升（兑入），加千年健30克、制乳香9克、炒没药9克、生姜9片，水煎分三次服，每日一剂，连饮15~30天，能迅速改善，痛止转安。经过多次临床验证，患者咸称可靠之方。

桂附术草加味汤医关节炎

江阴曹颖甫先生执教上海，写有《伤寒论》《金匮要略》二书发微，对经方运用较多。他医风湿相搏关节掣痛，屈伸困难，开甘草附子汤。老朽师其意，将投量改为桂枝15克、附子20克（先煎一个半小时）、白术15克、甘草9克，加白芍30克、独活30克、制乳香9克、炒没药9克、生姜9片，水煎分三次服，给与风湿、类风湿、尿酸性关节炎，均见疗效，更名桂附术草加味汤。方内附子要用乌头，附子属于正品；桂枝不能去皮，否则就成桂枝木（心）了，以免影响疗效。

巧于加减应用古人名方

经方派柯琴《伤寒论翼》谓仲景先师处方，精而不杂，以六味为主，重点掌握表、里、寒、热、虚、实，不受中风、伤寒、杂病限制，投药取效。如桂枝为开腠理第一良品，麻黄外达皮毛，故曰桂枝佐麻黄启玄府，逐卫分之邪，叫做发汗，桂枝率生姜驱营分之邪，令汗出而退，称为解肌，其实都是宣散、透表排除病邪，若只论方剂不议药物，则属盲目组方者。临床应用古人所立名剂，要巧于加减，治太阳项背强直用桂枝加葛根汤，哮喘用桂枝加厚朴杏仁汤，下后脉促胸满用桂枝去白芍汤，阳虚恶寒去白芍加附子汤，与麻黄合投桂枝麻黄各半汤，其次桂枝加饴糖，改为建中汤，易于学习，寻找规律，且便利记忆。清贤徐大椿洄溪道人的这些分析研究，很有价值。时令病学家雷少逸也说，二陈汤含夏、苓、陈、草，可疗痰饮，去掉陈皮，乃海藏医烦渴消暑丸；平胃散陈、苍、朴、草，治湿气，加入芒硝，能下死胎，一味的出入大相径庭，执业人员非熟于胸中，即难以游刃运作。

栀子厚朴汤治消化系统疾患

同道孙绍基为经方专家，通过数十年临床，总结大量宝贵经验，写有《伤寒论实验记》，指出栀子厚朴汤：山栀子15克、枳壳15克、厚朴15克，是调治心烦、腹满、卧起不安、大便正常的名方。由于虚热内蕴、胃肠气体充积，以宽中排气为先，在杂证门亦广泛应用，加入槟榔15克，能提高下气疗效。老朽常用治消化系统疾患，要抓住烦闷、胃胀、腹满、饥不欲食、大便不爽、坐立不安的症状，每日一剂，连服5~7天，很见效果，改称四顺汤。

天士派有三大优点

清末翰林吴华年，抱有真才实学，沿着人生轨迹，写了不少卓见文章，认为岐黄界尊张（仲景先师）与金元医家，是继承遗风，然对叶、吴、章、王师其法和方，则欠缺推崇，言论上大扬《伤》《金》，临床却以时方作准绳，不实事求是，造成负面影响。指出天士派有三大优点，一是发展了前人学说，有创新性；二是将外感热性病进行重点研究，留下了系统的理、法、方、药；三是医案中治疗杂证之方，虽未立汤名，但所投药物均恰到好处，除血肉滋补者，以灵巧、普通、无害见长。他家藏一首小方，据云为叶氏出诊太仓由弟子手抄的，医风寒哮喘、咳嗽，计苏叶6克、杏仁6克、贝母9克、紫菀6克、茯苓6克、桔梗3克，每日一剂，水煎分二次服。老朽应用，亚健康体质，饮之最宜。依据香岩翁经验，加入枇杷叶9克宽中肃降肺气，可提高功效。

大黄䗪虫丸应用经验

《金匮要略》治血痹肌肤甲错、两目暗黑，缓中化瘀，投大黄䗪虫丸，家父定量为大黄15克、黄芩20克、甘草30克、桃仁30克、杏仁20克、白芍30克、生地黄80克、干漆10克、虻虫20克、水蛭20克、蛴螬20克、䗪虫30克，碾末，水泛成丸，每次3~6克，日2~3服。老朽以其调理月经延后、闭经、子宫肌瘤、卵巢囊肿、慢性盆腔炎，都有较好作用。特别对月经量少、子宫肌瘤、输卵管炎性阻塞、排卵时间紊乱，疗效明显。而且也可给与肝、脾肿大患者。在妇科方面，吴七先生经验，凡月经周期来潮，忽前忽后，无有定期，即投以本丸，皆能得到纠正，是精华处方。

复方联用消积更快

《金匮要略》有数个复方，一是活血化瘀为主之大黄䗪虫丸，二是软坚散结为主的鳖甲煎丸。后者由炙鳖甲120克、射干30克、黄芩30克、柴胡60克、鼠妇（地虱）30克、干姜30克、大黄30克、白芍30克、桂枝30克、葶苈子10克、石韦30克、厚朴30克、牡丹皮30克、瞿麦20克、凌霄花30克、半夏10克、人参10克、䗪虫50克、阿胶30克、露蜂房40克、火硝10克、蜣螂60克、桃仁20克组成，碾末，水泛为丸，每次5～7克，日2～3服。据大瓢先生讲，此药可医许多疾患，如炎症日久不消、结节、痞块、肿瘤、皮肌硬化、疟母。对肝炎脾大、子宫肌瘤、肝纤维化、慢性盆腔炎包块，皆起作用。老朽经验，同大黄䗪虫丸配合各半，或交替吃下，消散炎肿、硬块，促进胸腔、腹内积液吸收，向好的方面转化，效果明显，但应坚持，以2～6个月为期，否则难见其功。

侯氏黑散临床应用

业师耕读山人指出，《金匮要略》侯氏黑散，后世人们很少运用，如把矾石减去，投予风湿患者所现头眩、四肢沉重、关节疼痛三大症状，确有疗效，不应因其平淡而杂束之高阁。宜将该方拟量为菊花15克、白术9克、细辛3克、茯苓9克、牡蛎6克、桔梗6克、防风9克、人参6克、黄芩6克、当归9克、干姜6克、川芎9克、桂枝9克，加独活9克。改作汤剂，每日一帖，水煎分二次服，连续饮用。老朽上承师教，用治风湿证"身重如带五千钱"、肌肉、关节酸痛，体质比较虚弱，疗效明显，但原方施治病例太少，十分遗憾。有时也可根据情况加黄酒30毫升。

风引汤治癫痫难除根

四世经方传人席士英前辈，对仲景先师学说研究多年，深入浅出，体会最多。他将《金匮要略》风引汤改为普通煎剂，医治癫痫，凡猝然昏倒不省人事，二目上吊，口吐白沫，四肢抽搐，发出大叫声，醒后无所回忆，能见效果。有大黄2克、干姜6克、龙骨15克、桂枝9克、牡蛎9克、寒水石6克、滑石6克、赤石脂6克、白石脂6克、紫石英6克、石膏6克、甘草3克，水煎分二次服。曾说，长时饮用，无不良反应，可推迟复发，或令发作减缓，但不易根治。老朽虽亦开过此方，如先生所言难以彻底解除。

柴胡饮子宜于亚健康

《金匮要略》杂方柴胡饮子，疑非仲景先师方，然有临床作用，由柴胡6克、白术6克、槟榔6克、陈皮6克、桔梗6克、枳壳6克、甘草3克、生姜6片合成，医四时感冒胃中不舒，消化不良，胸闷，腹内胀气，水煎分三次服，宜于亚健康体质，或儿童之病。老朽常给与此方，平妥有效，属不倒翁汤，每日一剂，三天可愈。

通阳流利气血汤医治冻疮

吴七先生为师法《伤寒论》《金匮要略》的旗手，常化裁其中经验组立新方，取白通汤加味治疗四肢末梢血液循环障碍手足冰冷，或冻疮冬天发作缠绵不愈，以补气调血通阳来改善这一局部病理现象，很见效果。计当归30克、附子15克、干姜9克、细辛9克、桂枝15克、人参9克、葱白9段、黄芪15克，水煎分三次服，每日一剂，连续不停，名通阳流利气血汤。老朽临床应用时，加入吴茱萸9克，收益更佳，提高了疗效。

麻黄升麻汤减味医支气管哮喘

《天赐壶医钞》提出将《伤寒论》麻黄升麻汤减味，只用麻黄9克、升麻3克、知母9克、玉竹9克、天冬9克、白芍9克、黄芩9克、石膏15克、茯苓6克、甘草6克，去掉当归、桂枝、干姜、白术，可医肺热哮喘、咳嗽，疗效颇好。老朽临床以之投与少痰性支气管炎和哮喘证，确见疗效。白芍养阴生液，虽有收敛之弊，但非掣肘之药，小青龙汤内就含本品，且同麻黄配伍，即能避免这一担忧，五味子比白芍更有甚焉，毫无妨碍。

大青龙汤加减经验

《伤寒论》大青龙汤为太阳中风桂枝汤加减，因无汗、烦躁加麻黄、石膏，或伤寒身重兼有口渴内热亦宜应用，能解表凉里。《静轩杂记》认为乃民间所云调理大伤风方。重感冒身痛、发热、恶寒、无汗、渴欲饮水、烦躁不宁，属临床症状。一须掌握在桂枝汤内去白芍，二要重用麻黄、石膏发汗退烧。常开之量麻黄9~15克、桂枝6~9克、石膏30~60克，其他杏仁、甘草、生姜、大枣则行酌定，经验证明十分有效，非一般处方可比。老朽曾不断给予患者，得到的反馈，此说确切。

茵陈蒿汤加味治急性肝炎

《伤寒论》茵陈蒿汤，为调理湿热阳黄主方，老朽在其基础上加味，用治多种类型的急性肝炎，对降低胆红素、转氨酶、球蛋白，解除黄疸，改善症状，均有成效，同时也可用于胆囊炎。计茵陈蒿20克、山栀子15克、大黄3克，加田基黄30克、黄柏9克，水煎分三次服，每日一剂，7~10天黄染即行消失。身上无汗加麻黄6克、连翘根9克，尿少加车前子9克、海金沙9克。乙型肝炎转入慢性时常饮茵陈蒿水，亦甚有益，与柴胡相配，防止肝纤维化。

竹皮大丸临床应用

同道侯幼坤精研四大经典，分析病情，选取古方，有特殊见解，闻者叹称才华出众。对老朽讲，《金匮要略》治产后安中益气所投竹皮大丸，亦适宜内科杂证，如胸闷、呕恶、烦躁、虚热蕴结，便能应用，尤其亚健康体质，情志不舒，或男女内分泌失调、自主神经功能紊乱、更年期综合征等，只要表现上述情况，皆可服之。将丸改作汤剂，计竹茹30克、石膏15克、桂枝6克、白薇9克、甘草6克、大枣10枚（劈开），加黄芩6克、浮小麦60克，疗效最好。老朽曾授与多人，普遍见效。

阳虚哮喘求是方

经方派治疗支气管哮喘，常投麻杏石甘汤、小青龙汤、苓甘姜味辛夏仁汤加厚朴，一般都见疗效，但对阳虚手足厥冷的类型，感到乏效。医家狄大光从《金匮要略》中选出桂枝去芍药加麻黄附子细辛汤调治此证，收效较好。老朽临床将其用量定为桂枝9克、麻黄9克、细辛6克、附子9克（先煎二小时）、甘草3克、生姜9片、大枣10枚（劈开），水煎分三次服，每日一剂，连用6～15天，获益甚佳。也可加入杏仁9克、厚朴9克、紫菀9克以助药力。

大陷胸汤治胸膜炎积液有奇功

《伤寒论》大陷胸汤为调胃承气汤去甘草加甘遂，医水热结胸"从心下至少腹硬满而痛"，按之更甚。因含有毒性，启用极少。近代学人章太炎见过一扬州铃医投与临床，然不悉何病。1968年老朽于曲阜遇到一胸膜炎积液证，久治未愈，烦躁，伴有潮热。为了慎重，与其家属协商，试开本汤，经所在医院怂恿同意，乃书大黄6克、元明粉6克、甘遂（面煨去毒）2克碾粉冲，水煎分四次服，饮后大解二次，小便黄赤转多，感觉胸腔开朗、宽阔，疼痛亦轻，能吃一碗饭了。又继用一剂，症状大减，医院告知，积液消失，已返回家乡。通过此例，说明虽三味小药，却治疑难重病，确系良方，值得深化研究。

大陷胸丸加减治痰水结胸

禅门居士云山大师所写《荺兰遗梦》，记有痰水结胸，闷满、厌食、按之硬，颈项强直，动辄疼痛，按伤寒邪入太阳、少阳经脉调理，投葛根汤无效，他用小柴胡加麻黄汤，亦似水击石，接受一耄耋医家建议，试将大陷胸丸改为汤剂与服。乃开大黄6克、葶苈子15克、杏仁9克、元明粉6克、甘遂2克冲，加葛根15克、蜂蜜30毫升，水煎分二次饮之，泻下三次，出乎预料，症状大减，又继续一帖，竟霍然得愈。老朽缺乏这方面经验，录出供大雅研究，以利总结，推广应用。

寒性腹痛投芍药甘草附子汤

身体虚弱易感寒邪，腹内时发疼痛，老朽常投《伤寒论》芍药甘草附子汤：白芍15克、甘草15克、附子9克，水煎分三次服，也可用于肠系膜淋巴炎症，效果较好。其中白芍虽属阴性药物，但镇痛之力甚佳，同附子、甘草配伍，能抵消这一不良因素。

经方化裁治泻下

汪绍源《铁环笔记》认为《伤寒论》葛根芩连汤,是调理热性腹泻的圣药,一般不超过五剂。痢疾夹有脓血,加白头翁。老朽临床也仿照这一疗法,将其量定为葛根15克、黄芩15克、黄连15克,水煎分三次服。肠炎、结肠炎、痢疾、肠功能紊乱,只要属于泻下都可应用。若患者易汗、手足冷加附子9克;里急后重加木香9克、槟榔9克;大便呈水样加猪苓15克、泽泻12克;脓性物多加穿心莲15克、秦皮15克;大量出血加仙鹤草30克、诃黎勒15克,疗效显著。黄芩乃广谱抗菌之品,消炎作用比黄连占优势,宜别垂青睐。

诊断明确则古方效如桴鼓

《浮光掠影三写》收入赵荷汀先生游历北方时,遇一卧床初愈元气待复、口渴、小便不利者,适值经方家汇集,以五苓散、白虎加人参汤为主,他力排众议,强调阳不化气水邪蓄留,应生津利尿加附子温里,阳气澎湃口渴可止、下窍即通。应投《金匮要略》瓜蒌瞿麦丸,改成汤剂,遂开天花粉15克、山药30克、附子6克、茯苓15克、瞿麦9克,水煎分二次饮下,每日一帖,连服五天,证情逐渐消退。通过本案,可以看出诊断明确,古方显效,然功底不足、经验欠缺者,则不会考虑到这一寒热小方。

麻黄连翘赤小豆汤治各种皮疹

《伤寒论》调理黄疸有三方,泻热攻实用茵陈蒿汤,清热渗湿用栀子柏皮汤,散热开表用麻黄连翘赤小豆汤。老朽常投第三方:麻黄9克、连翘根15克、杏仁9克、赤小豆30克、梓白皮15克、甘草3克、生姜6片、大枣10枚(劈开),水煎分三次服。除透表排黄,重点治疗皮肤瘙痒,如风疹、湿疹、荨麻疹、原因不明性刺痒症,一般五剂见效,每日一帖,十天即能解除,忌吃鱼虾、海鲜,躲开花粉、羽毛、灰尘。同时还可用于肾炎水肿,加入桑白皮20克提高药力,血压上升者加夏枯草15克,或减少麻黄,照样有效。

直解葛根汤

《伤寒论》桂枝汤加麻黄、葛根，名葛根汤，治外感无汗项背强直难以屈伸，活动受限，或非感冒突然发生者，都十分有效。民间调理落枕，亦投予本方，再辅以推拿，能立竿见影。老朽多年来将其量定为葛根20克、麻黄9克、桂枝6克、白芍6克、甘草6克、生姜12片、大枣12枚（劈开），水煎分三次服，每日一剂，以愈为度。书中所言几几系形容词，不宜守株待兔见后施用。经验证明，它能开腠理、解肌、发表，然出汗不多，且消除紧张缓解痉挛，与白芍有关。近代医家遇到此证，力主加入全蝎、蜈蚣、僵蚕三虫，实乃画蛇添足，混淆了经方的作用，疗效未必获得提高。

孙大元治肝火上冲头眩耳鸣验方

孙大元前辈教导老朽，研究经方、时方、杂方，要从时代背景、地域、气候、环境多方面论证，不应推赞一方、否定一方，更不可一叶障目抱有倾向性。杂方家的特点，能融入一切，胸无芥蒂，少门户之见，与其博览群书知识面广泛有一定关系。他们人数较多，很受社会欢迎。先生为经方派名宿，光绪贡士，高瞻远瞩，真乃旷世良师。曾出示所组验方，专医肝火上冲血压正常头眩耳鸣，计生地黄15克、山茱萸15克、夏枯草10克、天麻10克、龙胆草10克、牡蛎30克、石决明30克、茯苓6克、大黄2克、菊花15克、牡丹皮6克，每日一剂，水煎分二次服，坚持饮用，症消停止。老朽授与若干患者，均称有效。

小青龙加杏仁石膏汤调理哮喘

《伤寒论》调理哮喘有两大名方，一治热喘投麻杏石甘汤，二治寒喘投小青龙汤，此其不同处，后者兼疗咳嗽。若有烦躁，虽然《金匮要略》曾开小青龙汤加石膏，但所医对象仍有区别。《柘林医案》将二方汇聚一起，即小青龙汤加杏仁、石膏，专疗肺热哮喘、咳嗽、口渴，火邪内蕴不能卧床，大吐黄痰，其意以甘缓之、以辛散之、以酸收之、以寒泻之，命名小青龙加杏仁石膏汤：麻黄9克、白芍6克、细辛3克、干姜3克、桂枝3克、半夏6克、五味子

9克、杏仁9克、石膏30克、甘草6克，每日一剂，水煎分二次服，4～6天所有症状便会解除。老朽仿效此法，见功甚佳，于方中又加入黄芩9克，提高了治愈率。

真武汤巧妙辨证扩大应用

四川同道介绍，经方派陈逊斋游蜀时喜投《伤寒论》真武汤，以腹痛下利、身体沉重、背部恶寒、小便较少为对象，收效称佳。老朽也常以之治疗心力衰竭，气短，腿足浮肿，吃强心药疗效不显，即给与此汤，计茯苓30克、附子15克（先煎二小时）、白术15克、白芍9克、生姜12片，加人参15克、葶苈子30克，每日一剂，水煎分三次服，连用七天，能大有改善，不应墨守只宜于少阴病寒化证，为该经的专利方，可发展至其他领域，使疗途扩大广泛，一长而多用。

活用麦门冬汤治无痰咳嗽

老朽师承家父经验，逢气逆咳嗽口干无痰，常投《金匮要略》麦门冬汤：麦冬15克、人参6克、半夏9克、甘草6克、粳米30克、大枣9枚（劈开）。兼有蕴热加少许竹叶、大量石膏，即《伤寒论》竹叶石膏汤。有滋阴、润肺、清热、镇咳、肃降逆气五种作用。欲增强止嗽疗效，加入紫菀9克、款冬花9克、五味子9克。竹叶石膏汤原方无有大枣，添入本味，能缓急、补虚、益气、养血，借花献佛。竹叶利水降火畅通尿道，可釜底抽薪，不宜多用，以免伤损津液，虽有麦冬、石膏相护，也要少开为佳。

牡蛎泽泻散妙去腹水

《伤寒论》牡蛎泽泻散，改为汤剂，有牡蛎20克、蜀漆6克、葶苈子30克、白商陆3克（醋炒）、海藻15克、天花粉6克，是一道不常用的冷遇方。老朽以之调治水气、痰饮，开过数次，均易见疗效。尔后忆起吴七先生经验，投与脾大之肝硬化腹水，发现富捷足先登疗效，因此写出两篇论文，记叙此事。其中蜀漆、白商陆二味，有一定毒性，人们皆退避三舍，经过炮制毒性大减，仍可重用，掌握小量，让它恰到好处，令药力发挥特殊作用，为患者服务，乃推陈出新一大良举。防止利尿、泻下影响机体、伤及元气，加人参10克、黄芪30克，即可避免。日饮一剂，水煎分三次服。

茯苓四逆汤临床应用

《伤寒论》茯苓四逆汤，为理中汤去白术加人参、附子、茯苓，属阳、气双补温化之剂，其利水作用与真武汤不同。《伤寒论》研究家、西医闫德润说，本方调治汗下之后，重点扶阳益气，附子第一、人参居二，虽以茯苓名汤，却非主药。香港张公让支持这一见解。老朽临床，除疗寒痰停饮，也医肺纤维化、心力衰竭，只要表现阳虚、气短、脉弱、心慌、易汗、小便不利、下肢水肿，就应投用。所开之量，附子9克、人参9克、干姜9克、茯苓30克、甘草3克，每日一剂，水煎分三次服，4～9天见效。必要时加葶苈子15～30克，提高强心作用。

重组薯蓣丸调虚劳

《金匮要略》薯蓣丸调理"虚劳不足，风气百疾"，实际为强身预防风邪，提高人体抗病功能的保健药。因组方较杂、品味多，被视诸冷门方。大瓢前辈将其之量重加策划，拟为山药300克、当归100克、桂枝100克、神曲100克、生地黄100克、黄豆卷100克、甘草280克、人参70克、川芎60克、白芍60克、白术60克、麦冬60克、杏仁60克、柴胡50克、桔梗50克、茯苓50克、阿胶70克、干姜30克、白薇20克、防风60克、大枣100枚（去皮、核），碾末，蜂蜜与大枣合丸，每个重10克，一次1～2丸，日3～4服，黄酒10毫升与白水混匀送下。他说丸内所收之品，由炙甘草汤、当归散、小柴胡汤加减汇成，以山药为君，补血益气领先，虽有极少宣发者，则起通、散助力作用，不会影响主攻方向，巧即在此。老朽曾专意配制本药，用治身体羸弱、气血亏损、营养状况欠佳、病后恢复期，尤其是免疫力低下易于感冒者，可获得较好的效果。

厚朴七物汤表里双解

《读金匮记略》指出感受风寒身上低热，大便数日不下，腹内胀满，食欲大减，投发汗剂损伤阴液，更衣更加困难，此时宜投表里双解《金匮要略》厚朴七物汤，计厚朴15克、枳壳15克、桂枝15克、大黄9克、甘草6克、生姜12片、大枣10枚（劈开），加苏叶9克，每日一剂，水煎分两次服，连用3天可愈。老朽经验，此说宜法，若患者恶寒无汗，仍应依赖麻黄，否则里实虽退，表邪未除，转成虚证，就比较棘手了。

黄连阿胶汤交通心肾治失眠

仲景先师治睡眠不好有两方，一为《伤寒论》少阴热化心肾不交黄连阿胶汤（黄芩、黄连、白芍、阿胶、鸡子黄）；二为《金匮要略》心阳过扰阴虚乏养酸枣仁汤。根据辨证论治，二方对精神过度兴奋、神经衰弱、心理障碍、外界刺激、提神饮料、乱服壮阳药物，所致之张目难眠、多梦难眠、易醒难眠、浅睡难眠的四大失眠症，均有疗效。前者以清火为主，后方重点护阴养血，宜于虚弱。老朽应用时，均加入夜交藤30~50克，能提高疗效。如心悸、怔忡卧起不安，加龙骨15~30克、牡蛎15~30克，收益最佳。

用药选方不可"因噎废食"

《伤寒论》十枣汤，由芫花5克（醋炒）、甘遂5克（面煨）、大戟5克（面煨）组成，碾末，每次1克，大枣10枚（劈开）煮汤送下，通利大小二便，症状减半停止。老朽医治痰饮、水结上焦、胸腔积液，还投予肝硬化腹水，对消除脾大、软化肝脏、促进吸收、利尿放水，都有明显疗效。因有毒性，必须炮制加工方可口服，虽易摧残元气、损害气血津液，若量少、缓饮，或拉开距离，仍宜应用。不要因噎废食令佳品土中长埋。方内大枣保护人体，能防止殃及池鱼、祸延无辜。实践证明药后再服水煎黄芪30~50克、白术15~30克、人参9~15克、茯苓15~30克，巩固疗效，也杜绝后顾之忧。

四逆加人参汤治肠炎泻下

业师耕读山人对肠炎泻下，常按《伤寒论》霍乱证调理，投四逆加人参汤，计人参9克、附子9克、干姜9克、甘草6克，水煎分两次服，以健脾、温里、补气论治。曾指示老朽方内人参取意有五，一是益气生血补充亏损；二是养阴生津救其脱水；三是升发清阳提起下陷病机；四是促进血液循环，改善营养；五是激发活力，早日恢复健康。不要小看一味人参，却涉及全局。汤中加入茯苓15～20克，等于上了步云阁，还令疗效速增。

经方化裁寒匮汤治咳喘

老朽医水邪痰饮哮喘、咳嗽，常投两首经方，宣肺透表发散水气，止喘为主用《伤寒论》小青龙汤（麻黄、白芍、干姜、半夏、细辛、五味子、桂枝、甘草）；导水下行通利小便，镇咳为主用《金匮要略》苓甘姜味辛夏仁汤（茯苓、甘草、干姜、五味子、细辛、半夏、杏仁）。前者侧重外感，白芍可以减去改换紫菀；后者专疗内伤，加入款冬花。实践过程中，应注意四点，麻黄、细辛能升血压、发汗，开量要少；五味子打碎入煎，否则辛散之味不出，收敛性强；干姜刺激咽喉，口干舌燥，甚至红肿灼痛；杏仁用苦，甜的无效。老朽曾把其组成一方，稍加损益，称寒匮汤，计麻黄9克、干姜6克、半夏9克、细辛3克、五味子6克、茯苓6克、杏仁9克、甘草3克，对喘咳二证均有功效，每日一剂，治程5～15天。

桂枝甘草龙骨牡蛎汤去胆怯

《伤寒论》指出误用火法引起烦躁、惊狂，宜投桂枝甘草龙骨牡蛎汤，虽开者不广，却有一定作用。老朽每遇心惊胆怯，怵于社会交往，怀有恐惧感，自卑情况严重，则选与本方，计桂枝10克、甘草10克、龙骨40克、牡蛎40克。若失眠噩梦、卧起不安，加酸枣仁20克、大枣15枚（劈开）、桂圆30克，将龙骨增至60克、牡蛎60克，水煎分三次服，每日一剂，连饮7～15天，普遍见效。兼有寒热现象，可添入蜀漆（常山幼苗）6克，行痰利水，勿给柴胡，在此证中疗效不佳。

伤寒药物主治集锦

开蒙《研习伤金笔记》，麻黄发汗利水定喘，桂枝活血通络，杏仁祛咳止喘，白芍缓急愈痛，附子温里回阳，石膏清内外大热，黄芩苦寒泻火，龙骨、牡蛎镇惊疗狂，瓜蒌、枳壳宽中开胸，干姜、黄连散结消痞，大黄破滞泻下，厚朴行气排满，柴胡疏解少阳调寒热往来，葛根治项强几几，黄芪建中益气，元明粉软坚化燥，人参补气生津，白术渗湿，猪苓、泽泻利水通闭，茯苓除饮，酸枣仁宁心入睡，当归、川芎养血，生姜、大枣调和营卫，甘草矫味、解毒、益气、稳心，桔梗祛脓，半夏、代赭石降下逆气，瓜蒂催吐，赤石脂、禹余粮固肠止泻，水蛭、虻虫、䗪虫破血通经，甘遂、芫花、大戟涤逐痰饮、利水、下行二便，花粉、麦冬滋阴止咳，吴茱萸暖中胜寒，乌头解关节疼痛，山栀子治虚热懊侬，阿胶、地黄壮水益血，防己、薏苡仁、赤小豆祛湿，蜀漆截疟，葶苈子泻肺行水，射干利咽，山药补气，鳖甲化积，麻仁润肠，侧柏叶、灶心土止血，橘皮、竹茹镇呕，白头翁、秦皮治痢疾，茵陈退黄疸，五味子止咳嗽，冬葵子疗头眩，蜀椒治腹内寒痛，薤白医胸痹，神曲健胃消食，防风护表，胶饴缓急补虚，蜣螂、露蜂房破癥瘕，升麻解毒，百合治精神恍惚，滑石通窍利尿，鼠妇、蛴螬攻瘀血积块。宜于初学，简易记诵，乃重点突出之作。

抵当汤除蓄血恢复记忆力

老年大脑功能失调，记忆力日减，逐渐忘事，属正常现象。若花甲之前突然发生这种障碍忘掉一切，与脑梗阻有关，并非神经衰弱。每遇此证，老朽习惯给予扩张血管、降低血脂、活血化瘀、促进血流量药物，从未开过《伤寒论》抵当汤。据友人介绍岭南医家谭次仲，曾诊治一四十岁男子，外出时感觉头眩，哈欠数次，说话迟钝，双目发呆，即不识归路，忘了家门，医院检查未下诊断印象，他按阳明"其人喜忘"，内有蓄血处理，投与抵当汤：水蛭20条、虻虫20个、桃仁9克、大黄6克，原方未行加减，每日一剂，水煎分三次服，连用3天，大便泻下多次，症状大减，记忆恢复，基本解除。本汤治疗脑血管病，应该探索研究，以利丰富临床。

穆山农化裁经方验证

穆山农前辈，为经方研究家，极有成就，曾将《金匮要略》医风、寒、湿痹证重点药物组成一方，名三一综合汤：防风9克、麻黄9克、汉防己15克、独活15克、桂枝9克、薏苡仁30克、白术9克、黄芪15克、细辛6克、附子15克（先煎二小时），专治肌肉痛、类风湿、关节炎；把疗咳嗽的主药也合为一方，称宣肺汤：杏仁9克、桔梗9克、细辛6克、五味子9克、紫菀9克、茯苓9克、款冬花9克、半夏6克、甘草6克、麻黄6克、干姜6克，专疗气管炎、肺炎、间质性肺炎。均每日一剂，水煎分二次服。老朽临床投用，效果可观，乃两首经得起考验之方。

积邪需用猛药速除

吴七先生认为胸膈硬满，投小陷胸汤（半夏、黄连、瓜蒌）加枳壳。大结胸证乃水、气、食聚成疙瘩，"痛不可近"，非大陷胸汤难以剔除，其中三味均属主药，不能缺一，否则无力推荡内积之邪，斩关夺隘，才能挽救沉疴，果子品不易攻敌，《伤寒论》屹立不倒，"赖此存焉"。他说南山伐柯，运用利斧，屠牛别用鸡刀。大黄为一般泻下者，元明粉软坚导肠，甘遂如虎所向破锐，直捣集结，立竿见影，或畏其毒性较大，如按法炮制，掌握小量递增，见好鸣金收兵，还是值得提倡的。若坐失良机，则预后就堪忧了。语重心长，应当权衡利弊，深入考虑。

栀子豉汤加减经验

老朽应用《伤寒论》栀子豉汤，治胸热、烦闷、急躁，投栀子15克、豆豉6克，加黄连12克；若懊侬、失眠、多梦，投栀子15克、豆豉3克，加夜交藤40克；心慌、烦躁、易醒，投栀子15克、豆豉3克，加酸枣仁30克；神识不宁、坐卧不安，投栀子9克、豆豉3克、龙骨30克、牡蛎30克；胸闷、腹胀、大便不利，投栀子18克、豆豉6克，加大黄6克。可收良效。

桂枝加龙骨牡蛎汤去噩梦

《金匮要略》桂枝加龙骨牡蛎汤，医下焦虚寒，少腹拘急，双调阴阳，以固为主，治男子遗精、女子梦交、小儿遗尿、心悸亢进、大便稀薄、龟头发凉，均有作用。顾芝圃先生的经验，对神经衰弱失眠、非脂溢性脱发亦有疗效。投与时以桂枝9克、白芍9克、甘草6克、生姜9片、大枣10枚（劈开）、龙骨30克、牡蛎30克定量，随需要加减。曾诊一妇女常做噩梦，除见到死去亲友，即和陌生男性相会同床，恐惧万分，遂给予本方，将龙骨增至60克、牡蛎60克，每日一剂，水煎分三次服，连饮了六天，证情大减，又继续6帖，已恢复正常，未再发生丑恶梦境。

四逆散加味调妇科疾患

大瓢老人调理妇科疾患，喜将《伤寒论》四逆散改为汤剂，量大，一般是柴胡20克、枳壳15克、白芍15克、甘草6克。他说逍遥散组成较杂，不是单刀直入之方，本散属于准绳。所治对象，主要为肝郁气滞、情志不畅，表现抑郁、纳差、月经延期、胸腹胁下胀痛。加入大黄3克最好，能突出宣、散、解、降四种作用，投之得当，可药到病除。老朽遵从此意，仍按经方施治规律，用治神经衰弱，烦闷加山栀子、心悸加茯苓、失眠加酸枣仁、怔忡不安加龙骨、牡蛎，甚见功效。

姚柏声应用经方验谈

前辈姚柏声，执医七十年，信奉《伤寒论》，以经方为准绳，极负盛名。调理杂病惊恐、烦躁、谵语，喜投龙骨30~60克、牡蛎30~90克，镇潜为主，外感无高烧现象同样应用，是从柴胡加龙骨牡蛎汤脱出。他说不论春夏秋冬，只要属于寒邪哮喘、咳嗽，就可给予小青龙汤，以麻黄、细辛、干姜宣开发散肺气，半夏降逆祛痰，桂枝通阳温化，甘草扶正矫味，五味子、白芍护阴收敛，寒热并用，攻补双施，是大论中继麻黄、桂枝汤之后的第三名方，识证明确，则药下如攫。老朽临床，亦酷爱本汤，治哮喘、咳嗽，见效确切。《艺舟钩沉》治慢性气管炎、老年性支气管炎加海浮石、皂荚、佛耳草，均有良好作用。

朱咏莲推敲伤寒用药心得

经方派元戎朱咏莲，精研《伤寒论》，从无字处着眼，发现许多问题，他于《观雨亭杂论》中说，白虎汤内的粳米，性凉，是得金秋之气的晚稻，清热养阴，还可改变矿物质石膏一斤（约150克）之重坠易损伤胃气，起保护作用。小青龙汤有白芍、五味子，养阴生津，防发散含弊，以酸收之，因有麻黄、细辛，并不影响止咳、定喘，干姜温苦辛开，健胃，宣肺非其主治。大论疗咳规律，不离干姜、细辛、五味子，干姜的功能，就是四个字"温化痰饮"。

桂枝汤中之生姜、大枣，均属重点，调和营卫，也算君药，只投桂枝、白芍、甘草，得出的结论，养阴、益气、通阳，不治外感的中风。

应用扶阳药物需辨证

献县一老医家，为纪昀族人，在山东执业，因出身优贡，学识渊博，处方遣药均遵照《伤寒论》《金匮要略》，乃经方派圣手。重视人体阳气，补字当头，喜投人参、附子扶气助阳。他说阳气药为一种动力，是维持生命活动的能量，不惧有余，怕其不足。若发生匮乏，人身便失去活力，重则生命终了，肉躯变僵，民间谓之阻断元气或气散阳亡。只有扶气助阳催化命门火焰方可峰回路转，逐步恢复健康。老朽对这一论述，曾首鼠两端，一为见解深透，"有至理存焉"；二是缺乏辨证观点，引向盲目用药，滥搬此经验会祸不旋踵。

重订新方治疗深度热病

时方为医学发展的进化产物，在前人经验基础上结合后世实践组成的，对热性病深重阶段，老朽常将神犀丹、清宫汤去掉犀角、金汁、豆豉，重新策划拟方，专题治疗有汗发烧，热毒入内，阴液耗伤，口干舌绛，身现斑疹，神昏谵语，定量为生地黄15克、玄参9克、银花15克、连翘9克、黄连9克、麦冬9克、丹参6克、石菖蒲9克、黄芩9克、板蓝根30克、天花粉9克、紫草6克、竹叶心3克，水煎分三次服，每日1～2剂，四小时一次，连用不停，病退则止，收效良好。邪陷心包，还可加至宝丹、安宫牛黄丸，白水溶化送下。

时方名家王沛霖喜用荸荠

同道王沛霖，为时方名家，推崇顾松园、林珮琴、王孟英三贤，根据《绛雪园古方选注》雪羹汤，喜投荸荠入药，常开凫茈、地粟，一矫味，二佐使，人送绰号王大荸荠。凡口干、咽痛、鼻衄、胸热、灼心、便秘、发烧，给予本品，每剂10～20个，配入其他处方中，能滋阴、生津、清热、降火、养胃，可药、食两用，去皮、切片。单投时，胃热加石膏，口渴加石斛、知母，便干加海蛇，发烧加青蒿、板蓝根，眼眵多加菊花，口苦加黄连，易汗加山茱萸，嗳气加白萝卜，纳呆加山楂，防暑加乌梅，气虚乏力加西洋参，普遍有效。

移情易性，固阴和阳

平易恬淡、清凉见奇的治疗家叶天士，倡导"移情易性，固阴和阳"，戒酒色，少肥甘，为摄生之道。痰邪变幻不一，非本乃病之标。肝火化阳生风，宜滋水柔木，"静则液充"。遇热证寒凉方内加活血药，防止冷凝冰伏影响功效。调治中暑喜用西瓜翠衣、鲜荷叶、鲜莲子、绿豆皮、丝瓜叶、竹叶、银花露，解除上蒙清窍，殊有巧思。老朽对其学说研究多年，虽不属时方派成员，睹医案遣药抱有好感，他居住吴越地区气候较热，患者体质比北方薄弱，凡大剂、浓厚、重浊之品，均不耐受，所以常开轻灵即人们口头禅中的"果子"水浆，切忌执此扫去先贤业绩，一笔勾掉南阳翁的济世荣光。

活用三化汤治半身不遂

杂方医家投《伤寒论》小承气汤（枳壳、厚朴、大黄）加羌活，名三化汤，临床目的有三，一医大便不畅，气冲头痛；二为风寒外邪刺激头痛，兼内热肠道秘结；三治中风后遗症偏瘫，语言障碍，肠蠕动迟缓，更衣困难，积粪不下。老朽受《东堂药话》影响，有时亦开此方，调理脑出血、脑栓塞、脑梗阻所致的半身不遂，用量为枳壳9克、厚朴9克、大黄3～9克、羌活9～20克，加川芎15～20克、黄芪60～150克，水煎分三次服，每日一剂，连吃十五至三十天。如把羌活换成独活15～30克，皆可获得一定效果。若再配合功能锻炼，则转化速度快，见功更佳。

发烧辨证独见

中医革新家王清任诊疗杂病发烧，认为上午正常，下午发烧，前半夜较甚，后半夜转轻，属瘀血表现，宜活血祛瘀。发烧仅片刻，午后身凉，乃气虚应用人参、黄芪对象，白天身不热，发烧只一阵，是人参、附子的适应证。《医醇賸义》费伯雄先生经验，皮寒骨蒸，食少痰多，咳嗽短气，火旺内动，投拯阴理劳汤（人参、甘草、麦冬、五味子、当归、白芍、生地黄、牡丹皮、薏苡仁、橘红、莲子）；元气耗伤，倦怠懒言，行动喘息，发热自汗，身体疼痛，见阳虚现象，给予拯阳理劳汤（人参、黄芪、白术、甘草、肉桂、当归、五味子、陈皮、生姜、红枣），很富功效。

尤怡翁喜投杂方

万年楼刻本《饲鹤集》跋语，尤怡翁嗜读《伤寒论》，对杂方亦感兴趣，与徐灵胎友谊较笃，治学态度并不一致。性情温和，遣药平妥，以不投大寒、大热、大补、大泻著称。调理胃病喜开砂仁、鲜稻芽、炒神曲，疏利气机加柴胡，和叶桂老人也不相同。他还常用杂方，如感冒投羌活、荆芥、紫苏、防风，麻黄、桂枝应用甚少，虽然为马元仪弟子，但一般不用过桥麻黄（麻黄水泡大豆黄卷），独具自己的特色。

速"截"热邪用方需商榷

老朽喜欢阅览经、史、子、集，外出见到《蒙山医案》抄本，载入一名医擅长调治热性病，凡火邪内结胸闷烦躁，不问大便干、秘与否，皆投予《伤寒论》大黄黄连泻心汤，无论伤寒、温病、内伤杂症，都开此方。目的是泻热、降火，速战速决，突出"截"字，防止转成大承气汤对象。其量大黄6克、黄芩15克、黄连15克，加石膏30克，水煎分二次服，苦寒为主，配合清凉，好似吞下冰块、通利三焦，立即回苏。老朽推崇这一疗法，也表示难以支持，由于脱离传统辨证准则，走向药物对号入座，视野太小，缺乏施治灵魂，导致单方诊百病，万书无用途了，记此留待研究。

呼延东处方用药兼具伤寒、温病精华

杂方派名家呼延东，临证处方吸收伤寒、温病两派精华，自成体系，有明显规律，如以青皮、川芎、柴胡疏肝，苏梗、枳壳、薤白利膈，瓜蒌、黄连、干姜宽胸，香附、乌药、甘松散郁，紫苏、麻黄、荆芥解表，厚朴、神曲、槟榔消胀，代赭石、沉香、半夏降逆，前胡、白芥子、莱菔子下痰，佩兰、藿香、苍术舒脾，砂仁、谷芽、白豆蔻健胃，人参、黄芪、白术益气，肉桂、干

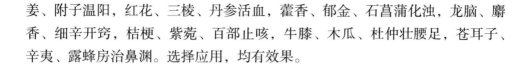

姜、附子温阳，红花、三棱、丹参活血，藿香、郁金、石菖蒲化浊，龙脑、麝香、细辛开窍，桔梗、紫菀、百部止咳，牛膝、木瓜、杜仲壮腰足，苍耳子、辛夷、露蜂房治鼻渊。选择应用，均有效果。

杂方名家陈会川投药少而精

陈会川前辈，为杂方派名家，投药少而精，调理风寒感冒无汗，开《伤寒论》麻黄汤：麻黄9克、桂枝9克、杏仁9克、甘草3克，加苏叶9克。头痛加羌活9克，鼻塞加藿香9克、苍耳子9克，流涕加细辛6克、桑白皮15克，收效颇好。他对柴胡比较欣赏，外感内伤均行应用，不局限于胸胁苦满、往来寒热的少阳药，其经验是体温上升高烧持续，吃后出汗很快热退身凉，白虎汤加入本味15～24克，可提高疗效，乃一味仙药。治尿路感染，同萹蓄、瞿麦、海金沙、黄芩、少许大黄组方，消除尿急、尿频、尿热、尿痛四个症状，清化湿热，通利下焦，有极佳作用，也属难得的实践圣品。

医毛囊炎普外方

无著者《雪斋记闻》载有普外方，有苦参100克、白花蛇舌草100克、蜀羊泉100克、板蓝根200克、蒲公英200克、紫花地丁200克、重楼100克、大黄20克，碾末，水泛为丸，每日7～10克，日2～3服，医毛囊炎、蜂窝织炎。老朽以之调理颜面粉刺、痤疮有较好效果。将其改成汤剂，定量为苦参10克、白花蛇舌草20克、蜀羊泉15克、板蓝根20克、蒲公英30克、紫花地丁30克、重楼10克、大黄2克，加凌霄花10克、黄芩10克、土茯苓30克，日饮一剂，连用15～30天，即可基本治愈。或云再添大蓟15克，该味凉血止血作用较好，清火解毒，在疮疡药队中不占优势。

危重证要细心胆大

执业临床，对重病、垂危之证，要细心胆大，救死扶伤，敢于投药，《时病论》指出如考虑过多，"重用恐怕增变，证变惧其归怨"，是姑息养奸，坐观自败。不入虎穴，焉得虎子，以轻浅处方敷衍，或开杯水车薪之品，狐疑鼠首，最为误事。老朽经验，调理二竖，须诊断明确，深入研究，方小药少固然有失责任，但是暴虎冯河也能造成大错。像赵晴初先生治一伤寒患者日久便秘未下，他以四物承气加减，腹中刺痛欲死，口噤目瞪，不省人事，天明竟泻黑粪累累，危情即解，完全在深思熟虑下面施治的，值得学习借鉴，亦可作为惊案探讨。

清热凉血去颜面赤红

苏州先贤尤怡，精研《伤寒论》与《金匮要略》，虽属经方家，但临证遣药倾向时方。他和薛生白、徐灵胎素有交往，治学观点并不一致，对天士翁批评甚少，且仿照其组方平淡蕴奇。同道刘耀芝存有先生的一首转抄方，医阴虚火旺颜面红赤如醉酒状，主以清热凉血，含有玄参9克、丹皮9克、赤芍9克、生地黄9克、黄芩9克、生首乌9克，未立汤名，每日一剂，水煎分二次服，连续不停，一个月可见疗效。老朽实践，果若所言，须坚持饮用，否则反弹，前功尽弃。凡遇寒冷面红或生理性的"关公脸"，则无疗效。

揭秘宫廷秘方

现今报刊广告推销商品成药，常打宫廷秘方牌子，这一做法十分庸俗，降低了货物效能。宫廷秘方，就是御医处方或皇家收藏之方，多为补益气血、增强营养起保健作用的果子药，与大刀阔斧实际治病的不同，应分析批判，以免延误救死扶伤。老朽从清太医院、宫廷尚存的资料看，其中一属敷衍小方；二属醒脾健胃，既不疗疾服亦无害；三属较重会诊者，由数人合开，虽有"伤筋动骨"之品，量少，等于点缀，且反复炮制，不会入腹易瘳。因此要了解背景，皇家秘方，并非神药，在红墙以内服务之医，绝不致提着脑袋行事。除了宫廷，侍候高官贵宾也要小心，否则祸即光临。

君臣佐使组方

组方一般是主药为君，辅者二味为臣，助力三味为佐，引经为使。喻昌老人认为柏斋所言比较恰当，如阴寒投温热之首为君，次则为臣，恐温热药过则生害，即加少量寒凉矫正此弊，始谓之佐，引领向导为使，1~2味即可。此说只供研究，不宜推称标准。

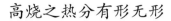

高烧之热分有形无形

刘丈奇骧，乃温疫派名宿，善投大量清热、泻下药，其经验是单纯高烧为无形之热，宜寒凉化解，重用石膏30～90克，加入浮萍10～15克；便秘为有形之结，应通利肠道，用大黄10～15克，加入元明粉6～9克，自成一家，就诊者络绎不绝。告诉老朽，要参考徐灵胎大师《慎疾刍言》，老年人身体有变化，阳盛者十居八九，须降火保阴，头热、耳聋、面赤、便燥，即明显表现，可吃六味地黄丸、知柏八味丸，但张介宾左归丸（熟地黄、山茱萸、山药、枸杞子、牛膝、菟丝子、鹿角胶、龟板胶）杂而无章，勿服。

小方巧治复发性口腔溃疡

德州卢抱孙后人赠老朽一首验方，言其祖上从江苏扬州所得，专医口疮，即复发性口腔溃疡，由蒲公英30克、紫花地丁30克、人参5克组成，每日一剂，水煎分二次服，连用十五天，收效甚佳。老朽查阅《雅语十种》和手抄本《使扬杂记》并无此方，可能为秘而不宣者。人参性温不热，能提高人体免疫力，入蒲、紫两药中，颇为合拍。

化裁两仪汤治病后体虚

人在大自然中，与天地同度，周身气血一以贯之，疾病时取灸温其外，从外入内，用药行诸里，由内及外，均调气血。张介宾先辈已注意这一点，突出温补，首创两仪汤，虽只遣药二种，却有较好的作用。翁公璞《井蛙集》将本方加味扩大用途，提高了疗效。计人参10克、熟地黄30克、川芎6克、白术6克，摘自四君、四物汤各半，凸显人参、熟地为主，专治病后体虚、气血双亏，或神经衰弱、贫血、小儿发育缓慢、智商低下、精神表现迟钝、肿瘤化疗后遗症等，都见疗效，被称良方。

桂枝汤护阴通阳保宗气

两乳房之间，谓之膻中，内藏宗气，又名大气。周声溢《靖庵说医》如游丝棉絮在空间飘荡，保养得法支持生命活动，邪入侵害，正邪相搏，发生胸闷、胀痛，与心、胃之病则异，应投《伤寒论》桂枝汤，护阴通阳。老朽所开较少，缺乏统计验证其效。同道丁梦轲否认此说，无有事实依据，属"子不语"，难以置评。写出供大雅参考。

辨证组方调自主神经功能紊乱

自主神经功能紊乱，乃概括性名称，见于精神疾患，如忧郁、焦虑、强迫、感觉动作反常、更年期综合征。临床表现心慌、胸闷、憋气、叹息、紧张、烦躁、恐惧、淡漠、肠鸣、腹胀、纳呆、疲劳、厌世、自语、头昏、健忘、反应迟钝、哭笑无常、精力不集中、悲观失望、过度敏感、遇事多疑、项背强直、视物模糊、身似绳缚、五心烦热、血压不稳、情绪低落，不愿见人等，都易发生。中医虽无相应对照，但通过辨证完全能够调治，1～3个月可以解除，老朽曾组建一首处方，作为基础使用，由黄连阿胶汤、桂枝甘草龙骨牡蛎汤、百合鸡子汤、甘麦大枣汤化裁而成，计甘松9克、黄连6克、鸡子黄1个冲、甘草9克、浮小麦30克、大枣10枚（劈开）、阿胶9克、白芍9克、牡蛎15克、茯苓6克、龙骨12克、郁金9克、柴胡3克、香附6克，每日一剂，水煎分三次服。根据情况，再加入其他所需药物。

清脑唤醒汤加味经验谈

《新方录验》载入一首民间传方，医头痛、眩晕、昏沉、健忘四证，名清脑唤醒汤，由川芎15克、天麻15克、丹参15克、远志15克组成，水煎分二次服，每日一剂，十五天为一疗程。高血压加夏枯草、野菊花；高脂血症加山楂、决明子；高血糖加枸杞子、桑叶；血行障碍加葛根、大黄；哈欠、嗜睡加石菖蒲、绿茶、黄芪；清阳不升、血压下降加柴胡、羌活、白芷、细辛；思维、反应迟钝加苏合香、郁金、麝香、藏红花；身体乏力加人参、牛膝、千年健；营养不良、缺铁、失血性贫血加当归、党参、阿胶、熟地黄。老朽临床开过多次，能取得一定效果。

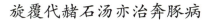

旋覆代赭石汤亦治奔豚病

穆山农先生说，奔豚病甚为罕见，但类似情况，气从少腹上冲胸，如小猪奔跑然，曾遇到一例，有腹痛，无往来寒热，给予《金匮要略》处方桂枝加桂汤（桂枝、白芍、甘草、生姜、大枣、肉桂），饮之依然如故，改开奔豚汤（半夏、当归、川芎、黄芩、葛根、白芍、李根白皮、甘草、生姜），亦无效果，在缺乏良法的应付下，试用了旋覆代赭石汤：半夏12克、人参6克、代赭石45克、旋覆花15克、甘草3克、生姜15片、大枣10枚（劈开），加桂枝15克，水煎分二次服，每日一剂，连续5天，症状大减。惟有腹痛未止，又添入吴茱萸6克，已完全治愈。实践得知，调理此证，旋覆代赭石汤也是一首不可忽视的验方。

古代中医考试细究伤寒

清末中医考试，题目是《伤寒论》数字汤头方和含有"大小"字的方有多少？能答者无几。实际是指四逆汤、四逆散、五苓散、十枣汤；其次为大小柴胡汤、大小青龙汤、大小承气汤、大小建中汤（大建中汤在《金匮要略》）、大小陷胸汤。现已无人知晓了。

麻黄汤有五治

业师耕读山人临证运用《伤寒论》麻黄汤，常见于五个方面：一治风寒感冒身痛无汗，投麻黄9克、桂枝9克、杏仁6克、甘草3克，加独活12克；二治哮喘有痰，呼吸困难，不能仰卧，投麻黄12克、桂枝6克、杏仁12克、甘草3克，加细辛6克、葶苈子20克；三治急性眼胞凸起似卧蚕状，或颜面水肿的肾炎，投麻黄15克、桂枝9克、杏仁6克、甘草3克，加白术15克、汉防己9克；四治咳嗽，如肺炎、支气管炎，投麻黄6克、杏仁9克、桂枝3克、甘草9克，加紫菀9克、款冬花9克、五味子15克；五治水湿痰多，投麻黄12克、桂枝6克、杏仁3克、甘草3克，加桔梗9克、茯苓30克。老朽上承这些经验，十分有效。

王桐轩善温热补阳

民初医家王桐轩，以名士而业岐黄，为景岳大师传人，临床突出大助阳气，偏于温补。常投人参、熟地黄、枸杞子、鹿角胶、制附子、菟丝子。他对先天不足、身体虚弱，喜热怕冷、酸懒无力、手足发凉、易于感冒者，谓之禀赋"赢质"，劝其要饮强壮汤，由人参9克、熟地黄15克、枸杞子15克、制附子9克、鹿角胶15克、肉桂6克、当归15克、川芎9克、干姜9克、吴茱萸6克、细辛6克，每日一剂，水煎分三次服，利用温热补阳、益气、养血蒸化寒邪，改变体质，促进健康。老朽受家父指教不断应用此方，有较佳功效。但须坚持1～2个疗程，约30～60天。

润化汤治阴虚津亏

老朽青年时代遇一民间医家，推崇叶天士、吴鞠通、王孟英三贤学说，对时方应用很有经验。他治阴虚、津液亏耗之口干、鼻干、眼干、便干、皮肤干燥症，常投生地黄15克、知母15克、麦冬15克、瓜蒌15克、玄参15克、何首乌15克、麻仁15克，名润化汤，每日一剂，水煎分二次服，无时间性，联用不停，收效颇好。老朽在其基础上，又加入当归9克、天冬9克、阿胶15克，配合多吃芝麻、水果、青菜，获益更佳。

附子泻心汤四向疗法

传统派古方医家王元龙《医谈》认为，上中下三焦热邪内结，烦闷、厌食、便秘、尿赤、胸满、喜饮冷水，宜清里泻火息其聚燔，根据《伤寒论》遣药规律，若伴有出汗现象则加附子，防止亡阳，投附子泻心汤，计黄芩15克、黄连15克、大黄9克、附子9克，水煎分二次服，同时亦有避免泻下损阳的副作用，是一举双得、寒热攻补四向疗法。经验证明，其中附子并不影响三黄发挥效能，也不会因热药在方内抵消泻火的疗效，乃物理综合，无掣肘互变。鉴于这一疑问，老朽曾追踪观察，的确为同舟共济，各趋所归，如仍有新质，可进行专题研究。

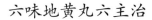

六味地黄丸六主治

六味地黄丸（熟地黄、山药、山茱萸、牡丹皮、茯苓、泽泻）医肾阴不足、精血亏损，常用于头眩、耳鸣、潮热、盗汗。老朽临床重点取其六个主治，一腰痛如折，客观检查无器质性病变；二老年妇女足跟刺痛，行走较轻，休息时转剧；三糖尿病患者口渴、多食，视物昏花；四无排卵型功能性子宫出血，月经周期延长，来潮后淋漓不止；五年过花甲男子阴虚阳旺，易怒、暴躁、唠叨、夜间梦多；六神经衰弱，易醒，记忆力下降。

升上启下去湿邪上乘之法

华岫云评议上津老人对湿邪的研究，谓湿阻上焦，开提肺气，以淡渗通膀胱，升上启下，导水尿流；脾阳不运，滞于中焦，投白术、厚朴、干姜、半夏温化，茯苓、泽泻、大腹皮、滑石渗利，使之下行，如烈日曝晒干煠收功。遣药虽寒以疗热、热以治寒，却均用苦辛之品，甘酸、腻浊者一律割爱，目的是肃肺降气、刚燥脾土，调畅气机，湿邪从尿路排出，属上乘良法。遗憾处未有言及湿聚下焦，据老朽经验，一应强肾疏导水源，分化二阴，二要通利水道，下输膀胱，可用五苓散、猪苓汤二方化裁，计白术10克、茯苓15克、猪苓10克、泽泻10克、桂枝6克、滑石15克、石韦9克，名下焦祛湿汤。按着病情所需，再随证加药。

小论和解疗法

和解疗法，论者不一，非小方、小药、果子处方，涵义指轻度汗、下、消、散、宣、补，不是汗下完全双治，《伤寒论》大、小柴胡汤便属本例。临床应用，大多因病情较杂，寒、热、燥、湿、风邪萃于一身，故投予升、降、补、泻，对上下、表里兼疗，目的是开结、行滞、解郁，扶助正气。一般说，和解剂不包括收敛法。大柴胡内虽有白芍，乃为养阴保液而设，恐下后人体亏虚影响恢复健康。

表里病变需把握分、合二法

临床医疗应区别轻重、主次，把握分、合二法，才有针对性。清贤罗浩《医经余论》谓表里均病，表重先解其外，里重先治其内，外盛内虚，补正能助邪，祛邪则伤正，可以合治，以理虚为主，佐以祛邪，反之以祛邪为主，佐以扶正，属灵活施治。传统的先表后里之说，要进行修正。老朽经验，表邪未解发生里证，胸胁痞满、腹胀便秘，投大柴胡汤（半夏、柴胡、黄芩、枳壳、白芍、大黄）；清热止泻，投葛根芩连汤（葛根、黄芩、黄连、甘草）；宣散去头痛、烦渴，投大羌活汤（羌活、独活、防风、细辛、防己、黄芩、黄连、苍术、白术、生地黄、知母、川芎、甘草）；解外攻里投防风通圣散（防风、荆芥、连翘、麻黄、薄荷、川芎、当归、白芍、白术、山栀子、石膏、元明粉、大黄、黄芩、桔梗、滑石、甘草），给予双向疗法，无副作用，收效却好。

升降学说用药经验

关于升降学说，《顾氏医镜》从病机上予以论述，提出阳气下陷，便溏不止，宜升阳益气；挟湿肠澼，宜升阳利水；传染性痢疾，宜升阳解毒；郁热内伏，宜升阳散火；肝旺克土，胁腹胀痛，宜升阳调气。阴虚火盛，焰光上炎，口苦、咽干、头痛、咳嗽、吐衄、呕恶、眩晕、眼花，表示上实下虚，可用苏子、白芍、贝母、麦冬、竹茹、枇杷叶降气，火即随之而下，再加滋水益津药物，以救根本，诸证易瘳。老朽经验，升阳之品主要为升麻、柴胡、黄芪，前二味投量应小，每剂 2～4 克，多则宣发伤气；降火处方重点投与黄芩、山栀子、大黄、芦荟、平地木、龙胆草、青黛、寒水石、苦丁茶、知母、猪胆汁、滑石、羚羊角、元明粉；下逆气上冲，最好遣用半夏、代赭石、沉香、大黄、降真香，杂方派医家所称之五将汤。

人体阴阳皆以气言

陆九芝先生谓人体阴阳皆以气言，阴根于阳，指阴气起于阳气；血生于气，是阴血来自阴气。补气之阳投附子；人参、黄芪均益气之阴，如人参养荣汤用人参以养营，当归补血汤开黄芪之生血，就属例证。故张路玉讲，芎、归、地、芍四物汤非补阴之剂，柯韵伯亦说，乃肝经调血药物，不是心经生血处方。因此他强调，阴阳都归"气"的作用。老朽临床并不完全遵守这一见解，仍认为气可化血、帅血循行，发挥动力学的功能，养营汤之有人参、补血汤之有黄芪，乃鼓、运内涵，与其性即阴不入阳药，则同实际情况难以符合。陆氏之论，受《伤寒论》白虎加人参汤、四逆加人参汤影响，并未考虑明、清时代所用的人参，产诸吉林长白山，为温燥之品，非生津益液者，一念之差，失于考校，遗患无穷。

调心汤益气活血治心脏供血不足

从原则上讲，胸痹与心痹有别，前者指胸膜炎类，后者为冠心病。冠状动脉粥样硬化，以胸闷、气短、心慌、怔忡、阵发性刺痛属主要表现。利用活血祛瘀，通畅阳气，扩张血管，降低血脂，消除血管内垃圾，去掉梗阻、栓塞，促进血流量，改善心脏泵血循环，软化血管恢复弹性，毛细血管再生，纠正缺血、缺氧的病理状态。民间流传一首验方，可供参考应用，有黄芪50克、丹参30克、三七参10克、川芎18克、葛根15克、藏红花3克、莪术15克、肉桂3克、香附6克、沉香6克、山楂15克、苏合香2克冲，名调心汤。每日一剂，水煎分三次服，连饮十天易见功效，无副作用，医治心脏供血不足，很有针对性。

随证立方按需定量

清代吴江大家徐灵胎《医学源流论》谓轻小之药治病，有益无损，平淡而浅，虽不见奇功，亦少大害，如感受风寒用葱白、苏叶取汗；伤于饮食，用山楂、麦芽消导；夏季中暑用六一散、藿香清解；风热入内用灯心草、竹叶泻火；便溏、尿少用陈茶、佛手调理肠道，即使小误，也难致危险。若开重大处方，药不对证，则会祸不旋踵了。老朽意见，尽管如此，还应根据临床随证立方，投量大小，按着客观需要来定，如谈虎色变，畏首畏尾，贻误病情，就背离执业神圣职责的精神，非白衣天使。

祛邪不伤正，扶正不碍邪

姑苏派巨匠徐大椿谓临床遣药，攻补同行，应抓住关键，符合病情，中心议题是祛邪不伤正，扶正不碍邪，《伤寒论》《金匮要略》人参与石膏、大黄组方，即树立典型，其他如小柴胡汤医少阳寒热往来，疗"木邪侮土、中宫无主"，投予柴胡恐损脾胃，加人参保护元气，一攻一补，病遂霍然。桂枝走卫去风，白芍入营敛汗，合成桂枝汤，也属此义。事实证明，这些规范药物配伍，若缺乏深入分析，只知按图索骥，照葫芦画瓢，等于徒读父书，不求其解，就似迎风追马，方向难辨了。

正治反治论

温补派大师张景岳以寒治热、以热治寒，属正治；以热治热、以寒治寒，属反治。正者为逆，反者为从。如以热治寒而寒不退，乃无火的表现，当治命门，投人参、熟地黄、肉桂、附子，"益火之源，以消阴翳"，仍属正治法。给予寒凉药物而热依然如故，吃人参、干姜、肉桂、附子则愈，是假热之病，用从治术，即临床的甘温除大热方法。先贤何梦瑶《医碥》还举了一个例子，言热邪内陷，阳气不达于外，身冷、肢厥、战栗、恶寒，以大承气汤下之，不识者"讶其相反"，实际在正治范围内，毫不足怪。

同病异治、异病同治重在辨证

关于同病异治、异病同治，陈世铎《石室秘箓》分析说，一方治多证，如四物汤疗吐血又治下血，逍遥散疏肝又治诸郁，补阴益气加麦冬、甘草，凉血加黄芩、地骨皮，宣散加苏叶，解郁加知母、山栀子、黄连、牡丹皮、枳壳、石膏、泽泻、山楂、麦芽、萝卜，提高疗效。一病而用数法、多方、异药，如湿邪水肿，一开鬼门，启毫毛孔窍，用麻黄、桂枝、香薷、葱白发汗祛湿；二为洁净府，利大小便，用猪苓、大黄、牵牛子、甘遂，通过二阴把水液驱除体外。老朽经验，这些方法虽然灵活，是中医传统的精华，但都要于辨证的前提下进行应用，扶正却邪乃手段，恢复人体健康方为最终目的。

处方用药须阴阳兼顾

在大自然中，孤阳不生，孤阴不长，阴阳互根，形成太极。人身为阴阳分合之体，即一小太极。古人诊疗疾病，重视阴阳、气血、水火，无贵阳、气、火，贱阴、血、水；或抑阳、气、火，尊阴、血、水之说，很少偏见。虽然丹溪、元御二家存有倾向性，但不影响中医学术体系。从组方配伍，也可窥见朱豹，如六味地黄丸内有山药、小建中汤有白芍、附子泻心汤有大黄、炙甘草汤有麻仁、瓜蒂散有赤小豆、白虎汤有粳米、五苓散有桂枝、小青龙汤有白芍、半夏泻心汤有人参、黄连汤有干姜、甘遂半夏汤有甘草、木防己汤有石膏、瓜蒌瞿麦丸有附子、柏叶汤有干姜、白术散有蜀椒、竹皮大丸有石膏、竹叶汤有附子、温经汤有阿胶，都是阴阳、气血、水火兼顾，补泻合用的经典药方。

育肾壮水、补土生金治燥

老朽调理"诸涩枯涸，干劲皴揭，皆属于燥"之病，以火动、热灼金水亏竭论治，患者常现口燥、咽干、喉痛、咳嗽、烦渴、便秘、眼乏泪水、皮肤枯槁、小便短赤、身体瘙痒，采取育肾壮水、补土生金系列疗法，使母旺子强生化调节，用《临证指南医案》所载大补地黄丸、滋燥养营汤配伍加减，计生地黄15克、当归6克、黄柏3克、山药9克、枸杞子6克、知母9克、山茱萸9克、白芍9克、玄参9克、麦冬9克、黄芩6克、肉苁蓉6克、桑叶6克、阿胶6克、天冬9克，名润枯汤，水煎分三次服，每日一剂，蝉联饮用10～20天，有较佳的功效。

左归壮水，右归益火

明代岐黄界三大作家之一的张景岳将人体喻为太极图阴阳环抱，相互为用，提出阳本无余，阴亦不足论，所言阴盛，乃命门火衰，阳盛是命门水亏。水亏阴虚之病易见，火衰阳虚症状常出，只有补水、养火方能解决。创制二方，以壮水、滋阴为主，兼着温阳，投左归丸（熟地黄、山茱肉、山药、枸杞子、牛膝、鹿角胶、菟丝子、龟板胶）；益火补阳为主，配入育阴药物，投右归丸（熟地黄、山药、山茱肉、枸杞子、当归、菟丝子、鹿角胶、杜仲、肉桂、制附子），传承四方。虽然师法六味地黄丸，减去三泻（茯苓、泽泻、牡丹皮）未考虑利水、凉血也属降火保阴，网漏一面，但其独立见解、创造精神，却遗爱古今。老朽临床凡盗汗、腰痛、头昏、耳鸣、眼花、女性排卵障碍不孕，用左归丸；便溏、阳痿、神疲无力、小便淋沥、夜间尿多、精子缺乏及活动力低下、慢性肾炎，用右归丸。

新方八阵的禁用药

温补派大家张景岳将方剂按作用分类，称补、和、攻、散、寒、热、固、因八阵，把宣发、解表、腾扬者，列为散药，如麻黄、桂枝属峻散，防风、荆芥、紫苏属平散，细辛、白芷、生姜属温散，柴胡、葛根、薄荷属凉散，羌活、苍术属燥散，升麻、川芎属升散。呕恶的忌葛根，溏泻的忌柴胡，内热火扬的忌升麻、川芎。老朽临床，常沿循此说，但通过验证仍存在保留小见，一柴胡疏肝、利胆、散郁，并非泻药；二升麻清热、解毒，投予头面丹毒、腮腺炎、急性肝炎纠正转氨二酶过高，收效良好，每剂开到30～50克，很少发生不舒现象，还要深入研究。

滋阴补益大脑治精神系统疾患

《金匮要略》所载的百合，乃精神恍惚证，多发于久病之后或情志不遂思虑过度，由忧郁、萦脑千万而来。表现头痛、眩晕、口苦、脉数、寒热无常、卧起不安、沉默寡言，如有"神灵缠身"，认为"百脉一宗"，以百合药调治。同道黄寿百说，属精神系统疾患，无须客观化验，宜补益大脑，改善神经缺养，以滋阴为主，可投七物汤：百合30克、生地黄15克、牡蛎15克、知母9克、鸡子黄1枚冲、安宫牛黄丸1粒冲、滑石3克冲，水煎分二次服，每日一剂，坚持不停。老朽授予十余患者，颇有效果。

橘皮竹茹汤治妊娠恶阻

妇女怀孕40～80天，恶心、呕吐，嗜食酸辣，发生早期中毒，中医谓之恶阻，投半夏降逆、祛痰、下气，有较好作用，但因民间习俗有堕胎之说，令人望而却步。老朽遇此常开《金匮要略》橘皮竹茹汤，计陈皮20克、竹茹20克、人参6克、甘草3克、生姜15片、大枣9枚（劈开），水煎分三次服，每日一剂，连饮五天可愈。平妥易效，无不良反应，宜视为标准方。

假热假寒临床用药经验

假热证为水极似火，口渴喜热饮，大便不实，气短懒言，面色晦暗，脉沉迟弱按之则散，蜷卧厌起，四肢厥冷，虽有发狂欲坐井中，谓之阴躁，应投四逆汤（附子、干姜、甘草）加人参、葱白、当归、肉桂、吴茱萸；假寒证乃火极似水，身热体温不高，声壮气粗，口渴喜冷饮，小水赤涩，大便秘结，矢气恶臭，兼滑数有力，个别者可伴有战栗、下利清水、烦躁如丧神守，表现异常兴奋，谓之阳狂，要用大承气汤（大黄、厚朴、枳壳、元明粉）加石膏、知母、黄芩、黄连、山栀子。事实证明，上言二证虽很少见，但的确客观存在，临床家绝不宜忽，以免误实为虚、视虚成实，发生医疗差错。

桂枝汤加味经验

《伤寒论》桂枝汤为群方之祖，不仅调理外感中风，通过加味，亦能医疗许多杂证，老朽临床，若中气不足呼吸薄弱加人参、黄芪，心慌、出汗加龙骨、附子，睡眠易醒加阿胶、酸枣仁，心虚怔忡加当归、龙眼，惊恐不安加牡蛎、珍珠母，自汗频仍加麻黄根、黄芪、山茱萸，胃寒疼痛加小茴香、吴茱萸，肝郁气滞胁下胀而不舒加香附、柴胡，胆囊炎加茵陈、枳壳、鸡骨草，风寒咳嗽加干姜、细辛、五味子，哮喘加麻黄、杏仁、白芥子。普遍有效。去白芍加人参、生地黄、甘松，治心律不齐，期前收缩脉搏间歇。

三药汤加味经验

《伤寒论》旋覆代赭汤为一首名方，崔宝骥同道将其减味，改称三药汤，计半夏9克、代赭石30克、旋覆花（布包）15克，水煎分两次服。治痰饮停聚逆气上冲，发生恶心、呕吐、哮喘、咳嗽。胸闷加枳壳15克，腹胀加大腹皮10克，尿少加茯苓15克，食欲不振加神曲15克，气促难卧加麻黄6克。老朽临床验证，效果可观。如再加生姜9片，止呕、散寒、下气、消食、醒神，收益更佳。

佛手三指汤医胃炎和溃疡病

吴七前辈临证遣药，以《伤寒论》《金匮要略》为主，不只喜投该方，减味亦属常见，医胃炎和溃疡病，习开蜀椒9克、干姜6克、吴茱萸9克，命名佛手三指汤。医泛酸、灼心、疼痛。胀满加厚朴15克，手足厥冷加附子（或乌头）15克（先煎二小时），由乌头赤石脂丸化裁而来，每日一剂，水煎分二次服，连用5～10天。老朽实践，疗效良好，惟抑制幽门螺杆菌收效较差，加入蒲公英20克、紫花地丁20克，能提高作用，但寒热错杂，方义难释，为其一弊。

撮空理线难抢救

大病、久病进入危笃阶段，患者表现除中、拒食，人所共知，尚有撮空理线、循衣摸床、长哈短呼、呃声不止，与脑功能欲停工运作有关。1956年遇一肺痈患者，同道给予千金苇茎汤（苇茎、薏苡仁、桃仁、冬瓜子），葶苈大枣泻肺汤（葶苈子、大枣）加桔梗、鱼腥草，开始见效，尔后哮喘、痰声辘辘，转老朽诊疗，因情况复杂，改入西医病房，打针、吃药仍无起色，过了三天，逐渐神志不清，双手乱摸、举起、抓脸、搔头，发生异常动作，经大力抢救，也未回天，第二日死亡。写出便于临证参考。

时方派革新未忘祖

《伤寒论》太阳篇提及温病之名，无有下文，人们怀疑六经学说不包括该病，实则除了桑菊饮、银翘散，时方派有不少处方遣药来自大论，由葛根芩连汤、白虎汤、黄连阿胶汤、炙甘草汤、竹叶石膏汤、小陷胸汤、栀子豉汤、麻杏石甘汤、三承气汤、麻黄连翘赤小豆汤化裁者居多。他们有新的发展，并未忘祖，仍属垂直关系，一线贯珠。家父同窗邵吉仙先生，为温病大家，以调理时令疾患闻名，治夏季腹痛热泻，日下七八次，常投黄芩汤，计黄芩15克、白芍15克、甘草6克、大枣10枚（劈开），加泽泻15克，水煎分二次服，每日一剂，三天即愈。说明这个学派乃经方的继承者，并非对立的另一阵营。

火有虚实应补泻分明

研究火证，要掌握实火为邪热有余，虚火属真阴不足，应泻、补分明。若邪热入里，火盛水耗，除个别出现战汗、发斑，大都腹内胀满、高烧不退、大便燥结、热结旁流、神昏谵语、舌苔黄黑上生芒刺，须清火、解毒、通肠道，兼以救阴，老朽临床胎息白虎、承气、栀子金花、大解毒汤，组成一首处方，

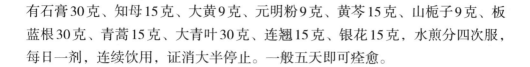

有石膏30克、知母15克、大黄9克、元明粉9克、黄芩15克、山栀子9克、板蓝根30克、青蒿15克、大青叶30克、连翘15克、银花15克，水煎分四次服，每日一剂，连续饮用，证消大半停止。一般五天即可痊愈。

清、解、凉、通并举治红肿

红肿证较为少见，1990年一患者发烧，全身红肿如丹毒，汗出而热不退，虽属时令病，按温邪发斑调理，疗效未显。门生赵纯修委先生诊治，形状与多形性红斑不同，乃瘀热所致，试以凉血解毒，配伍清热化斑药，当时即给予大青龙汤加减，计银花30克、大青叶30克、丹参10克、牡丹皮15克、板蓝根30克、生地黄15克、蒲公英30克、连翘15克、紫花地丁30克、败酱草15克、野菊花30克、黄芩15克、山栀子15克、大黄9克、赤芍9克，每日一剂，水煎分四次服，连用五天，效果良好，嘱其继续勿停，共十一帖，竟然得愈。说明本证只投石膏、黄连很难相应如响，清热、解毒、凉血、通下四法并举，是比较理想的措施，故赖以获救。

刘华英经方治疗表里皆寒和表里俱热

刘华英大师，考庠生落第，未有入泮，因家贫改攻医术。与人谈话，满腹经纶，如江河奔放，涛涌不绝；背诵《伤寒论》《金匮要略》不漏一字。晚年应亲友邀请赴南洋执教兼济世活人，被称"饱学元戎"。所著《滥竽杂说》将疾病大众化，雅俗共赏。他讲阴盛之人感寒邪，表里皆寒，名冷包寒或伏阴伤寒，宜投麻黄附子细辛汤（麻黄9克、细辛3克、附子15克）；伤寒表解邪入阳明、内有积热又染温邪，表里俱热，谓之热包火或双阳合烧，须用白虎汤（石膏30克、知母15克、甘草6克、粳米30克）。老朽受其影响喜开二方，临床统计效果显然。

法、证、药，中医治病三要

中医治病三要，知者极少，清末考试曾出此题，能答者只二三人。实即法、证、药三字。一法中有法，如补法内之温补、热补、凉补、寒补、双补（温、凉、寒、热合用）；二证中有证，如寒证内之表寒、里寒、虚寒、实寒；

三药中有药，如补药内之补气、补血、补阴、补阳，泻药内之泻水、泻火、泻瘀滞、泻燥屎等，现在已基本不再提及了。

效张介宾滋胃阴温胃阳

明代张介宾，为杏林杰出代表，精《周易》，学究天人，所写医药文章行云流水，深入浅出，看问题入木三分，有超凡之见，著述等身，约二百万字。其温补论点，除根据当时客观情况，亦与丹溪学说盛行，补偏救弊有一定关系。老朽临床数十年，调治中州疾患，滋胃阴常投叶香岩养胃汤（麦冬、扁豆、玉竹、沙参、桑叶、甘草）；温胃阳则用养中煎：人参9克、山药12克、茯苓6克、扁豆15克、干姜6克、甘草3克，水煎分三次服。对舌苔白腻、厌食、消化不良、不欲饮水、倦怠乏力，每日一剂，连用9～15天，有较好的疗效。

二陈汤为治痰基础方

清贤刘一仁《医学传心录》提出以治痰邪为患的二陈汤（半夏、橘红、茯苓、甘草、生姜）作基础，随证增药而获效，因伤风而致加前胡、旋覆花，因寒而致清冷，加干姜、桂枝、细辛，因热而致黏黄，加黄芩、黄连、山栀子、石膏，因湿而致涎沫多，加苍术、桑白皮，因暑而致腥臭，加香薷、扁豆，因燥而致黏稠似胶，加瓜蒌仁、天花粉、贝母，因酒积而致呕恶，加葛花、猪苓，因停食而致嗳气吐酸，加香附、枳壳、神曲，因脾虚而致倦怠纳少，加白术、陈皮。老朽临床经验，疗多痰症，无论何种因素，于处方中加入茯苓、桔梗、白芥子、半夏、旋覆花、贝母、葶苈子、泽泻、白术、天竺黄普遍有效。

偏头痛效方

蒲学研究家赵南山，谓桌上无《聊斋》不为读书家，言蒲留仙在毕府当馆师时，亦常给人诊病，曾医一偏头痛患者，他开了四味药，计全蝎9克、白附子9克、僵蚕9克、白芷9克，每日一剂，水煎服之，连用十五天，便霍然而愈。老朽通过临床验证，对三叉神经痛、神经性头痛，都有一定的效果，堪称良方。

疗皮肤病外洗方

诗坛王渔洋父、祖三世均通岐黄之道，常聘请良医讨论药物功效，其家藏有不少验方，以备济世之用。学友祝大凡在购买《群芳谱》时，曾获得一首处方，专治湿疹、脚癣、皮炎刺痒钻心，疗效极好，有百部50克、楮叶100克、狼毒50克、夜交藤100克、凌霄花50克、萆草100克，水煮外洗或浸泡，每剂用三天，日洗泡三次，乃令人喜爱的不倒翁方。

大承气汤通腑泄热应用广泛

大承气汤（枳壳、厚朴、大黄、元明粉）投入临床，除《伤寒论》所指对象痞、满、燥、实、坚，宜扩大应用范围，如口臭、伤食、呕吐、牙龈肿痛、眼睛充血多眵、肠梗阻、阑尾炎、盆腔炎、热性病高烧不退、暴发便秘、躁狂型精神分裂症，都有给予机会，在施治是要掌握重点，以大腑不通、肠道干结、久不更衣为依据。其清热、泻火、排毒、消炎、攻下的医疗作用，十分显著，并非局限于驱逐消化系统的垃圾，而是调理人体全身之药。

调中州补气血治消瘦

身体肌肉消瘦，除遗传、慢性疾患、糖尿病，大都与脾胃弱吸收不良、过度消耗、长期腹泻、体力衰退有关。老朽临床观察，结合药物实践，曾用传统方法制定专题复方，以调治中州、补益气血、增强食欲、提高生活力为出发点，能取得较好的效果。计人参50克、砂仁50克、台参50克、炒白术15克、茯苓10克、熟地黄50克、山茱萸30克、麦冬30克、当归30克、黄芪50克（煮水入药）、川芎15克、莲子30克（去芯）、枸杞50克、炒山楂100克、炒神曲50克、鸡内金15克、橘饼50克、佛手10克、五味子30克，碾末，水泛成丸，每次6～10克，日三服，连用2～5个月，名壮肥丹。以补为主旋律，兼辅助运化功能，采取了双向调节。

久病危笃之证不可盲目攻伐

中医临床治病方法很多，均依据病情而用，如先攻后补、先补后攻、攻补兼施。老朽经验，凡久病、大病、危笃之证，身体虚弱，尚未复原，虽然便秘数日不解，亦不能泻下，防止气血下脱雪上加霜。经验证明，若盲目攻伐，既影响健康恢复，也会因元气亏损转向恶化，全身无力、疲惫、精神萎靡，导致死亡，造成得不偿失。张从正先贤言邪非人体应有，邪去则人自安，但在此场合下并不适用。业师训诫，此种情况下甚至利肠滑润药均不可开。

程芝田亡阴亡阳论

程芝田《医法心传》对亡阴、亡阳阐释虽然偏颇，然有参考价值，他说过汗亡阴，血燥生风，须投滋润；误凉亡阳，胃寒脾败，宜给温补。过汗亡阳，先亡离家之阴，后亡坎中之阳，阴虚阳无所附；误下亡阴，先亡胃家之阳，再亡脾中之阴，阳亡阴不独存。老朽所见，凡失血、伤津、耗液，皆能亡阴；宣散、寒凉、破利、攻伐、摧残气机，都可亡阳。不一定死守一个模式，先亡阴而后亡阳，亡阳从亡阴转来。家父常言，寒凉、泻下药物引起的亡阳，比多汗所致者为数不少，过用麻黄汤亡阳、乱吃大承气汤也会亡阳。

香苏散加味治外感风寒

清贤程国彭鉴于外感风寒，有汗不得投麻黄、无汗不得投桂枝汤，界限严格，曾制定一方，用香苏散加味，老朽将其具体化，拟出剂量，香附9克、苏叶9克、陈皮6克、甘草3克，添入荆芥9克、蔓荆子6克、防风9克、川芎6克、秦艽9克，水煎分三次服，每日一剂，连用2～4天。对身热恶寒、头痛、无汗或少汗、骨楚、食欲不佳、肌肉关节疼痛等证，都有良好的效果。他说两帖即愈，并非夸张。

抓病机一方可多用

临床诊疗，要通权达变，灵活吸收古人经验，一方能治多证，非一病专投此方，这样不仅扩大了认识范围，亦发挥了良方的广泛用途，《伤寒论》就开了先例。通一斋张景岳说，麻黄汤治太阳发热、头痛、无汗，阳明脉浮、无汗而喘亦用之，太阳阳明合病喘而胸满亦用之。桂枝汤治太阳汗出中风，阳明如疟状、日晡发热、脉浮发汗亦用之，太阳未解、脉浮弱亦用之，太阴脉浮可发汗亦用之，厥阴下利、腹胀身痛亦用之。小柴胡汤治少阳胁痛、干呕、往来寒热，阳明潮热胸胁满亦用之，阳明中风脉弦、胁痛、无汗、潮热、身黄亦用之，妇女中风、寒热、经水适断、热入血室如疟状亦用之。充分说明只要抓住病机，就可一方多用，临床表现是依据，辨证寻源乃根本，即病证结合施治之法。

大黄附子汤去阴寒通大便

林翰民先生藏书《梵天楼医记》，言托钵僧万空大师精刀圭术，以《伤寒论》《金匮要略》为法，属典型经方派，左右逢源，屡起沉疴。常以大黄附子汤（大黄3克、附子15克、细辛6克）调治头痛、胁痛、腹痛三证，凡阴寒凝聚大便不爽，皆投本方，诊断标准是面色发青、喜热饮食、脉象弦紧、怕风寒刺激、温熨则舒。如身上骨楚无汗加柴胡9克。一般七剂转愈，老朽临床也仿照应用，收效较好，宜给与寒实之体。

石膏水溶低，药用需配伍

医界先贤善投石膏汤，自缪仲淳、王孟英、刘蔚楚以下，代不乏人，民国盐山张锡纯前辈更为突出，绰号石膏大王。傅菊仙年伯与家父同科，医文双著，写作行云流水倚马可待，教授《左传》《国语》《战国策》不看原文亦无讲稿，背诵如数家珍江河直下，见者目瞪口呆，尊称人间少二。他临证喜开石膏，据《伤寒论》原量一斤，每剂常给予五两，计150克，重则八两即240克，收效明显，未有不良反应。曾说白虎汤属标准处方。指示老朽此味在水内溶解度较低，配入其他药物方可提高作用，令溶解度增加，否则难得疗效，等于一杯白水，能贻误病机。若高烧患者，要加入知母、青蒿、黄芩、柴胡、大青叶、浮萍、重楼、板蓝根，且易汗出而解。气虚添西洋参。最佳的用量，应限于60～180克之间。

百月丹补气血调脾肾治禀赋不足

罗丈兰峰从医八十余年，饱经风雨百炼成钢，阅历极为丰富。临证处方严谨，属杏林之冠。百岁辞世，令人无限怀念。他对禀赋不足，身躯较弱，亚健康体质，提出宜用百月丹，有人参50克、红景天50克、熟地黄50克、山药100克、肉苁蓉50克、白术50克、山楂50克、炒神曲50克、当归50克，碾末，水泛为丸，每次5～10克，日2～3服，能补气、益血、健脾、开胃、温养肾阳，增强免疫、抵抗、修复三力。其弟子所辑《师门见闻录》还要求配合食疗，吃羊肉、蜂蜜、饴糖、龙眼、枸杞、大枣、胡桃仁、葡萄、沙棘果、黄精、落花生。老朽照方不断给与患者，均收功效。

小柴胡汤加味可治时令病

《伤寒论》小柴胡汤主药为柴胡、黄芩，两味组合能清热透表，体温下降，对热性疾患高烧，有良好作用。投量宜二者相等，每剂15～25克。老朽实践，配入青蒿15～30克收效转快。恐发生恶心、呕吐，加半夏6～9克、竹茹15～30克。不只调理少阳证，亦广泛投诸时令病，重点是出汗、泻热、解毒、宣散、退烧，如放入其他处方中，都易见效。若同石膏、大青叶、寒水石、板蓝根为伍，疗效更佳。经验证明，青蒿解热超过浮萍，然其发汗明显，不可久服，黄坤载先贤推荐的浮萍，则无此弊，汗出较少。

晶光禅师善用经方

晶光禅师，读书很多，怀有古今中外知识，化缘四方，客居佛照寺时经常为人诊病，善用《伤寒论》麻黄、四逆、承气、陷胸、五苓、青龙、柴胡汤加减。认为苏州叶桂、薛雪二家经验丰富，虽属温热学派，但对经方研究，亦不相轩轾。薛氏出自书香门第，视药商白丁之香岩翁有所轻薄，从而存在门户隔阂。他们因同来于柯琴、王子接杏坛，其杂病处方却有共同点，喜投宣、开疗法，如习用枳壳、藿香、苏叶、瓜蒌、桑叶、菖蒲、薤白、黄连、半夏、郁金，实际这些都是小陷胸、半夏厚朴、瓜蒌薤白半夏汤的药物。

救窭汤治咳嗽廉价效佳

老朽弱冠开始应诊时，承医林前辈指导，并授与车乘仙《义载记》一册，其中警示要先贫后富、先民后官，急救人、慎开方，速煎药，勿索取高酬。今已越耄耋之年，记忆犹新，除工作关系很少和花翎人往来，虽失掉美丽前景，却得到"吃亏是福"。书内收入徐灵胎先生给贫穷患者治咳嗽验方，风寒所致均有效果，即《伤寒论》小青龙汤的化裁，计麻黄3克、干姜6克、细辛3克、五味子9克、茯苓6克、桔梗6克，每日一剂，水煎分两次服，名救婆汤。老朽根据北方气候、体质、环境特点，常将投量增加半至一倍，3～6天可愈。

养阴潜阳制浮游之火

抄本《花韵楼医案续集》载有浮游之火即无根之火上越，感觉头面烘热，口燥不渴，此时既忌升阳散火，亦不应寒凉泻热，与东垣所言阴火也不同，是一种阴不食阳现象，只要养阴潜阳，就能把火邪引下，可用六味地黄丸去茯苓加龙骨、牡蛎、珍珠母、石决明、龟板、紫贝齿治疗。如非阳亡飞散，肉桂、附子切勿轻投。老朽经验，诊断本证脉浮数按之无力，乃唯一依据。

通大便妙用元明粉

老朽临床无论伤寒、温病，凡热性疾患大便多日不下，若尚未燥结，投小承气汤（枳壳、厚朴、大黄）加槟榔、生首乌，一般不用元明粉，防止没有被吸收的营养大量排出。如舌苔老黄、干燥，上生芒刺，则开大承气汤（小承气增量加元明粉），利用元明粉注水软坚滑润肠道利于燥屎下行，同时亦排出火热之邪，一举两得。

附子、乌头使用新解

日照寺老衲辰光，乃伤寒派大师，八十岁仍在为广大群众解除疾苦，被称为活佛，喜开四逆汤、乌头煎。他用附子、乌头时，先水煮二小时，加蜂蜜继煎15分钟，破坏生物碱灭其毒性，然后加入葱白再烧5分钟，谓之原汤，可兑到相应药液中。葱白通阳，能助力发挥驱邪、散寒作用，是一味良品。他说附子、乌头投量要大，每剂30～60克，方见其功，否则等于喝水，无济于事。经方中且勿乱添杂药，不只影响疗效，还会产生不好反应。将麻黄放在附子、乌头处方内，不易发汗，仅可利尿。这些经验，十足弥贵，宜牢记之。

补中举陷亦治眼疾

枸杞、熟地黄、菊花、山茱萸、山药、茯苓、牡丹皮、泽泻组成之杞菊地黄丸，虽属眼科专品，然非万能灵药。郁冈斋主人王肯堂说，秀水黄承昊视力下降，看细小字不耐持久，服养血滋阴药无效，乃诊为阳气不升，授以黄芪、人参、升麻、柴胡、甘菊、枸杞、甘草，师法东垣补中举陷，吃了很好。这一验案常被传诵，特录出供作借鉴。

经方既医时令证亦治杂病

《伤寒论》既医时令证亦治杂病，简明扼要，应用广泛，如阳病开黄芩汤、茵陈蒿汤、白虎汤；阴证开四逆汤、白通汤、吴茱萸汤；外解开桂枝汤、麻黄汤、葛根汤；攻里开陷胸汤、三承气汤；扶正开小建中汤、炙甘草汤；活血开抵当汤、桃核承气汤；调气开四逆散；和解开小、大柴胡汤；泻痞开五泻心汤；痰饮开苓桂术甘汤、十枣汤；止泻开桃花汤、赤石脂禹余粮汤；催吐开瓜蒂散；失眠开黄连阿胶鸡子汤、栀子豉汤；利尿开五苓散、猪苓汤；痢疾开白头翁汤；通络脉开当归四逆汤；哮喘开小青龙汤、麻杏甘石汤；噫气打嗝开旋覆代赭汤；心悸不宁开桂枝甘草龙骨牡蛎汤；胸闷呕吐开干姜黄芩黄连人参汤。老朽数十年临床，就常参考这些处方加减，均收良效。

阴得阳而化，津液乃行

金元医家王汝庄认为阴盛阳气走散，尿白量少，如水结冰，应投热药，烦躁口渴，是将出汗的先兆，"阴得阳而化，津液乃行"。除用干姜、人参、白术外，常用硫黄、附子、肉桂、乌头、麝香、全蝎、细辛、吴茱萸、荜澄茄、黄酒，使离照当空，阴霾四散，腰膝冷痛加丁香、沉香。老朽学习他的经验，治疗寒痹，即风湿性关节炎症，组成一方，名扶阳制阴汤，有附子9克、制乌头9克、吴茱萸9克、全蝎9克、细辛6克、白术9克、干姜9克、肉桂6克、两头尖15克（先煎一小时）、黄酒30毫升，水煎分三次服，每日一剂，连饮15～30天，效果甚好。其《医垒元戎》所记师传治老、弱、虚人口干之易老的门冬饮子（人参、枸杞子、五味子、麦冬、茯苓、甘草），外出旅行生津止渴的千里浆（又名水葫芦，有木瓜、苏叶、乌梅、肉桂、茯苓、蜜丸，噙化），也属保健良方。

治病平妥才是真理

温补派薛立斋，交游较广，被达官贵人称为养生家。善用温润滋补化源，重视扶正邪自除，以治本为第一要义。处方常开四物汤、六君子汤、归脾汤、逍遥散、六味地黄丸、桂附八味丸、补中益气汤。阳气虚弱，用六君子汤（四君子加木香、砂仁），内寒加干姜。出入改变一二味，便见疗效。但投药呆板不够灵活，缺乏机动性，一方让患者服至百剂，会出现过犹不及、抗药性、药源致害之弊，形成墨守成规只下死局。叶桂老人曾开门见山地批评，难免有不中肯綮者，延误了施治时间。

温阳培元保护胃气为行药之主

通一斋主人张熟地，即景岳先生，研医中心思想重视天晴日暖，夏熟红繁，凸出温补，保护胃气以为"行药之主"，强虚次实。虽说人参、熟地黄为良相，大黄、附子为大将，推称"四维"，但以参、地作法宝。有东垣复生之号，却不宣扬升阳举陷大降阴火。谓误补增邪犹可解救，虚而妄攻元气散亡，其祸大。驱邪一法，受益者四，损人占六，成则难，败最易。诸证临床，的确如此。所创大补元煎，由人参、山药、熟地黄、杜仲、当归、枸杞子、山茱萸、甘草组合，名"回天赞化救本培元第一要方"。并语重心长地告诉人们，把补中、润养作诊疗突破，扶阳益气药物投于开始；阳亡气散，极难挽回，死灰不可复燃，这是关键，也系掌握的亮点。

潘桂园临床经验

潘桂园先生，见闻极广，富南派风格，所写《吹毛集》记有许多实践经验，与众不同处是医文并茂、客观、简明，读之有趣。他说逍遥散（柴胡、当归、白术、白芍、茯苓、甘草、薄荷、大枣、生姜）功能补脾、散肝、解郁、养血、利水五个作用，可投予多种疾患，非妇科专药。宜于胃炎、肝炎、神经衰弱、烦闷多梦、精神易惹激动、月经先后无定期、更年期综合征，乃一首有效良方。临床化裁，遇脏躁证加甘草小麦大枣汤；肝火过旺暴怒发狂加当归芦荟丸；懊恼失眠加栀子豉汤；便秘加增液汤；闭经加大黄䗪虫丸；老年阳盛阴虚火气凌人加六味地黄丸；口苦、耳鸣热邪上冲加龙胆泻肝汤；肋间神经痛、软骨炎加复元活血汤（柴胡、天花粉、当归、红花、甘草、大黄、桃仁、穿山甲）。

葛桂崖用药量大力专见奇功

葛桂崖前辈，医术精良，临证大刀阔斧，每剂开人参、石膏、附子、黄芩、柴胡、乌头数十克，屡起沉疴，人称大先生。因科甲出身，家学渊源，文笔流畅，擅长写作。其《阆苑献桃记》载入许多亲历见闻，十分珍贵。曾言一伤寒高烧患者，已就医多家，诸药无效，十日后转求其师赵公会诊，按邪入少阳施治，投加减小柴胡汤，计人参6克、柴胡30克、黄芩30克、半夏9克、青蒿15克，有阴虚现象加白芍15克，水煎分三次服，连用两剂，汗出、热退。大便六日未解，改为增液汤：生地黄45克、麦冬45克、玄参45克、大黄3克，吃了一帖，排出大小粪块二十余枚。休息一周，即恢复健康。据老朽总结，药力重点归功柴胡、黄芩，次则青蒿，大病便秘不可攻下，给予濡润肠道之药即会解决，大黄只开3克，且分三次服之，对人体不发生任何损害，叹为巧治。

翟朱山验方九首

翟朱山先生为多才贡士，因殿试落榜专业岐黄，精研《伤寒论》《金匮要略》，见解透辟，论述超群，会诊时众医尊称良师，处方求其一锤定音。所著《寿桃轩又缀》载有九首验方。言栀子豉汤清除心中虚热、烦恼失眠，投量山栀子15克、香豆豉9克，加黄连9克，与酸枣仁汤、黄连阿胶汤，为调治入睡难三大名方。麻杏石甘汤内石膏酸涩，能抑制麻黄发汗，宜于多汗者，与小青龙汤、苓甘姜味辛夏仁汤加麻黄，属哮喘证三大名方。小陷胸汤的瓜蒌投量要大，除宽中、下气、润肠，尚可疏导黄连守而不走之弊，与半夏泻心汤、调胃承气汤为利结、排满、消积开胸三大名方。并说攻读《伤》《金》二书，从无字处着眼，打破六经界限，以方探药，药里求方。

四神汤加味专治体虚疲劳诸证

冬阳先生是才华横溢的文豪，因看破红尘出家为道士，乐善好施，以医术济人，在其《野曝漫笔》内公开经验秘方，名四神汤，由人参9克、刺五加9克、黄芪15克、红景天15克组成，每日一剂，水煎分三次服，补中益气、健身强脑，专治体质虚弱、疲劳、四肢无力、头昏易忘、血压偏低、白细胞减少、免疫功能不足、缺乏抗病机制。适于经常感冒、元气亏损、工作时间过度、大病恢复期。口干加石斛9克，心悸加桂圆30克，失眠加酸枣仁15克、百合20克，贫血加枸杞15克、当归9克、熟地黄30克，便溏加白术9克、茯苓15克，手足麻木加桂枝15克、川芎15克、黄芪增至60克，感觉空虚惊恐加龙骨30克、牡蛎30克、阿胶10克、珍珠母30克，动则出汗加五味子15克、附子9克，纳呆消化不良加炒山楂9克、炒神曲9克、鸡内金15克。老朽常遵此意投诸临床，均有功效，并于方中加入当归9克、肉桂3克温化养血、助阳通络，能提高作用。或曰宜添白芍护阴，也可供参考。

时方医家门户不同但学说互透

清代苏派时方医家，虽各立门户，但学术思想则相互渗透、水乳交融，如叶桂、薛雪二贤就是例子。据地方志记载，一水肿患者经叶氏诊治，投《中藏经》五皮散（桑白皮、茯苓皮、大腹皮、陈皮、生姜皮），收效不佳，转求薛氏调理，他仅于方内加入白术一味，连饮七剂即消，说明运用辨证遣药有许多相同之处，也是携手学习、共进的结果。尽管留下若干矛盾叠见的传说，可信度不足一半。老朽曾师法两家所开润剂施予口干、眼干、鼻干、皮肤干、大便干燥证，计麦冬13克、玄参10克、麻仁15克、瓜蒌仁30克、生地黄15克、天冬15克、杏仁9克、何首乌15克、知母9克，每日一剂，水煎分三次服，连吃7～15天，皆言甚好。

润肺、清热、宣发调失音

金空则鸣、金实则暗、金破则哑，为听诊声音外出三发，失音证即金破表现。家父对本病常投自制复音汤，以润肺、清热、宣发为主，仅加入一味修破收敛的诃子。计杏仁9克、橘红6克、蝉蜕9克、麦冬9克、桑叶9克、生地黄9克、紫菀6克、射干6克、玄参9克、沙参6克、川贝母6克、甘草3克、诃子9克，方义突出养阴。老朽应用，对咽、喉炎、声带麻痹，有较好的疗效。

程芝田心传补、救医法

救与补，在治疗上概念不同，一字之差切勿混淆。程芝田《医法心传》谓六味地黄丸、炙甘草汤是补阴药，小建中汤、附子汤是补阳药，因其中含有桂枝、白芍、茯苓，组方不够一色。四逆汤、吴茱萸汤治阴盛寡阳证，是救阳药，白虎汤、黄连汤治阳旺阴消证，是救阴药。但阳为阴逼不走即飞，阴被阳夺非枯则槁，处方不宜过纯，可以稍杂，专于补阴固非尽美，专于救阳也未必尽善。对此老朽深有体会，以《伤寒论》《金匮要略》为例，寒热并用、攻补兼施，利用物理综合，属一大技巧，且互不掣肘、无有障碍，随意开朝向一方者，却为数不多。

中医化古为新说

百日维新的思想家康有为、梁启超学识宏富，知见渊博，被尊称圣人、贤哲，他师生二人对岐黄看法，在养生方面受道家影响较深，佛教甚少。多推崇《伤寒论》《金匮要略》《千金方》，亦赞成后世学说，指出叶桂之书炙手可热，乃其理、法、方、药切合临床，得到公认，若有门户之见，则无以化古为新。中医也应了解西方学术，如生理、病理、解剖，观察其中内涵，汲诸技巧"丰养吾身"。据《戊戌记事》载，因北方气候干旱，康氏患血燥证，身上瘙痒，经投当归饮子加减，用何首乌、当归、白芍、生地黄、白蒺藜、地肤子、黄芪、浮萍治愈，把时方、杂方别垂青睐，于国外演说时，提及刀圭之术，就将清代的医疗经验放在首要位置，谓社会的进化。

吴谦细论周身之气

关于气的概念，吴谦《医宗金鉴》阐释比较简明，认为人体出生带来的生机、自然界吸入的空气，为先天之气，称肾间动气，为生命之源。水谷入胃，脾行运化，产生的营气、卫气，输送全身，谓之后天之气。先后二天之气结合，形成一种大气，积于胸中，司呼吸、通内外，则名宗气，亦习称元气。保元汤（人参、黄芪、甘草、肉桂、生姜）古方，就是补益这个大气的。所以说大气主宰人身，转动维持生命，虚衰时，即出入废、升降息，神机化灭、气立孤危了。

中药制剂应科学化但不盲目西化

中药利用现代提取、蒸馏、水煮、浓缩、醇沉、滤过、离心工艺制过，往往原有的作用减弱或丢失，延迟调理时间，使病情发展，甚至人随药终。同道施济黎，曾主张科学化，但反对盲目西制，提出传统加工方法近期不要更改。他治流行性热证高烧不退，常开苦散汤，由大黄6克、板蓝根40克、柴胡20克组成，清热解毒，内下外表，体温迅速下降，乃双向医疗，一般3～6克即可痊愈，属临床验方。每帖水煎分三次服，均热饮，且忌凉喝。

四物汤加味调理各种血证

老朽调理血证，常以四物汤芎、归、地、芍为主，随病情添药，注意应用香附、柴胡、当归、益母草、郁金五宝。参考《金匮钩玄》血瘀加桃仁、红花、血竭、丹参、牡丹皮；血崩加蒲黄、阿胶、侧柏叶、艾叶、地榆、茜草、鸡冠花、棕炭、贯众、白头翁；血滞而痛加制乳香、五灵脂、凌霄花、炒没药、延胡索；血虚加龙眼、枸杞子、女贞子、旱莲草、锁阳、肉苁蓉、牛膝、龟板、何首乌；血燥加乳酪、麦冬、桑椹子、夏枯草、酸枣仁；血寒加干姜、肉桂、吴茱萸、小茴香；血热加槐米、小蓟、荠菜、赤芍、玄参、地骨皮、白薇、银柴胡、紫草、牛黄、卷柏、黄芩。

产后奇方生化汤

生化汤有当归、川芎、桃仁、炮姜、炙甘草组成，治妇女产后恶露不停，夹有血块。腹内疼痛，指子宫回缩不良。有的加黄酒、童便，剂量版本所定不一。亦能促进乳汁分泌，预防产褥感染。本方虽收入署名《傅青主女科》产后编，并非傅山之著。此书未载诸陈士铎《辨证录》，大部内容见于绍兴何荣刻出其师陈笏庵家藏的《胎产秘书》、倪桂维写的《产宝》中。张介宾《景岳全书》妇人规古方引自钱象坰世传；南山单养贤《胎产证治录》也转记了生化汤这一处方，已风行全国。不论来于哪家确属有效良剂。

补中益气汤加味经验

老朽经验，投补中益气汤（黄芪15克、人参9克、当归9克、陈皮6克、柴胡4克、升麻2克、甘草3克、白术9克，加刺五加6克、红景天9克，水煎分三次服），可治劳倦内伤，清阳下陷，元气不足，经常感冒，神疲乏力，易汗，头目眩晕，阴火上升。适应于身体虚弱，慢性出血，胃体下垂，脱肛，神经衰弱，低血压，重症肌无力，大便次数多，久病健康未复，功能性低烧，妇女子宫下脱，消耗性疾患疗养期。食欲欠佳加神曲，出血不止加三七参。方中柴胡、升麻不宜重用，否则汗出增多，损气耗液，阳腾过度，头胀耳鸣。运用恰当，效果还是十分显著的。

师法王清任重用黄芪

黄芪、川芎、葛根能扩张血管，对改善心脏冠状动脉、脑动脉血液循环障碍，促进血流量纠正缺氧，有较好的作用，王清任《医林改错》补阳还五汤大量投予黄芪，每剂开至250克，可资佐证。老朽师法其经验，调理冠心病、半身不遂，在此基础上加丹参、当归、水蛭、地龙、大黄，活血化瘀、通利经络，组成祛瘀汤，计黄芪100克、川芎18克、葛根15克、丹参30克、当归15克、水蛭10克、地龙10克、大黄2克，每日一剂，水煎分三次服，20～40天为一疗程。临床验证，均有不同程度的疗效，其中黄芪提升到300克，也无不良反应。若患者失眠严重，将黄芪之量减去一半。

回将汤调胃桂枝白芍显奇功

桂枝、白芍配伍，首见于《伤寒论》，辛散酸收、温开凉润、助阳护阴，寒热互用，能解肌止汗、暖里镇痛，合之相辅为一，分开各有所成，临床巧妙恰到好处。老朽常以其调理胃、十二指肠溃疡腹痛，夜间转剧，即开桂枝20克、白芍20克，加制乳香9克、炒没药9克，保护疮伤面，取名回将汤，水煎分三次服。若呕恶加半夏9克、泛酸灼心加吴茱萸9克，获效甚佳。

中药米酒渊源

中药炮制、处方用酒，以米酒为主，温里散寒；其次为白酒，即烧酒，热通经络。李杲《内外伤辨惑论》指烧酒大热有毒，气味俱阳；叶子奇《草木编》谓清如水、极浓烈。1975年河北青龙县发现铜制蒸馏锅，乃金代遗物，证明烧酒酿造从十二世纪或十三世纪开始，制法明人以为来自阿刺吉（哈刺吉），称阿刺酒，起于西方大食国。早晨与肉、杂味吃下，名头脑酒，能散风寒，可助远行。《景岳全书》张介宾命名火酒。和药物浸泡的治疗剂，统叫药酒，如木瓜酒、风湿酒。目前临床所用的米酒，都是黄酒。

楮树单味去水肿湿疹

谷又名楮树，为造纸原料，全株都可入药。叶100克水煎外洗疮疡，皮炎，湿疹，疥疮，荨麻疹，牛皮癣，原因不明、干燥、老年性瘙痒，种子内服利尿，治疗足、腿、腹中膨胀，按之凹陷，各类水肿，是一味良药。医友连松楠所藏一字丸，即以楮实子碾末水泛成丸，每次5～7克，日三服，施予水肿患者，疗效显著。

药草异号须知

公元九世纪中叶，邹平段成式将药物改名药草异号，雄黄呼丹山魂，空青呼青要女，熏陆香呼灵华汛腴，硝石呼北帝玄珠，青木香呼东华童子，阳起石呼五精金，胡粉呼流丹白膏，鸡舌香呼昃独生，戎盐呼倒竹神骨，金牙石呼白虎脱齿，石硫黄呼灵黄，龙骨呼陆虚遗生，白附子呼章阳羽玄，母慈石呼绿伏石，茯苓呼降晨伏胎，薤白花呼七百灵疏、守宅、家芝，苏牙树呼伏龙李。梁晋竹称黄芩苦督邮，神曲化米先生，白芷三闾小玉，甘遂隋炀给事中，酸枣仁调睡将军，紫苏水状元，藿香玲珑霍去病，大黄无声虎，蛇床子建阳八座，半夏痰宫霹雳，艾叶肚内屏风，细辛绿须姜，寄生混沌螟蛉，知母孝梗，甘草偷蜜珊瑚，肉豆蔻脾家瑞气，附子正坐丹砂，生姜百辣云，枇杷叶无忧扇，皂荚元房中长统，薄荷冰候尉。《记事珠》补充，枸杞为仙人杖，茯苓为不死面，车前为虾蟆衣，菖蒲为绿剑真人，人参为皱面还丹，羌活为两平章，槟榔为马金囊，香附为抱灵居士，卷柏为豹足，黄芪为百草，旋覆花为飞天蕊，当归为文无，白术为山精，石斛为林兰，陈皮为贵老，厚朴为淡伯，白及为雪如来，蜂蜜为甘少府，升麻为既济公，滑石为石中宁，桔梗为吉祥杵，松脂为琥珀孙，泽兰为九畹芽，硼砂为旱水晶，丁香为瘕香娇，鳖甲为黑龙元，蜂房为一寸楼台，桂为白药之长，枳壳为洞庭奴隶，白扁豆为雪眉同气，山栀为黄香影子，金铃子为水磨橄榄，使君子为风棱御史，桃仁为脱核婴儿，密陀僧为甜面淳于，安息香为命门录士，乌药为比目沉香，牛膝为通天柱杖，苍术为茅君宝箧，山药为银条德星，地黄为还元大品，柏子仁为炼形松子，目前已很少人知。

杏 仁 功 用

《伤寒论》投杏仁与他药组方，重点是宣通肺气，兼取肃降滑润作用。一为医喘止咳，外散皮毛，如麻黄汤、麻杏石甘汤；二是肺和大肠相表里，下通便秘，如麻子仁丸。老朽从先师耕读山人受业，蒙恩收为弟子，第一讲就是论述本品入药。炮制去皮实，炒后打泥应用，否则易于中毒，难以发挥功效。指出杏仁理气、桃仁活血，乃传统之说，孙思邈《千金方》已打破此限，且一起配伍，实际疗力相似，但也不尽雷同，须掌握这个方面。叶派立足保健，均开甜者，然利肺降气较苦杏仁低下，显得力弱逊色。

补阴泻火功劳叶出奇功

功劳叶又名十大功劳，清凉润肺，养阴泻热，王孟英先贤以之打丸调治虚热身瘙痒，颇见疗效。老朽临床将知柏地黄丸化裁加入本品，用于头昏、目赤、腰酸、腿软、潮热、盗汗、耳鸣、便干，疗效较佳，命名补阴泻火汤，有生地黄20克、山茱萸15克、牡丹皮10克、女贞子15克、知母10克、胡黄连10克、银柴胡10克、地骨皮10克、功劳叶30克，水煎分三次服，每日一剂，连用10～15天，症状即可大减，继续不停，直至痊愈。1995年于聊城诊一患者，每逢下午发烧，夜半转止，面红、目涩、骨蒸、盗汗、月经中断、疲劳不堪，无结核病史，乃以此方与之，共十二帖，已春回过半，嘱改二日一剂，又吃八天，未再反复。

房丹兰新解甘草

房丹兰医家，对药物研究十分深透，属本草俊杰，曾说人们误认甘草为点缀品，只起矫味、解毒、无关紧要之益气作用，将其缓急治咳嗽的真实功能抛掉了，尽管市场销售有甘草片，但在疗支气管炎、间质性肺炎多种处方中，均未列归君臣药。指出本味单开、配方久服均可奏效，应视为栋梁，不宜轻视。老朽多年来从无把甘草当重点调理咳嗽，造成临床一大缺失，抚今追昔，甚感内疚。

历代医家论柴胡

历史上欣赏柴胡者，首推《伤寒论》有四逆散、大小柴胡汤；李东垣补中益气、升阳散火；张景岳创制五柴胡饮，都视为重点药物。章太炎经验，大量投予或久服，能通下月经。老朽临床应用，清热配黄芩，疏肝配白芍，举陷配升麻，解郁配香附，开结配枳壳，宣散配荆芥，活血配桃红，利肠配大黄，宽胸配瓜蒌，健脾配白术，提气配人参，醒胃配半夏曲，消胀配木香，化滞配橘叶，疗效良好。事实证明，他的抗菌抗病毒作用，也十分明显，对流行性感冒持续高烧，同大青叶、青蒿、板蓝根、浮萍、连翘、银花、紫草水煎服之，三剂即可解除，一般不再反弹。其量要达到15～24克方见卓效。时方派宗师叶香岩、王孟英畏之如虎，避若蛇蝎，令人遗憾。

医林先贤联袂药对

医林先贤有的喜开传统对药，作用相似但又各有别，如乳香与没药、三棱与莪术，佛手与香橼，干姜与附子，蜂蜜与胶饴（麦芽糖浆），羌活与独活，桃仁与红花，荔枝与桂圆，香附与乌药，小茴香与吴茱萸，桑葚与枸杞子，仙茅与巴戟天，紫苏与薄荷，荆芥与防风，人参与黄芪，石膏与寒水石，丝瓜子与冬瓜子，川芎与当归，山药与扁豆，天南星与半夏，苍术与白术，龙骨与牡蛎，茵陈与田基黄，羚羊角与犀角，白芍与赤芍，钩藤与天麻，何首乌与熟地黄，泽兰与益母草，芦根与白茅根，谷芽与麦芽，延胡索与荔枝核，桂枝与肉桂，牛黄与猴枣，酸枣仁与夜交藤，百合与合欢花，砂仁与白豆蔻，藿香与佩兰，浮萍与荷叶，莲子与芡实子，金樱子与桑螵蛸，续断与杜仲，龟板与鳖甲，阿胶与胎盘，紫菀与款冬花，女贞子与五味子，仙鹤草与旱莲草，麦芽与天冬，罂粟壳与白屈菜，金莲花与金灯笼，桔梗与射干，前胡与旋覆花，蒲公英与紫花地丁，败酱草与紫背天葵，石决明与决明子，珍珠母与紫贝齿，银花与连翘，黄芩与山栀子，黄连与黄柏，秦皮与白头翁，木香与檀香，大青叶与板蓝根，猪苓与泽泻，青黛与龙胆草，枳壳与厚朴，花粉与石斛，刘寄奴与马鞭草，络石藤与千年健，徐长卿与秦艽，老鹳草与雷公藤，锁阳与肉苁蓉，诃子与补骨脂，赤石脂与禹余粮，白芥子与莱菔子，川楝子与八月札，白芷与藁本，牛膝与木瓜，升麻与柴胡，胡椒与荜澄茄，川乌与草乌，甘遂与芫花，大戟与牵牛子，水蛭与虻虫，䗪虫与鼠妇，蝼蛄与蜣螂虫，全蝎与蜈蚣，天竺黄与僵蚕，地龙与白花蛇，苦丁茶与野菊花，姜黄与郁金，麻黄根与浮小麦，血竭与三七参，青皮与陈皮，降香与沉香，牡丹皮与地骨皮，朱砂与琥珀，通草与木通，麻黄与苏叶，昆布与海藻，狗脊与菟丝子，芦荟与番泻叶，麻仁与郁李仁，白薇与紫草，苦参与胡黄连，山慈菇与蜀羊泉，青蒿与香薷，萹蓄与瞿麦，丁香与小茴香，安息香与苏合香，秫米与粳米，刺蒺藜与菊花，玫瑰花与绿萼梅，蒲黄与茜草，小蓟与侧柏叶，穿山甲与皂刺，鹿茸与仙灵脾，太子参与西洋参，竹沥与沙参，枇杷叶与桑白皮，白果与乌梅，蟾酥与麝香，马兜铃与露蜂房，白前与百部，二味配合能提高疗效，单独应用也可发挥个性本色。家父谓之联袂药。

白术治水邪三义

《伤寒论》用白术含义有三，一是温里益气，如理中汤；二是祛饮利水，如茯苓桂枝白术甘草汤；三是健脾逐湿疗痹，如桂枝附子去桂加白术汤。老朽师法此理调治水邪、寒湿所致身重疼痛，和制乌头配伍，每剂开到20～60克，并组建一方，有白术40克、制乌头15克、老鹳草30克、生姜9片，水煎分三次服，每日一帖，持续应用，对风湿、类风湿关节炎、痛风证，都见良效，名三义汤。

巧妙配伍活用大黄入方剂

大黄一味，治疗很广，除泻火利肠，尚富其他用途，如活血破瘀、疏利经络、调畅月经、攻痞逐积、消化癥瘕。历代先贤为了流利气机、开通障碍、促进血流，常于相应处方中加入本药，目的增强"通、化"作用，然投量极小，以不引起泻下为度。这一施治方法虽被人们模仿，但不求甚解，甚至造成盲从。或者批评为杂乱无章、画蛇添足、脱离正规，实际是巧妙的配伍，应抓住此环。

荸荠药食两用医肺燥

荸荠，湖泊水生植物，又名凫茈、乌芋、马蹄，药食两用，可滋阴养胃、清热生津。鲜者每剂150克，配入甘草20克，医治肺燥、支气管痉挛咳嗽不已，有较好的作用，水煎分三次服，属于民间疗法，也能升大雅之堂。

胡桃仁治老人肠蠕动迟缓型便秘

更衣困难感，老人肠蠕动迟缓大便秘结，铃医有一验方，每日吃胡桃仁5~8个，第二天则顺利排出，且不干燥，比服用药物还好。如晨起空腹再配合喝鲜牛奶一包，大助一臂之力。

利尿消水肿麻黄有奇功

仲景先师投麻黄目的有三，即发汗、止喘、通小便，如麻黄汤、麻杏石甘汤、甘草麻黄汤。麻黄利尿作用虽少人知，确有功效。医家陈元辅善调内科，对水肿诊断独具慧眼，喜以麻黄15~25克为君，解表发汗、下利水道，并配合白术30克、茯苓30克、猪苓15克、泽泻15克、车前子15克组方，令症状迅速消退。其不传之秘，皆加与麻黄同量的东北人参，通中有补，以补促泻，闻者称奇。

玳、龟、鳖三品临证验谈

玳瑁、龟板、鳖甲，均为水生动物，玳瑁来自海洋，后者产于淡水江河湖泊，潜阳息风，皆可入药，但作用各异。玳瑁甘寒，清热解毒，医疮疡红肿，头痛眩晕，热病谵语，高烧惊厥，常与天麻、石膏、蒲公英、银花、钩藤、羚羊角配伍。龟板咸平，滋阴补肾壮骨，治腰腿酸软，潮热盗汗，阳亢耳鸣，妇女崩漏带下频多，常与生地黄、知母、黄柏、地骨皮、女贞子、牡丹皮、山茱萸配伍。鳖甲咸平，消聚散结，软坚力强，常与丹参、三棱、莪术、郁金、柴胡、白芍、鸡内金、血竭、乌药、三七参、香附、桂枝、桃仁、蟅虫、制乳香、炒没药配伍。三品合用，对多种热性疾患晚期阴虚液亏口、舌、咽干，持续低烧，暗风内动，烦躁不宁，四肢抽搐，加二冬（麦冬、天冬）、三虫（全蝎、蜈蚣、僵蚕）、三介（牡蛎、珍珠母、石决明）、一胶（阿胶）、一黄（鸡子黄）、一卧龙（地龙），有较好的疗效，习称三寿汤。

活血、理气药物拾零

老朽临床投活血化瘀药，通经络，调月经，破郁阻，消癥瘕，用红花、川芎、当归、蟅虫、大黄、水蛭、丹参、苏木、没药、三棱、莪术、急性子、刘寄奴、益母草、虻虫、干漆、路路通、马鞭草、泽兰、凌霄花、穿山甲、王不留行、桂枝、赤芍、藏红花；疏利气机障碍，行滞散结，开郁利塞，疗胀满、疼痛，用青皮、枳壳、厚朴、香附、木香、乌药、沉香、佛手、檀香、川楝子、香橼、薤白、荔枝核、甘松、姜黄、乳香、郁金、腊梅花、延胡索、五灵脂、绿萼梅、白芷、大腹皮。据施治需要，配入相应处方中，很富功效。

痹证药用摭拾

老朽常开祛风、寒、湿药调理肌肉、关节痹证、鹤膝风疼痛，如独活、木瓜、羌活、秦艽、五加皮、老鹳草、千年健、威灵仙、络石藤、蚕沙、苍耳子、豨莶草、海桐皮、桑枝、乌梢蛇、伸筋草、海风藤、乌头、附子、石楠藤、薏苡仁、汉防己、椒目、苍术、桂枝、麻黄、雷公藤、青风藤、防风、细辛、钻地风、徐长卿、全蝎、蜈蚣、金钱白花蛇、草乌、白术、穿山龙、苍术、寻骨风。宜于痛风、风湿、类风湿关节炎，游走性疼痛，肩胛周围炎，四肢麻木，手足屈伸不利，腰椎病，强直性脊柱炎。经验证明，如同乳香、没药、制马钱子一起混合组方，收效最好。

玉米须甘寒妙用多

玉米须甘寒，每次鲜者50克，水煎当茶饮，或放入粥中煮食，均起保健作用。能降血压、血脂、血糖、体重，清热凉血，利尿消肿，抗老衰益寿延年。对多种炎症如胆囊炎、前列腺炎、肾盂肾炎、肾小球肾炎都宜服之。且可排除消化道、尿路结石，心脑血管病供血不足也属适应药物。堪称废弃一宝。老朽常取其和山楂15克调理高血压、高脂血症；同海金沙15克治疗膀胱炎、尿道炎小便频、急、热、痛等，功效甚佳。

中药处方别名录

中药别名或商品名较多，写入处方中的重点。主要为丁香称百里香、公丁香，人参称地精、神草、仙药，三七参称金不换、山漆，土茯苓称奇良、山归来、冷饭块，大蒜称葫，小蓟称野红花，山豆根称金锁匙，山楂称红果、棠毬子，山茱萸称枣皮、鸡足，五味子称嗽神、红内消，五灵脂称鹖鸣屎、寒号虫粪，天南星称虎掌，天麻称定风草、石箭、鬼督邮，木蝴蝶称千张纸，牛黄称丑宝，牛蒡子称恶实、大力子、鼠粘子，王不留行称剪金花、金盏银台，仙茅称婆罗门参，代赭石称土朱砂，半夏称水玉、守田，玄参称鹿肠、馥草，甘草称国老、蜜草，白术称山姜、杨枹，白附子称新罗白，白头翁称野文人、奈何草，石决明称千里光、九孔螺，石斛称金钗，石钟乳称鹅管石，灶心土称伏龙肝、合欢皮称夜含表，荸荠称水栗、乌芋、凫茈，地骨皮称杞根、仙人杖，地肤子称地葵、落帚，地锦称血出停、草血竭，羊踯躅称闹羊花、黄杜鹃、羊不食草，西洋参称佛兰参、花旗参，旱莲草称鳢肠，杜仲称思仙，沉香称奇香、海南沉，沙参称羊奶婆，牡蛎称蠔皮，辛荑称木笔花、报春来，芡实称鸡头米，芫花称毒鱼、头痛花，楝实称川楝子、金铃子，银花称忍冬、双花、二宝花，阿胶称黑板膏、驴皮胶，青黛称靛花，柴胡称芸蒿、茈胡、解郁草，穿山甲称鲮鲤、下奶片，胖大海称安南球、大洞子，郁李仁称棠棣、山梅子，夏枯草称夕句、铁色草，射干称乌扇、野萱花、扁竹莲，瓜蒌称栝楼、果赢，桑螵蛸称蜱蛸、螳螂子房，桔梗称白药、上浮草，消石称火硝、地霜，秫米称黄糯米、粘粟，茜草称蒨茹、蒨根、血见愁，茵陈称白蒿、消黄草，荆芥称假苏、鼠蓂，蚤休称重楼、草河车、金线，马齿苋称长命菜、九头狮子草，马鞭草称龙牙、凤颈草，常山称恒山、鸡尿草，败酱草称苦菜、鹿肠，旋覆花称金沸草、夏菊、滴滴金，曼陀罗称风茄花、醉仙桃、佛花、滇茄、洋金花，淡菜称海红、东方夫人，淫羊藿称仙灵脾、弃杖、三枝九节草，牵牛子称黑白丑、狗耳草，紫河车称胎盘、胞衣、混元体，紫花地丁称独行虎、米布袋，紫菜称地血、凉血草，蚯蚓称地龙、曲蟮，麦冬称羊韭、不死草，麻黄称龙沙、赤根，无花果称映日光、文光果，丝瓜称天罗、清暑瓜，菖蒲称昌阳、石上草，玉竹称葳蕤，黄芪称王孙、升气，黄精称黄芝、仙人粮、救穷草，当归称文无、大芹、山蕲、女二天，硼砂称月石，蜈蚣称天龙、蝍蛆，补骨脂称破故纸、胡韭子，木通子称八月札、预知子，鼠妇称伊威、湿虫、地虱，佛耳草称鼠麴、香茅草，山慈菇称慈菰、河凫，蒲公英称黄花地丁、奶汁草，苍术称山精、赤术，苍耳子称卷耳、道人头，豨莶草称猪膏母、白花菜，轻粉称水银粉、汞粉、腻粉，远志称细草、棘菀、醒心杖，酸枣仁称樲、山枣子，急性子称凤仙子、旱珍珠，大黄称中吉、开肚灵，泽兰称虎蒲、地茹叶，龙眼称桂圆、圆肉、黑甜膏，薏苡仁称玉米、回回米、解蠡、薏珠子、米仁，薤白称火葱，蝼蛄称土狗，蟋蟀称促织，䗪虫称土元、地鳖、簸箕虫，槟榔称大白、花纹果，芦荟称象胆、奴会，露蜂房称马蜂窠、百穿、蜂洞，续随子称千金子，佩兰称省头草，麝香称脐香、当门子，鹧鸪菜称海人草。如辨识不明，且莫随意发药。

木蝴蝶为口腔科要药

木蝴蝶，苦寒，又名千张纸、玉蝴蝶、云故纸，质轻易随风飘扬，为口腔科要药，对声音嘶哑之声带麻痹、发痒咳嗽，每次6～12克，同蝉蜕9～15克、麦冬9～15克、玄参9～15克，水煎分三次含咽，治愈率很高。与金莲花、金果榄、金灯笼、金荞麦、山豆根、射干、牛蒡子组合，可疗咽炎、喉炎、扁桃体炎、口腔溃疡。老朽经验，还能疏肝理气，若精神刺激胸、胁、胃痛，和柴胡、香附、高良姜、川楝子、丁香配伍，作用显著。

人参各家之论

人参又名神草、土精、金井玉兰，能补气，促进阳旺阴充，甘温生化。明代汪机以之益营气，薛立斋建中气、张介宾补元气、李中梓护阳气，被称喜投人参四大家。《桐荫阁集》言同道袁怀易继承汪、薛、张、李，临证遣药常以人参一马当先，据《神农本草经》补脏腑，安精神，定魂魄，止惊悸，益智慧，疗消渴，除邪气，治气虚乏力、头昏脑涨、怔忡不宁、频繁感冒，广泛应用。能升血压、降血糖、醒嗜睡，提高白细胞，解除疲劳，增强健康，有明显防病作用，是可靠的珍品。

诸家应用附子

近代医林人物，喜开附子的经方派占优势，除刘民叔、陈伯坛、萧琢如、吴佩衡，尚有十余家，他们重点选证，准确投药，如恽铁樵眉间晦暗，舌似荔枝壳；祝味菊脉沉迟，手足冰凉；刘蔚楚舌苔白，汗多；张生甫畏寒，蜷卧；陆晋笙脉虚，懒言，神疲；谭次仲舌淡，乏力、便溏；陆渊雷误予汗、吐、下坏症危笃，均用附子，量大小不一，久煎入药。老朽总结前贤经验，给予标准，掌握十个病象，即脉微、口淡、舌滑、恶寒、出汗、肢冷、疼痛、神呆、便稀、呼吸薄弱，且配入人参。只取黑乌头之根的附子，黄附子非正品，疗效低下，一般不用。凡纳少、胃中不舒加干姜，温里扶阳助命门火加桂枝或肉桂，腹痛甚者加吴茱萸。

风邪致病规律和治疗经验

风于六气之中居首，且兼其他五气，如风寒、暑风、风湿、风燥、风火，能鼓动五气伤人，有百病之长称号。燥、湿二气，系天地之气，为阴阳所化，燥气耗阴，如灯残油涸不易发光；湿气损阳，似水泛舟停无法行航。对此情况，"知其要者一言而终，不知其要流散无穷"。处理三气，老朽经验，治风以散、潜、息为主，用荆芥、防风、薄荷、浮萍、桑叶、柴胡、石决明、钩藤、白芍、羚羊角、龟板；调燥以滋、润为主，用麦冬、生地黄、玄参、花粉、石斛、阿胶、山药、女贞子、山茱萸、五味子、西洋参、玉竹、知母、何首乌、枸杞子、脂麻、蜂蜜、梨汁；化湿以渗、利为主，用苍术、黄连、白术、泽泻、猪苓、黄柏、茯苓、茵陈蒿、滑石、车前子、石韦、海金沙、汉防己、黄芩、苦参、龙胆草、薏苡仁、穿心莲。

漫谈薤白功用

薤白名火葱，又称小蒜，辛苦性温，为行气散结、活血之药，能助阳止泻。《金匮要略》治胸痹与瓜蒌、枳壳、桂枝、厚朴、白酒同用，属于臣药，用治短气、喘息咳唾、疼痛彻背，甚则不能卧床。遵着辨证，老朽常用诸胃炎、胸膜炎、肋软骨炎，颇有疗效。若投与冠状动脉粥样硬化心绞痛、梗死病，单独服之无明显疗效，与川芎、丹参配伍方见其效。

活用熟地起沉疴

明代绍兴吴竹庭、张介宾欣赏熟地黄，提倡大量应用，不断出现了"熟地专家"。该药滋阴养血确属良品，崔氏八味丸、丹溪大补阴丸已尊为君类，"位列圣班"。文献大呼仙草的则推《景岳全书》。老朽临床启用，每剂常投数十克，其性驯良，胸闷、纳呆症状并不明显，加入砂仁3~9克便会抵消。同当归组方补血，同人参组方益气滋阴，同附子组方护阴扶阳，同肉桂组方壮水涵命门火，同山茱萸组方强化补阴，同少量干姜组方辛散粘腻开胃进食，同何首乌组方温肾、改善营养，白发变黑。总之，可委以重任。

伪品药材危害大

药材伪品，俯张为幻，谓之充货。如川乌代乌头、苦菜代败酱草、苘麻代冬葵子、麦蒿代苦葶苈、红喇叭代凌霄花，不仅影响疗效，还会发生不良作用。老朽诊一类风湿关节炎，投予桂枝汤加制乌头20克，水煎分三次用，饮后恶心、身麻，停之则止，继服又行发作，药渣中检出为川乌。一肺积水哮喘，吃葶苈大枣泻肺汤无效，查药始知是甜麦蒿，非苦葶苈子。贻误病情，延长了治疗时间。类似情况，应强调真实良品，清除鱼龙混杂，从市场上淘汰，拒绝进入医院，才能维护岐黄声誉。

瓜蒌皮、仁、瓤皆用才能彰显效果

现代业医者遣用瓜蒌，将其剖开，宽胸给皮、滑肠通下给仁，与《伤寒论》所载瓜蒌实不同。老朽遵照古人经验，常开瓜蒌半个至一个（30~60克）打碎煎服，仍予全瓜蒌，皮、仁、瓤皆用。这样不只治疗结胸、通利肠道，排出有害之物，尚能保留其瓤滋阴增液，调理肺燥哮喘、咳嗽。肺与大肠相表里，促使粪便下行清除体外，实践证明，量大疗效明显，少则效差，难以立竿见影。

燥证用药经验

调理燥证，忌苦涩、辛辣，宜甘柔、濡润，因津液匮乏，应慎投热药，以免干柴生烈火。《禅门医论》认为燥邪上受，先犯肺脏，上逆而咳，属金损报鸣，宜滋水助阴，轻扬膹郁，可投沙参、桑叶、麦冬、玉竹、紫菀、天冬、花粉、石斛、甘草、白芍、玄参、枇杷叶、杏仁、苏子、冬虫夏草、贝母、西洋参、五味子、瓜蒌、梨皮、甘蔗水，能起不小的作用。气虚加人参，勿开黄芪、白术。

秋燥论治及用药经验

秋季湿度大减，气候干燥，天高气爽，常有燥邪流行，与火结合为热燥，与寒结合为凉燥，侵袭人体表、里、上、下发生病变，出现头昏、耳鸣、舌绛、口渴、面枯、便秘、鼻衄、咳嗽、痿弱无力、皮肤落屑瘙痒、哮喘、牙龈溢血。同道狄荻善医此证，对老朽讲，寒热治疗各异，若单纯调理这一燥邪，可给予地黄、山药、枸杞、玉竹、蜂蜜、石斛、花粉、当归、沙参、知母、麦冬、阿胶、龟板、玄参、天冬、贝母、杏仁、白芍、山茱萸、麻仁、肉苁蓉、西洋参、甘蔗、梨汁、桑椹子、罗汉果、脂麻、羊桃、红李、海棠果、女贞子，甘、柔、滑、润、酸五个方面增液生津。

五燥用药举例

燥邪常见于秋、冬季节，空气湿度大减，风、热燔灼，血和津液干涸，上燥口渴、鼻干，下燥尿少便结，筋燥强而不软，皮燥皲揭落屑，肉燥裂口，肺燥变痿，肾燥转为三消，骨燥髓枯疏松易折。李时珍药师指出应投麻仁、阿胶、当归、地黄、麦冬、天花粉、枸杞、肉苁蓉之属，濡润、滋液、壮水、生津、养血、补虚。老朽经验，玄参、天冬、知母、西洋参、酸枣仁、白芍、桑叶、石斛、太子参、何首乌、脂麻、百合、蜂蜜也是良药，均可应用。燥证虽分温、凉二种，温燥多见。

治火邪勿忘壮水

人身五脏相互关联，代名金、木、水、火、土，金、木、水、土均有形质，惟火无体。病变过程中，火之为害居首，如西医学所指的炎症，其数最多。临床常见者如风火、食火、燥火、痰火、毒火、郁火、伏火、虚火、实火、邪火。对火的传统治法，不应单独散火、泻火、降火，大损寒凉发之、折之、夺之，还要配合滋阴、生津、增液，在水中抑火，壮水之主以制阳光。常用药物为生地黄、何首乌、女贞子、山茱萸、白芍、麦冬、知母、天冬、玄参、稆豆、芦根、石斛、天花粉，并加入龟板、牡蛎、鳖甲、珍珠母介类，摄纳潜阳。

仙医胡文吉治发烧重视化浊解毒

叶派传人胡文吉，调理时令病长袖善舞，治愈率很高，是一位素负盛名的老将，年逾八旬仍应诊为患者解除疾苦，号称仙医。他对发烧病人除开清热药物，重视芳香化浊、散郁解毒，喜投贯众、犀角、银花、郁金、菖蒲、藿香、佛手、佩兰、白豆蔻、枳壳、鼻嗅茉莉花。所用之菖蒲，皆谓九节者，从来不开石菖蒲，曾说尽管九节菖蒲有小毒，但分郁散结、宽胸利气之力却占优势。老朽验证，果然如是。

调治气虚经验

《医门法律》据丹溪"气有余便是火，实能受寒"，补充了"气不足便是寒，虚能受热"。后世医家遇气亏乏力之证，倾向温热助补，投人参、黄芪、干姜、鹿茸、肉桂、附子、吴茱萸，忽视了平性、凉补的疗法，如党参、山药、百合、西洋参、扁豆、玉竹、蜂蜜、饴糖，乃一大缺点。老朽经验，调治气虚患者，感冒勿过发散，中暑迅速止汗，纳呆少开消导，便溏不用当归，疗痢忌服槟榔。

张介宾用热药的实践

易医学家张介宾对热药的实践，干姜温中散表、治呕恶，无汗宜之；肉桂行血，通达四肢，身痛宜之；吴茱萸暖下，腹痛、便溏宜之；肉豆蔻温脾止呕，滑泻宜之；胡椒开胃和中，功似荜茇，内寒宜之；丁香顺气，镇痛，胃冷有滞宜之；附子大热性悍，须佐以甘缓，如人参、熟地黄、甘草，制其刚勇，方显壶天将军本能。恒阳子的经验，病情只寒不虚，专用温

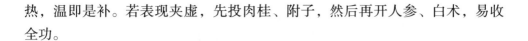

热，温即是补。若表现夹虚，先投肉桂、附子，然后再开人参、白术，易收全功。

补中含泻、固内有通配伍经验

周镜心前辈胸无芥蒂，经、时方合用，有创新精神，堪称大家。临床投药补中含泻、固内有通，开人参、黄芪加砂仁、陈皮，熟地黄加泽泻、白豆蔻，以人参与苏叶配伍、白术与枳壳配伍、附子与大黄配伍、桂枝与石膏配伍、黄连与吴茱萸配伍、大枣与葶苈子配伍、甘草与元明粉配伍、细辛与五味子配伍、干姜与麻黄配伍、龙骨与茯苓配伍、玉竹与枇杷叶配伍、山药与木香配伍、扁豆与桑叶配伍、酸枣仁与山栀子配伍，经验十分娴熟。他说病情复杂，组方不宜单一，寒热、攻补双施，避免呆滞，且网开一面邪有出路，否则困兽拼斗，摧残气血，大伤人体，会得不偿失。此法《伤寒论》已开先河，非老朽滥觞。

血脱益气、阳生阴长

阴虚之人不能吃干姜、附子、肉桂、乌头，避免助火、耗水雪上加霜，阳亏忌用麻黄、香薷、川芎、苏叶，防止辛散开表汗出亡阳。一般血虚患者，可投人参、黄芪，在四物汤基础上加入，这是血脱益气、阳生阴长的治疗方法，不可忽视。《医贯》还强调说，产后大出血，身上发热，乃阴液不足，误服凉药如白虎汤，危险立至，只有独参汤或当归补血汤方可解救，属补阳、气生阴、血的实际例子。

助阴生津辛散配甘寒

凡欲发汗，须助阴生津以养汗源，乃前贤临证特色，如桂枝汤之白芍或加黄芩，麻黄汤之杏仁或加石膏。石顽老人说，温病烦渴不解，饮水，吃黄芩、石膏，汗出烧退；肠胃燥热，力不胜邪，清火生津加元明粉则愈。辛散方剂添入甘酸即含此义，如小青龙有五味子、大青龙汤有石膏，都可证明这种遣药。通中寓塞，亦属双治，如《伤寒论》柴胡加龙骨牡蛎汤；塞内藏通，柴胡桂枝干姜汤，其中就有瓜蒌根。

调理阴阳投药技巧

调理阴阳临床投药，在辨证基础上要掌握技巧，《顾氏医镜》指出，阴虚内热，当用甘寒以滋肾液，壮水制火，若开黄连、黄芩、山栀子攻热，能损胃气而伤阴血，阴反不足而热愈炽，冲击后天之本，使病程延长；阳虚内外皆寒，用人参、黄芪补表里之气，少佐肉桂、附子回阳，邪气自解，乃益火驱寒，如专开干姜、川椒、吴茱萸散寒，则辛能走散，其气更虚，沉寒转甚，非徒无益，且又害之。田雨苗先生告诉老朽，治阴邪给予干姜、附子、肉桂、细辛、乌头，不论开量大小，要加入熟地黄、山茱萸；阳证投黄芩、黄连、石膏、大黄，则加入少许桂枝、干姜、砂仁、大枣，取意护阴、保阳、和胃、止呕，不致因治疗一侧祸及另方，得中存失，投鼠忌器。这一方法批评与称赞各占一半，宜进一步跟踪研究。

药随证变习经方

学习《伤寒论》要注意组方、配药、药随证变，桂枝通络助麻黄发汗；同甘草调心律定悸；配半夏降气逆上冲。麻黄开腠理、玄府，加桂枝解表；与杏仁止喘；利水消肿。柴胡、黄芩合用，治胸胁苦满、往来寒热。其他药味，口渴用人参、天花粉；项背强用葛根；回阳用附子；祛湿用白术；腹痛用白芍；散寒用干姜；噫气用代赭石；涤饮用茯苓；懊恼用山栀子；痞气用黄连、干姜；结胸用枳壳、瓜蒌、桔梗；惊狂用龙骨、牡蛎；胸闷恶心用瓜蒂；里热用石膏；便秘用大黄；肠停燥屎用元明粉；发黄用茵陈；腹满用厚朴；胁下痞硬用牡蛎；呕吐用半夏、生姜；背畏寒冷用附子、干姜；脉微通阳用葱白；脉细、四肢凉用当归、细辛、桂枝、通草；喜唾用白术、干姜；咳嗽用干姜、细辛、五味子；失眠用黄连、阿胶、鸡子黄；腹泻用干姜、赤石脂、禹余粮；病后虚羸少气用人参、麦冬、甘草、粳米；利尿下通水道用茯苓、泽泻、猪苓、滑石、葶苈子。

妇科三品亦治杂病

老朽开始业医时，在药店坐堂，有一妇产科专家所写处方到店内兑购，纷至沓来，日诊病人络绎于途。投与药物，几乎每帖均有柴胡、香附、益母草三味。日久得知，他对女性疾患重视疏肝、解郁、行气、镇痛、调理冲脉、治疗月经周期。以此三星为基石，已应用五十余年，收效良好。老朽仿其意，移植于杂症，无论男女，凡因精神刺激情志不舒、胸闷、气短、肋胀、背痛、腹中痞满、矢气则快，即加入之，作用甚佳。益母草并非女性病专利垄断品，内、外科也常给予，如活血通络、降血压、祛瘀止痛、利水消肿。虽别名坤草，只能说明广泛适宜妇产，和独霸一方的概念完全不同。因能促进子宫回缩，怀孕忌服。

高热痉挛求马宝

《枣园谈丛》载有陶姓医家调治高热痉挛、癫痫、妊娠子痫，若频繁发作，用马宝1克，白水送服，疗效超过牛黄、猴枣，老朽验证果如其言。何廉臣先生亦曾介绍，是一味良药。但医院、药肆不收此品，购者难求。现代同道喜开白矾或硼砂，且量大，食之过久易产生副作用，胡椒亦然，惟天麻比较平妥。

张山雷用药经验

张山雷前辈主政兰溪中医学校，"廿载著书，心肝呕尽"，除从事传道、授业、解惑，亦临床应诊。他对先贤王孟英赞扬备至，师其法，喜投开胸、行气、祛痰、清火之品，以调理人身生机为重点。用轻灵、流动性药物拨转病理机制，发挥患者自然疗能。治风热常用桑叶、薄荷、银花，降气消食用橘红、石菖蒲、半夏曲，痰饮用枳壳、胆南星、旋覆花，膝、腰酸痛用木瓜、石斛、牛膝，咳嗽、哮喘用紫菀、苏子、款冬花，血燥身痒用白蒺藜、连翘、何首乌、功劳叶，习惯性便秘用杏仁泥、瓜蒌、肉苁蓉。一般不开有毒的方剂，附子、乌头几乎望而却步。

石膏大王张锡纯处方遣药经验

石膏大王张锡纯，主张中西汇通，各取专长，施治时仍以中药为先。他有创造发明，胆大心细，经验娴熟，乃全国首屈一流。业师耕读山人谓其处方遣药，堪称当代奇观。老朽指出不论内伤、外感，凡有高烧症状，都可授予石膏

30~90克，少则无济于事。汗多预防虚脱，护阴阻止亡阳，用山茱萸30~90克。开寒凉药物恐大便溏泻，加山药30~90克固肠。哮喘吃小青龙汤不见起色，要加收敛，改换白芍10~15克、龙骨20~30克、牡蛎20~30克。三七参活血镇痛，应委以重任，每次口服6~9克，祛瘀生新，推为第一，如疗效不佳，加乳香6~12克、没药6~12克，即获显效。所著《衷中参西录》八卷，不胫而走，在杏林已成绝唱，很值得阅览学习。

王清任临床重视调理气、血

清代王清任，为医林奇杰，勇于实践，有创新精神，临床重视调理气、血两大法门。认为中风脑血管意外后遗症半身不遂，属气虚无力血行障碍，大量补气，每剂投黄芪30~240克，推作君药。将人体气滞血瘀列出许多症状，如头痛、痛经、印堂脸、潮热、脱发、失眠多梦、暴躁、闭经、酒渣鼻、瞀闷、呃逆、腹胀、痞块、幻听、健忘、不孕、阵发性出汗、月经色黑有块、肩背腰腿疼痛久疗不愈，常用桃仁、红花、没药、五灵脂、当归、川芎、赤芍、乌药、小茴香、香附、延胡索、牛膝、肉桂、柴胡，利气化瘀。除此之外，主张芳香开窍，巧妙的给予麝香，目的是畅通气机、经络，消去梗阻，温散浊邪，增强催化，塞无窍开，正气得达，迅速恢复健康，未生育妇女忌服。

小论果子药

黄豆水泡数日生出嫩芽，以水反复冲洗，将豆皮滤出。该皮名大豆黄卷、清水豆卷。若以麻黄水浸泡者，则称过桥麻黄，马元仪医家喜用。南派时方郎中常开此方治疗风热外感、伤暑、湿温呕恶、胸闷、无汗、身体酸痛、沉重如缚，配方每次6~15克，习呼果子药。业师耕读山人家学、塾学、社会经历学极为渊源，虽属南派体系，然非时方医家，曾告诫老朽，大豆黄卷宜于室内工作活动较少、身体虚弱之人，有小功而乏大效，无栋梁作用，就现今来说，可给予白领阶层。老朽临床很少应用这一无过药物，恐贻误病机延长施治时间。

单药力薄最好组方

泰斗王孟英推荐丝瓜络通利经络、疏畅气血、舒筋疗骨，善调肝气郁滞，用于乳腺炎、肌肉酸痛、肋间神经炎。叶子雨先贤以荷叶消暑，升发清阳，解除夏日精神不振、头昏脑涨、视力疲劳。焦易堂前辈提倡吃冬瓜颜面洁白、下降浮火、利水治肿。老朽验证，三家所言比较可取，须配入其他相应药物内，方见疗效，若单味投与则效果不显，等于无有作用，因而最好组方。

三虫散利尿消肿功效奇

家父据《天京旧闻》载，杨秀清患尿闭症，由江宁郎中以三虫散治愈。三虫指蜣螂（推车客、屎壳郎）、蝼蛄（土狗）、蟋蟀（斗鸡、促织、蛐蛐），治小便不通，腹中胀满，下肢水肿，每次3~9克，水煎分三次用，或烤黄各三分之一，研粉，每次1~3克，白水送下，日三服，有较强的利水功能，是三种良药。老朽临床，均开散剂，疗效超过煎服。

山桂汤小方调白领虚弱

山药补脾、肺、肾，止腹泻，降血糖，治消渴、汗多、咳嗽。桂圆养心安神，疗失眠、健忘、惊悸、怔忡。二味合用，《山亭医札》名山桂汤，每次各10~20克，水煎分两次服。专治神经衰弱、记忆减退、感觉疲劳、睡浅易梦、忐忑不安、大便溏泻或日行数次。老朽经验，对脑力劳动白领阶层之虚弱体质，十分有效，也可连药渣一起吃下。

果子药桑叶功效多

桑叶虽属果子药，为时方派所推崇，却有不少医疗功能，如清热宣散、疏肌解表、凉肝明目，祛眼赤肿痛、迎风流泪。其他则是养胃阴、降血糖、平肺火、止咳嗽、敛盗汗。常同菊花、连翘、玉竹、扁豆、杏仁、贝母、枸杞、五味子组方。对一般因气候变化风热感冒头痛、无汗、口干、低烧、鼻塞、咳嗽，老朽拟有清解饮，以桑叶30克为君，加菊花10克、藿香10克、连翘10克、黄芩10克、杏仁10克、象贝母10克、蝉蜕10克、每日一剂，水煎分三次服，三天可愈。

芦根药用及配伍经验

芦根甘寒，为水中粗大的巨苇之根，清肺、胃、上焦之火，涤烦止呕。宜于热性病发烧、痰多、咳嗽，胃火上冲恶心、呃逆。解吃河豚中毒。应用时，要配合他药，单匹马上阵，则效果不显。老朽习同石膏、黄芩、山栀子、黄连、半夏、桔梗、旋覆花、竹沥、梨汁、橘饼配方，疗效颇好。

经方配伍三不提深意

老朽学医读《伤寒论》《金匮要略》二书时，诸师常说其中有三不提，一不言药物相反，如甘遂与甘草（甘遂半夏汤）、半夏与乌头（赤丸）配合组方；二投石膏半斤、一斤、如鸡子大（麻杏石甘汤、白虎汤、大青龙汤），均无高烧字样；三口渴用人参，取其养阴，不提补气（白虎加人参汤、小柴胡汤）。对比要从无字处着眼，结合后世研究、新的发现，死于句下，局限条文，就身入樊笼了。老朽认为十八反之说，应深入探讨，缺乏确切性；人参甘温，属阳性，能益气生津，非真正养阴药；石膏退热有一定作用，若不加入知母、黄芩、柴胡、板蓝根、青蒿、大青叶，即大打折扣，须灵活看待以上问题，方可运用自如。

慎重应用毒性药物

乌头、附子所含生物碱，毒性很大，非经高热不易破坏，一般2~3小时便可除去。曹颖甫先生说，乌头之毒甚于附子，遍身麻木，欲言不得，坐卧难安，胸中跳荡，神识沉冥，如醉酒状，顷之寒痰从口涌出，胸膈便舒，手足温症状止，熟附子则少见。他和其长女邵华都曾试验过。老朽1954年诊一类风湿关节炎，药店误入生乌头，且水煎时间短，患者四肢麻痹、神识不清，三小时恢复正常，疼痛大减。所以临床遣药对附子、乌头、天雄，倍加注意，非特殊需要，不用生的。但大汗阳气消亡、身热阳气外越、肢痛阳气耗散，下利阳气内脱，则离开附子、乌头，就难挽回生命，也得冒险救死扶伤。

合用干姜、附子八证

业师耕读山人指示老朽临床合用干姜、附子，应掌握《伤寒论》标准八证，一有汗恶寒；二脉微弱；三下利清谷；四手足厥冷；五口不渴；六无明显发烧；七喜护腹蜷卧；八神疲欲寐，虽有其他，均居次要。并说白芍作用较广，重点为养阴、柔肝、镇痛、调营血、缓解痉挛，利尿疗效不大，张锡纯先生所言只可参考，但非行水药物。有人怀疑附子反胃能引起呕恶，与事实不符，除中毒者，因配伍干姜绝对不会发生。

整体观念论证先哲思想

范大猷先生《说医》，提出《伤寒论》处方偏于温热，投麻黄、桂枝、干姜、附子盘踞高位，寒凉之品黄芩、石膏、黄连、山栀子运用较少，滋阴药人参、知母、生地黄、麦冬、麻仁、阿胶为数不多，宣散之柴胡，活血为桃仁、水蛭、虻虫，仅居百分之十，大黄只有数方。总起来看，以扶阳为主，无有疑义，人们所言存津液领先，并不确切。老朽认为本说，虽有道理，但书内载入难以绝对平衡，其中麻黄、桂枝二汤加减，已占很大比重，杏仁、白芍也属养阴保护津液者，不应顾彼失此片面对待，要用整体观念论证，方可定位哲人的思想学说。

临证禁忌拾遗

临证应注意药物禁忌，一般是口渴、汗多、吐衄，不投半夏；呕恶忌甘草、饴糖；酗酒忌甜食；失眠、烦躁、哮喘忌人参、刺五加；肝火头痛、目赤、耳鸣忌升麻、柴胡、黄芪、细辛；腹泻忌滑润油滋，如当归、玄参、地黄、麦冬、肉苁蓉、多种种仁（柏子仁、杏仁、麻仁、桃仁、酸枣仁、决明子、瓜蒌仁、松子仁）；高烧禁开燥湿利水品，如苍术、薏苡仁、芡实子、猪苓、泽泻、茯苓；纳呆腹中胀满要除去大黄、甘草。

药不对症之论

临证遣药，寒以治热，热以去寒，乃常规疗法，其中尚有技巧，先贤顾松园指出阴虚内热，投甘寒滋肾壮水，就可制火，单用黄芩、黄连、山栀子苦寒攻热，则损胃耗血，阴不足其热转甚，伤了根源。阳虚里外俱寒，用人参、黄芪补气，佐以肉桂、附子，益火驱寒即可解决，若滥开干姜、川椒、吴茱萸辛热之品，由于辛能走散，阳气更亏，病情加重，令治程延长。药不对证之害，人多忽略，知医学者陆定圃曾举一例子，陈姓高烧无汗、口渴、胸痞、头痛、咳嗽、脉数、七日未食，杭医给与瓜蒌皮、连翘、牛蒡子、桑叶、杏仁、山栀子、象贝母、竹叶、芦根，组方恰当，惟多枳壳、羚羊角二味，饮后闷、热反剧，他将两药减去，增淡豆豉、薄荷，一剂汗出欲食，删掉牛、淡又加花粉，即恢复健康。此案有启发性，也批判执业人庸俗、缺乏严肃态度，值得借鉴。

调治贫富之病药物有别

清代文医双丰学者周澄之《读医随笔》认为调治贫富之病，按其环境、生活、营养状况不同，要有所差异，须区别对待。富家患者养尊处优，酒肉不节，缺乏运动，脏腑经络易被痰涎、火热困扰，气机凝滞不得流通，给邪气盘踞提供温床，非正气不足，宜投攻散，勿开滥补；贫寒之人衣食欠丰，劳作过度，汗液常泄，营养低下，病久始来就诊，乃正气虚亏，应扶助此气，鼓舞驱邪能力，方可得愈。治疗后者，以人参、白术、黄芪、当归、熟地黄牵头，再加对证之品，切忌攻伐。这一观点，十分中肯，是悬壶的执业须知。

亡阴、亡阳论

关于亡阴、亡阳问题，历代医家争论不休，清贤程芝田《医法心传》谓大汗先亡阴后亡阳，阴亏阳无所附；误下先亡阳后亡阴，阳去阴难单存。小儿宜养阴不应伐阳，老年人要阴阳双补。这一见解有其独到之处，但临床实践仍须辨证论治，根据客观情况处方遣药，否则犯"虚虚、实实"之戒。他说偏于温补者遵着阳能生阴，芩、连、知、柏惧怕寒凝，丹、芍、地、冬亦不敢用；倾向滋润的株守阴常不足，桂、附、姜、萸之如虎，香、砂、丁、蔻也视若蛇蝎；攻下之品更谈不到了。上述批评现象的确存在，贻误病机，就是所负责任。1940年老朽见一六岁小儿发烧惊厥，抽搐频繁，聘请名家会诊，诸医在阴阳、寒热上议论纷纭，不予调治，最后推荐刘丈竹冬援手，老朽反复斟酌，留下处方，由羚羊角、菊花、连翘、钩藤、胆南星、黄芩、玄参、生地黄、全蝎组成，嘱日夜口服，三剂即愈。一方面说明诊断明确，敢于投药；同时勇于负责的可贵品德，极其值得敬仰，刘丈气概，有口皆碑。

调理气机用药经验

临床诊疗，应注意调理气机升降，以免《内经》所言"神机化灭""气立孤危"，黄元御大师说，心肺随胃气下降为阴，肝肾跟脾气上升转阳，施治时要顺水推舟。知医学者安徽周澄之提出具体用药，升气投升麻、柴胡、人参、黄芪，降气投厚朴、枳壳、大黄、元明粉，敛气投五味子、山茱萸、金樱子、覆盆子，散气投麻黄、桂枝、荆芥、防风，常规适宜。老朽经验，举阳给予柴胡，升气开升麻，降逆开半夏、代赭石，下气开沉香、枇杷叶，行气开香附、乌药、甘松，散气开麻黄、藿香、苏叶、薄荷、荆芥，破气开厚朴、槟榔、大黄，敛气开黄芪、山茱萸、五味子、龙骨、牡蛎，补气开人参、白术、红景天，固气开山药、黄精、菟丝子，温阳化气开肉桂、附子。

阴阳、寒热变化的用药经验

清代医家李宗源《医纲提要》对阴阳、寒热变化，论述较详，作了经验小结，阳虚真寒，逼无根之火上升，呈现头面戴阳，饮水不欲咽下，小便清白，两足厥冷，用人参、黄芪、肉桂、附子以复元阳；阴虚火亢，五心烦热，头目眩晕，尿出黄赤，用知柏八味丸（六味地黄丸加知母、黄柏）壮水制火。寒气下陷，用参、芪、桂、附，宜加升麻、葛根、柴胡提举，助力上升；热证出血，清、补、降、凉，用生地黄、地榆、牡丹皮、小蓟、代赭石即能停止。并说，当降者可兼用升，清阳升浊阴易降；应升的不可合降，恐其影响升药解决不了的下陷。凡内伤虚弱之人，不但麻黄、葛根、承气汤类禁投，就连山栀子、茯苓、泽泻也勿轻服。

血病用药凡举

《侣山堂类辩》认为人身中焦水谷之精流于心化赤而成血，依靠后天充实奉养，男子口唇生须、女子月经按时下行，皆属血的外现，卧则归于肝脏，故热入血室针刺期门。血之病变较多，宜益、活、固、滋为主。补血用熟地黄、当归、制何首乌、枸杞、龙眼、阿胶、酸枣仁、山茱萸、葡萄干，凉血用生地黄、麦冬、地骨皮、黄芩、知母、山栀子、槐米，血燥用乳酪、麻仁、天冬、乌梅、白芍、玄参、肉苁蓉、酥油，血瘀用红花、丹参、凌霄花、三棱、桂枝、莪术、刘寄奴、水蛭、大黄、虻虫、苏木、鬼箭羽、益母草，血溢用三七参、茜草、侧柏叶、地榆、小蓟、蒲黄、艾叶、黄药子，血寒用肉桂、附子、干姜、吴茱萸，血滞兼行气，用桃仁、制乳香、乌药、香附、炒没药、穿山甲、木香、马鞭草、柴胡、延胡索、白芷、檀香。䗪虫、鼠妇二味，为虫类搜剔，有活血、祛瘀、破滞三向作用，可随时投入。

药物归经论

药物饮下，能运行全身，非停于局部或一处，须取其专长。先贤徐大椿出世道人说，柴胡治寒热往来，疗少阳之病，桂枝治畏寒发热，疗太阳之病，葛根治肢体大热，疗阳明之病，所止寒热、已畏寒、除大热，乃柴胡、桂枝、葛根的特色，因解去这些临床症状，后人便指为少阳、太阳、阳明药。实际并非不医他经，谓其入以上三经则可，武断他不走行别的经络就错了。结语是不知六经投药，固然太泛，影响效果，若泥于一二条经络缺乏灵活性守株待兔，"反能致害"。事实证明，的确如此。

温化内托治阴疽

阴性疮疡谓之疽，初起平塌，根盘散漫，无有红肿与痛感，色不明亮。王洪绪《外科全生集》指出，若误服寒凉，则色变似猪肝，毒邪内攻，危险度增加，属气血双虚证，只能投麻黄开其腠理，肉桂、炮姜解去寒凝，三种药虽在夏天亦不可少，腠启邪解气血乃行，病即转愈。老朽经验，此证温化为唯一治疗手段，银花、蒲公英、败酱草、野菊花、紫背天葵、黄芩、连翘、紫花地丁，均不宜服，否则雪上加霜，预后不良。已出现化脓趋向，速取黄芪、人参、甘草内托。

益水涵木调治肝血不足

肝为风木之脏，喜条达而恶抑郁，易升发、内燔，出现肝气、肝火、肝风病变，故杏林流言治肝无补法，着重平肝、伐肝、泻肝。理论家张介宾强调肝血不足，则头痛、目眩、爪枯、抽搐、疝气、胁下不舒、少腹部疼痛，就需要补，并通过益肾水强母壮子滋其化源，才属根本治疗大法。老朽临床师法这一有效途径，常给予熟地黄、当归、白芍、女贞子、麦冬、制首乌、阿胶、山茱萸、枸杞、酸枣仁、乌梅等药物，能立竿见影。

世伯戈午秋用药经验

世伯戈午秋，与家父同窗，三代世居，经多见广，学识渊博，对药物研究，有独到分析。曾说，《伤寒论》《金匮要略》活血投桃红（抵当汤、下瘀血汤、桃仁承气汤），治肺投杏仁（麻黄汤、麻杏石甘汤），然孙思邈《千金方》则无此严格界限，经常通用。二者功能有三，一为止咳定喘，二为润肠利便，三为外涂美容，洁面净身。酸枣仁，先贤均开生的，后来爆炒取其香味醒脾，催人入睡，实际作用相同，炒了反会丧失有效成分，并无意义。仲景大师指出麻黄发汗解表，要先煎除去上沫（油类），恐服后呕恶、心烦，故与他药相伍，该弊不显，现已无人考证，知者甚少。他告诉老朽，石膏清热泻火，不可单独启用，疗效较差，若和黄芩、知母、连翘、银花组方，在水中溶解度升高，收效最佳。

补中升阳用药经验

东垣老人《内外伤辨惑论》认为内伤脾胃，耗气损阳，属不足之证，宜调和、温养，投辛甘药物，补中升阳，创立多种益气汤。他说脾胃虚衰，元气不足，阴火旺盛，上乘土位，令人气高而喘、身热心烦、头痛、泻下，诸病乃生。所用之品有黄芪、人参、甘草、防风、羌活、茯苓、泽泻、柴胡、升麻、白术、葛根，也加入当归、白芍、橘皮、苍术、黄连、神曲、五味子、木香、麦冬、黄柏、半夏，医治兼证，起点缀作用。

调治脾胃临证经验

《医经余论》谓人能食在胃，消化不良问脾，脾湿靠胃阳蒸化，胃燥赖脾阴以和，对立统一，相互为用，如阳光照射，雨露滋润。目前只悉半夏、陈皮、白术扶土，殊不知熟地黄、麦冬也属培本之药。伤寒学家程郊倩说，胃阳如釜底火焰，腐熟水谷，脾之为器，给胃行其津液，好似吹风机加速水谷运化，这一动力习称"谏议之官"的脾气。脾气即脾中之阳，陈修园《医学从众录》指出该阳气旺盛，天晴日朗，龙雷之火潜藏，胸中无窒塞纤翳、饮食精微得到输送，元气充足，"万物以土为根，元气以土为宅"，能颐然增寿，享尽天年。林珮琴着重胃强脾弱进食便溏，脾强胃弱知饥纳少，具体应用药物，饭后嗳气宜温通，投橘红、厚朴、益智仁、枳壳、半夏曲、草豆蔻、苏子、谷芽，忌甘草、白术、炮姜；多食不消宜香燥，投砂仁、丁香、木香、半夏、神曲、鸡内金，忌熟地黄、山茱萸；不饥不食、口淡无味，宜清润，投沙参、扁豆、石斛、玉竹、当归、白芍、麻仁、粳米、大麦仁，忌枳壳、厚朴、山楂、莱菔子。

乌附应用细谈

乌附应用，大都继承《伤寒论》《金匮要略》二书，阳虚内寒投附子，寒湿疼痛投乌头，乃其分水岭。老朽的施治规律，阳气衰颓脉微、肢冷、出汗、神疲呈现虚脱状态，均用附子20～30克，配入大剂人参、少量肉桂、干姜；阴盛寒湿稽留身重、脉迟、畏风、怕冷、四肢屈伸不利、关节疼痛，行走困难，则用乌头20～30克，配入老鹳草、雷公藤、汉防己。其中附子、乌头、雷公藤三味，必须先煎二小时方可合药。草乌有剧毒，切勿轻开。

中医补泻疗法之秘

补泻为中医两大疗法，补是扶正，泻是祛邪，因虚能耐热，实能受寒，所以补必兼温，泻必兼凉，曾总结经验，实而误补，虽易增邪，犹可解救，虚而误攻，伤损元气，就贻害难言了。前贤孔毓礼说，人参虽有恋邪之弊，若气虚无力传化，他能作中流砥柱；熟地黄腻膈导致中满，阴虚不得透汗，也非其不会泽枯润燥，这是"有故无殒亦无殒"的道理，应重点掌握。老朽开补虚药，常用东北长白山人参，以生晒者为佳，每剂6～15克，危重人投到25～45克，性质驯良，除兴奋明显，无毒副作用，乃理想之品。熟地黄30～60克，加入砂仁3～6克矫味宽胸，可防止胸闷、影响食欲，纠正蛮补的缺陷，转成白璧无瑕。门生们习呼为天地圣物"乾坤药"，是对二味的美称。

湿热发病用药经验

湿热发病，时间长，比一般疾患缠绵，临床所现症状，《景景室医稿杂存》提出面色黄润有光，唇红紫，唾液多，舌苔厚腻深黄，大便时溏时结，味臭。湿从热化舌质红绛，扪之燥，形瘦，苔薄较干，大便秘排除不畅，尿下短赤。热从湿化易转寒象，颜面淡白或晦黄，舌胖大，唾液增加，舌润，唇色无华，大便溏泻，尿出清长。老朽处理此证，遵业师耕读山人经验，以干姜、黄连、苍术、海金沙、石菖蒲、滑石、藿香、白蔻仁为主，突出辛散、苦寒、化湿、利水、芳香祛浊。胸闷加枳壳、枇杷叶、厚朴、神曲，呕恶加半夏、橘红、代赭石，厌食加鸡内金、谷芽、炒山楂，口干不渴加葛根、石斛、芦根，身痛加秦艽、独活、汉防己、络石藤，大便不爽加郁李仁、槟榔，寒热如疟加青蒿、柴胡，神识不清加郁金、麝香、牛黄、羚羊角，小便下行不畅加通草、淡竹叶、泽泻、猪苓、车前子。

吴翼文治疗经验

据苏州蒋式玉说，其友人吴翼文为上津老人门生，天士翁"谙练时务"，酬世接物"洞达人情"，喜读汉书，"言论高左"，为一代英杰。《临证指南医案》乃诸弟子与有关学者编集，载入不少他的真实经验，值得细心阅览。如尿闭、大便通畅，系水源梗阻、膀胱热结，湿证多；便秘、尿路无变化，肠道气滞、津液亏耗，属燥邪之患；二便均闭，先泻大便，小溲自利；肠道麻痹，蠕动乏力，升降肺气，下窍则通，投紫菀、杏仁、郁金、瓜蒌皮、山栀子、桔梗、麻仁。老年腰痛取血肉有情，投鹿角胶、当归、肉苁蓉、薄桂、木瓜、小茴香。调理癥瘕补中行气、开郁宣通、活络逐瘀，投葱白丸（熟地黄、白芍、当归、茯苓、川芎、川楝子、枳壳、厚朴、青皮、神曲、三棱、麦芽、莪术、干姜、大茴香、木香、肉桂、葱白汁，水丸）。治痰饮投小青龙（白芍、麻黄、细辛、干姜、五味子、半夏、桂枝、甘草）、越婢汤（麻黄、石膏、甘草、生姜、大枣）合方，利经络加川芎、蜀漆，温里降膻中之邪加干姜、附子、天南星、石菖蒲、旋覆花、川椒祛浊、疏通阳气。劳动过度，汗出甚多，投生脉散（人参、麦冬、五味子）配伍四君子汤（人参、白术、茯苓、甘草）加黄芪。祛湿突出苦辛、淡渗，投干姜、白术、半夏、厚朴、茯苓、泽泻、滑石、大腹皮。热性传染病重视泻火解毒，投犀角、银花、郁金、石菖蒲、玄参、瓜蒌皮、至宝丹。忧郁、焦虑，情志不舒，按《内经》泄、折、达、发、夺法，投枳壳、枇杷叶、桔梗、神曲、川芎、橘饼、香附、郁金、山栀子、旋覆花。耳鸣胀痛，疏肝、清胆、通阳，投连翘、山栀子、薄荷、竹叶、滑石、银花、橘叶、夏枯草、苦丁茶、牡丹皮、羚羊角、蔓荆子；阴虚耳聋滋水、益肾、降火，投熟地黄、磁石、龟板、沉香、天冬、麦冬、牛膝、白芍、山茱萸、秋石、黄柏。鼻渊流涕、窒塞，投山栀子、夏枯草、滑石、荷叶、蔓荆子、藿香、苍耳子、辛荑、白芷、薄荷、羌活、白蒺藜、菊花、木贼、蝉蜕。认为头风损目，红肿刺痛，眵泪如脓，阳升火动，大忌发散，羌活、防风、细辛、川芎、藁本、升麻皆不可用。阅历丰富，宜学习、师法。

有毒之品用量新解

老朽从事中医临床已七十余年，实践证明，由于人体抗药性、耐受力增强，处方用药应加重投量。有毒之品，也要重新审议，如细辛每剂开到9克，炮制过的附子、乌头超过45克，很少不良反应，因此宜深入研究，纠正习俗旧说，令药物充分发挥效能。但对甘遂、芫花、巴豆、马钱子则须慎重，严加管理，以免发生事故。

丹溪临证经验拾零

相火论大师朱丹溪，并非专投知母、黄柏，亦考虑阳衰元气亏虚之治。他说泻火法多端，如黄连泻心火、黄芩泻肺火、白芍泻脾火、柴胡泻肝火、知母泻肾火，皆苦寒泻有余之证。若饮食劳倦，内伤元气，火与阳虚对立时，应以甘温除之，用黄芪、人参、甘草，严重者加附子、干姜。《金匮钩玄》一书，虽属托名作品，却吻合其思想学说。老朽对先生观点情有独钟，开始用诸虚劳、肺结核，尔后在杂病方面亦运筹该法，获益良多，特别诊疗老年人阴虚阳亢，烦躁、易惹、失眠，似徐大椿前贤所云"千年之木往往自焚"，给与大补阴丸（炒知母、炒黄柏、熟地黄、龟板、蒸猪脊髓，炼蜜为丸），功效斐然。由此可知，他的理论和遣药规律，是从阅历中来。

阴虚火旺从根论治

《顾氏医镜》强调阳气下陷宜升阳益气，投人参、黄芪、甘草、升麻、柴胡；阴虚火邪上炎，发生咳嗽、吐衄、头痛、眩晕、呕恶、口苦咽干，属上盛下虚，则用苏子、贝母、麦冬、白芍、竹茹、枇杷叶滋水降气，气下火潜，诸证便瘳。老朽经验，对阴虚火旺的处理，从根本上讲，应以六味地黄丸为基础，添加对证药物，如女贞子、石斛、天冬、何首乌、阿胶、桑椹子、知母、玄参、芦根。

治痛之法及用药经验

疼痛为患病症状之一，具有多种因素，医家华玉堂在介绍香岩翁经验时说，诸痛证因于寒者十居七八，热者不过二三，气滞血凝通气散血，气馁不能运营，血衰缺乏滋荣，当养气补血，寓通于补，始终不离通字。久病入络，亦可致痛，塞者同治。调理方法，除药物还应配合外医诊疗，如针灸、砭石、贴敷、洗浴、按摩、导引，尤易奏效。老朽临床，以行气、活血、通络为主，重点投香附、延胡索、五灵脂、乌药、木香、三七参、制乳香、炒没药、水蛭、䗪虫、丹参、郁金、刘寄奴、鬼箭羽、白芷、沉香、川楝子、血竭、丁香、白豆蔻。并予以针灸、推拿、贴膏药，能加速获愈。回族刘雁声前辈常将叶氏治痛法施于头、肩、胁、腹、腰、四肢多个部位，手到擒拿，被称当代华佗。

疗疾调气为上，胃气并非主宰

先辈龚廷贤《寿世保元》认为疗疾调气为上，理血次之。调气之剂可以理血，理血药物难以调气，如木香、细辛、厚朴、乌药、香附、肉桂、三棱、莪术行气亦能入血，当归、熟地黄只入血而无力治气。并说抓住关键药不虚发，仅看枝叶贻误病情，如胃虚发热、纳呆、呕吐痰涎，以凉药治之，热不能退，助胃止吐则热渐消；伤寒发烧投寒凉泻火，其邪不去，调和胃气，竟然有的得愈，乃护胃"养正积自除"的结果，要注意保本第一。老朽对其论点亦有同感，但单纯突出胃气主宰作用，则持异议，伤寒之热为邪在体表或传到阳明，应解肌清里，治胃即可获瘳，十中无有一二，实际混淆了外感、内伤，把"内伤脾胃百病由生"概念曲解成偏颇的学说，失掉醇正。

上津老人不用柴胡需考证

关于上津老人生平不投柴胡，众说纷纭，盲目揣测，竟成历史疑案。十愚翁《冷斋记事》指出因素较多，主要是当时商品之南柴胡有副作用，能引起肝气、肝火、肝阳上升，恶心、出汗、纳呆、头痛、耳鸣，虽可解热，然体温反弹，认为反应重不易治本。而且苏州地区乃太湖水乡，河流纵横，经常发生湿热疾患，叶氏临床广泛接触上层人物，开药又善轻描淡写，对柴胡则疏远，代之以桑叶、青蒿、苏叶、薄荷，据先师推断，背景在此，应客观了解，勿信口批评。或云他给本药出现过差错，避免再踏覆辙，遂弃之不用，就目前文献记载并未发现这一事实和有力证据。

三焦分治调理湿邪

老朽临床调理湿邪，若按三焦分治，突出重点，掌握症状，上部为头眩、胸闷、疾多、哮喘、吐涎沫，以宣化居主，兼理肺开闸放水，投麻黄、茯苓、苏叶、葶苈子、淡干姜；中部为腹胀、食欲不振、无饮水感、肠内辘辘有声，以健运为主，兼通利水道，用苍术、神曲、白术、猪苓、椒目、赤小豆；下部为便溏、尿少、身体沉重、腿足浮肿，以分化二阴为主，使湿走肠道、通畅小便下行膀胱，用郁李仁、桂枝、泽泻、汉防己、车前子、桑白皮。

四味汤重用黄芪降血压

医史上大量应用黄芪调理偏瘫，每剂开240克，首推玉田王清任大师。其次为陆定圃所言通过利尿治下肢水肿，开到120克，连饮不停。民初金滢江先生也是喜投本药的老手，降高血压、扩张血管、抗动脉硬化，口服蝉联1～3个月，疗效明显，所创四味汤，由黄芪60克、山楂15克、丹参15克、夏枯草15克组成，水煎分三次服，每日一剂，以转向正常为期。保持大便通畅，老朽又加入决明子30克、能提高疗效。

当归临证其治有三

当归非妇产专药，广泛用于各科，重点养血、润燥、调理冲脉。家父临床取其三治，一为温化补血，每次12克，配入人参9克、龙骨9克、桂圆15克、甘草6克，解除心悸、怔忡、惊恐不宁；二为滑利肠道，每次30克，配入麻仁15克、麦冬15克、生地黄15克、肉苁蓉30克，解除大便干结，习惯性便秘；三为通畅月经，每次15克，配入川芎9克、丹参9克、红花9克、桂枝9克、吴茱萸6克，解除月经延期、量少、或腹内疼痛。均日饮一剂，水煎分三次服，收效良好。凡高烧、便溏、崩漏证，都不宜用。

阿胶为补血良品但不宜久服

阿胶性味甘平，为养阴补血药，习称驴皮胶。清代官僚阶层每次取其30克蒸化，加冰糖少许，晨起或睡前口服，谓能颐寿永葆健康。评论家闫绍南先生精通医学，在分析兰亭序"曲水流觞"后说，《伤寒论》收入阿胶，晋人曾不断食用，现今吴越亦见此风。实际本品作用可疗虚损，止血乃属专长，久服胃阳不振，影响消化，纳少，饭量减退，能使血脂增加，黏稠度升高，得不偿失，并非优质的保健纯无害物。老朽临床投与不多，但充分地注意到这一论点。

咯血证用药须知

蜀门医家唐容川，谓调理出血疾患，从丹溪者崇尚苦寒，法修园者专投温药，都是流弊。《景岳全书》认为咯血证，宜开滋润，如天冬、麦冬、百合、柏子仁、茜草；痰多加贝母、海浮石、阿胶、竹沥，应清降；当归一味，切莫轻服。业师耕读山人经验，在处方内要重点遣用白及、三七参、花蕊石、小蓟、侧柏叶、仙鹤草，气虚之人并不禁忌人参。

中药有毒凡例

尚铁珊《草庐琐言》，总结执业经验，介绍药物中毒、不良反应。他说凡大量或久服都有副作用，不过程度各异。如当归先溏后泻、月经量多；熟地黄影响饮食；白术口干舌燥；人参破睡、烦躁不安；韭子阳强性过能兴奋；大黄心慌无力；黄芪消瘦；罂粟壳大便秘结；黄连胸闷空荡；甘草四肢浮肿，麻黄血压升高；细辛头痛；柴胡出汗；土茯苓脱发；吴茱萸昏目；麝香不孕；龙骨肝胆结石；仙鹤草闭经；何首乌嗜眠；山楂易饥；桔梗恶心；紫菀滑肠；洋金花幻觉；贯众收缩子宫；附子、乌头、天雄口唇发麻、身体抖动、语言不清、脉浮数转沉迟。其他甘遂、芫花、巴豆、马钱子要绝对慎用。

慢性炎块日久不消药物精选

香岩翁认为癥瘕之根在肝脾，若气虚补中行气，气滞开郁宣通，血亏养营活络，血瘀破积攻痹，重用辛香药物。开攻法，宜缓而小，开补法，禁涩忌呆。吞酸吐水，须兼刚药，液枯肠结，当与滋营，乃治疗大法。老朽常师其意，调理慢性炎块日久不消，选投香附、木香、乌药、青皮、麝香、甘松、苏合香、枳壳、阿魏、绿萼梅、川芎、当归、郁金、制乳香、炒没药、三棱、莪术、丹参、红花、穿山甲、桃红、凌霄花、五灵脂、鸡内金、山慈菇、神曲、白芥子、浙贝母、牡蛎、鳖甲、水蛭、大黄、虻虫、甘遂（极少量）、巴豆霜（极少量）、血竭、三七参，效果良好。

附子、乌头、天雄应用经验

四川刘民叔、广东陈伯坛、湖南萧琢如、云南吴佩衡临床喜开附子、乌头、天雄，以附子居多，被称为四大附子。每剂30~100克，甚至200克，量大骇人，然很少发生事故。投与对象，主要抓住汗多、溏泻、疼痛三证。凡阴寒、阳虚的神疲、蜷卧、畏寒、手足厥冷、体温下降、舌淡、脉迟无力，皆可应用。适于慢性胃炎、十二指肠炎与溃疡、痉挛，肠炎与功能紊乱，心力衰竭，久病精神崩溃，风湿、类风湿、尿酸性关节炎，腰椎间盘突出，坐骨神经痛，强直性脊柱炎。他们的经验比较丰富，但在北方传播不广，师法者少见。老朽投予附子、乌头、天雄时，均采取先煎90分钟或制过的，确实有效，奉为良药，切莫因其所含有毒之生物碱视为虎狼，令人叹息。不过四贤的超量，已越出正常的数倍，非十分需要，勿盲目模仿。

端木前辈妙用大黄

大黄穿经通络、攻坚破积、清热活血、祛瘀泻下，金元张子和善用，是一味理想药物。伤寒派医家常开，时方派、虚劳派回避，怕影响体力、摧残气血，实属偏见，在补益剂中加入少许，并无损害，反起健胃作用。老朽曾识一端木前辈，人称木大黄，他对高烧、胃肠消化不良、关节炎、妇女月经延后、闭经病，都于对证处方内加本味1～3克，利用通利泻邪、涤热、攻下、疏导经脉、助推药力，收效甚佳。老朽也师法此意，尤其投诸各种热性疾患，最为适宜。

五方异治大有意义

洄溪翁据中国地理环境，指出五方异治，颇有意义，他说同样感受风寒，西北地区人体坚实，宜重宣散，东南薄弱，易于疏泄，轻剂即可。西北寒冷，宜投温热，然内有积热者仍用辛凉；东南炎热当开清凉，因腠理不固出汗较多，常发生阳虚，则应温补。岭南交广一带，亡阳者众，肉桂、附子应用最多。这一见解，符合客观实际，所以当地医家因地制宜，诊疗效果突出，形成疆域特点。粤人陈伯坛前辈在其医案中屡将桂枝开至30克，附子、乌头达到60～90克，数见不鲜。

正内祛邪、邪中扶正配伍之法

古人组方，考虑颇周，一般不开独补或专泻，配伍灵活，常突出正内祛邪、邪中扶正，是一大特点。如六味地黄丸有泽泻、补中益气汤有陈皮、枳术丸有枳壳、理中丸有干姜、猪苓汤有阿胶、白虎汤有粳米、调胃承气汤有甘草、四君子汤有茯苓、白通汤有葱白、麻子仁丸有白芍、小柴胡汤有人参。凉方用热药，热剂投凉品，亦屡见不鲜，如干姜与黄连辛开苦降、大黄与附子热补寒通、桂枝与石膏行血泻火、黄芪与白芍固阴益气、白术与干姜补内含散、柴胡与白芍敛中宣发、大黄与柴胡升降并举、黄连与吴茱萸凉肝温胃、滑石与甘草益气利水、甘草与白芍酸甘化阴、人参与升麻腾发元气、干姜与甘草辛甘保阳、桂枝与生地黄祛瘀补血、人参与五味子收敛散失元气、当归与侧柏叶养血止血、麻黄与白果辛散酸收、附子与地黄温阳护阴、羚羊角与姜汁平肝降逆、天麻与桂枝活络息风、地龙与乌头通经驱寒、牛黄与麝香开窍醒脑、细辛与五味子开阖肺枢、麻黄与熟地黄护阴血活跃阳气，都值得认真研究宏扬其义。

用药别虚实，降糖有验药

同道桑果芟，善取众家之长，集思广益，乃经多识丰的大学问家。对老朽讲，《医门棒喝》所载阴阳亢盛者平时少病，每病则重，寒热之剂大黄、附子、干姜、肉桂、元明粉，皆能耐受；阴阳俱虚小病不断，然不甚剧，大热、大寒、大补、大泻反应力强，不宜轻投，只可和平调理，是经验之谈，值得借鉴。治消渴中之糖尿病，要熟读抄本鞠文仙前辈《医铎》，其中收有多种药物，降血糖、尿糖、改善症状都有效，计黄芪、玄参、天花粉、黄连、苍术、山药、人参、杜仲、枸杞、白芍、黄精、沙苑子、生地黄、桑叶、知母、山茱萸、泽泻、蚕茧、山楂、五味子、银花。经过实验，确属良品。

益气汤中升、柴须小量

清贤华岫云谓东垣所创补中益气、升阳益胃汤，补前人之未备，以劳倦为对象。因脾系湿土、胃阳衰者多，故投参、芪益中，二术温燥，升、柴提下陷之阳，陈皮、木香理中宫之滞，脾胃合治，用诸得宜效如桴鼓。这一论点老朽非常欣赏，但经验证明方中升、柴必须量小，不宜重用，一是促使血压上升，头脑有不适感；二是出汗，导致体虚；三是影响食欲，发生纳少。凡恶心、呕吐、腹胀、便秘，都不可用。李氏言及的升阳，并非人体元气，即孟子指出的浩然之气，补元气只有给予人参、黄芪，升、柴两味无此作用，否则就铸成大错李代桃僵了。

临证需取百家之长

丹溪翁鉴于当时《局方》盛行，温热香燥药物充斥市场，提出阳有余阴不足学说以纠正流弊，从其大补阴丸（黄柏、知母、龟板、熟地黄、猪脊髓）可以窥见，他是滋阴与泻火双向调理，确实起了矫枉作用。但此疗法投与不当产生的负面影响，亦能导致人体受损，转成阴盛阳衰，温补派大家景岳的批评，就抓住了这一环节。老朽处理热性病在恢复期或肺结核，常师法先生的经验，颇有针对性，然用于虚弱证则不敢冒领，仍求助于人参、黄芪、当归、白术、肉桂、附子，尊朱重道，推陈出新，不墨守成规，才能继承、发扬先贤遗产。

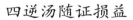

四逆汤随证损益

老朽临床应用四逆汤（干姜9～15克、附子9～30克、甘草3～9克），原于《伤寒论》，随证损益，仍据该法则。凡患者喜暖畏寒、手足发冷、舌淡、脉微无力、感觉骨楚，便可给与。气虚精神不振加人参9～15克，汗多加黄芪20～30克，便溏加白术15～30克，肠道秘结加当归15～20克、肉苁蓉30～50克，宣发阳气加葱白15～30克，温通血脉、鼓舞气化、提高热力，加肉桂3～9克，腹内寒痛加吴茱萸6～15克，收效良好。

阴虚三因及用药经验

喻昌弟子马元仪提出人体阴虚有三因素，一为肺胃津液不足，宜用清润；二为心脾血少，宜促进水谷调理中州；三为肾肝真精亏损，宜血肉有情填补。老朽临床遵着这一论说，常投麦冬、石斛、玄参、玉竹、天冬、花粉、知母、扁豆、桑叶、梨汁治肺与胃；当归、白芍、熟地黄、阿胶、枸杞子、龙眼、神曲治心与脾；胎盘、坎炁、鹿角胶、菟丝子、人参、羊肉、海龙、乌骨鸡、冬虫夏草治肾与肝，均有一定效果。

甘寒之药存津救阴需防滞腻

章太炎先生客居苏州时，曾言喻昌《寓意草》首称阴证以救阳为主，伤寒以救阴为主，除黄元御外，皆知以存津液为要，调治温病也是如此，故舍刘河间苦寒之法，代以辛凉甘寒，虽主张过甚，然远避燥药则同。老朽临床基本继承这一旨意，凡过度辛热、苦寒、香燥、峻下之品，均慎重使用，以免带来不良影响。甘寒既能柔润、滋养，尚有清火之功，攻补兼施，有双向作用，但其滞、腻却易留邪，障碍气血运行，另食欲减退，属一大弊端。

以通为用之法门

前贤所制方剂，十分奥妙，如补中有通，以通助补兼能泻邪，利用通发挥补泻功能，如保元汤有肉桂，四物汤有川芎，四君子汤有茯苓，六味地黄丸有泽泻、牡丹皮，和单纯投与寒、热、补、泻不同，乃临床特色。这种组方底蕴，来源于《伤寒论》《金匮要略》《千金方》，含有强身、放寇的意义。老朽常对阴虚血亏患者开四物汤时，把川芎之量放在和熟地黄、当归、白芍的同等地位，就是推动三味的守而不走，并以辛烈之气冲淡停滞的副作用，目的提高效果。

扶正止痛法

京口刘吉人《经历杂论》谓业医如将兵，不去邪正不得复，不养正邪不能解，善治邪者必先养正。并说调理疼痛证，不应株守痛则不通，通即止痛二句，投辛散芳香、破血行气。若气不足无力推动血行，喜揉轻按，当补气活血；血虚气郁，血不足以配气，重按痛减，要补血助气。老朽经验，气虚者用人参、黄芪加桂枝、丹参、川芎、制乳香、炒没药；血亏者用当归、白芍、熟地黄、枸杞子、龙眼、阿胶加黄芪、甘草、香附、乌药、九香虫、荔枝核、小茴香、秦艽，兼着温化利气。

贵阳贱阴需商榷

《雅颂堂书札》谓人身阴阳不能并重，应以阳为主，阴多阳少。因阴为载体，无阴则阳难以存在，且无阴就难发挥作用。阳有时或缺，而阴很少不足，日夜间阴阳各占一半，但阴、雨、霾、雪阴便增多，天人合一，自然支配血肉之躯，内外相同。丹溪所言阳有余、阴不足，与事实不符；通一子阳非有余、阴亦不足论，也非正鹄。人亡阳去躯体仍在，失掉的功能为阳。由此看来，应以护阳属关键。贵阳贱阴固然片面，保养生命的元阳刻不容缓，探求本源的施治才是良法。扶阳宜投温热，少开辛散药物，可用人参、附子、菟丝子，突出补、壮、益火三个含义，干姜、肉桂量小，只取其通，防止药力胶着。此说颇有一定道理，尚须临证研讨，切勿奉为准绳。

补阳虚易，调阴盛难

《修竹堂遗稿》谓补阳虚易、调阴盛难，含义较深。阳为火，利用附子、干姜、肉桂、吴茱萸温热助火，便会转化其虚；阴盛复杂，寒湿、痰饮皆属此类，病机不一，症状各殊，必须论证诊治，不太单纯，非一般阳性药物所能解决，如利水、祛痰、蠲饮多种疗法，故云难医。老朽每逢这些情况，师法《伤寒论》处方规律、时方派经验，阴盛夹湿，投附子、干姜、白术、茯苓、椒目、泽泻；痰饮用肉桂、白芥子、干姜、半夏、茯苓、橘红、天南星，可收良好效果。

王氏、缪氏观点不同

王宇泰和缪仲淳友善，其《证治准绳》由缪氏参校，笔误较少。于中甫之子患天花，吃解毒药泻下，仲淳以莲子涩肠，因事务繁忙委王氏调理，改投人参、黄芪、鹿茸温补元气得愈。仲淳服滋腻之品过多，发烧，饮凉药加剧，王氏按伤寒蓄血治之，下黑粪半盆，遂即转安。并告诉宇泰酸枣仁不仅催眠，还能补血，说明二人关系不同一般。不过在运气学说方面，观点各异，据王氏讲，于南京相会时，他批评是形而上学，十分严厉，"不容于口"，虽存仁智分歧，属人之恒情。另一区别处，宇泰经验医口糜开干姜，温病口渴不离麦冬，痰火上冲哮、嗽、发热，足部反冷，认为重用人参，佐以桂枝、附子，可以挽救，然缪氏则否，对大热纯阳的姜、桂、附、吴，都视如蛇蝎，恐躲之不远。

火邪分内外，治疗需谨慎

人身火邪分为两种，一为阳火，来自外界，二为阴火，则由内生。六气皆从火化，宜宣散清解，脏腑之火应滋水泻热。李杲先贤虽力主腾发可降阴火，但处方中仍加入黄芩、黄连、黄柏，若不明此义，盲目升阳，会祸不旋踵，这是老朽临床多年所得的结论。

应用温补有三思

《类经附翼》谓阳气不充，生意不广，阳气衰微，阴便转盛。人身小乾坤，得阳气则生，反之消亡。友人白梦尧深研景岳先贤医术，喜开人参、熟地黄，善于温补。对老朽讲，益火之源就是壮阳命门，只有用肉桂、干姜、附子、杜仲、鹿角胶、乌头、天雄，方为对证施治，其他均属点缀，并非主攻猛将。因而老朽有三思，一阳虚应补，能抑制阴盛增寒；二强化阳气要温补命门；三命门得助即真火燃烧。这一推理很具逻辑性，在变态情况下应用。若病理复杂寒热错综、虚实互现时，还须灵活对待，且莫划地入牢视为常规。白兄经验十足宝贵，可认真学习把握此法。

药物疗疾，中病即止

药物调理人体气机，要运用得当，适可而止，不然遗有后患。《读医随笔》指出升发太过表里两虚，气喘、汗脱；降下太过，内在损伤，腹泻、厥冷；收敛太过，滞塞郁阻，影响升降；宣散太过，表疏里耗，内外皆亏，要慎重使用。举例说，升麻、柴胡、人参、黄芪是上升药；元明粉、大黄、枳壳、厚朴是利下药；五味子、山茱萸、金樱子、覆盆子是内敛药；麻黄、桂枝、荆芥、防风是外散药。老朽经验，随证施治，"有故无殒"，投之过多且久，易见其害，若因噎废食，也属偏颇，允执厥中，才能恰到好处。

"辛润宣通"疗法去慢性疼痛

神福堂叶眉寿老人调理慢性痛证，师法前人所言"痛则不通"，痛随利减，通即不痛，不投酸、寒、涩、敛，掌握一个通字。突出"辛润宣通"疗法，重点治络。家父临床除用行气、活血、祛浊、开窍，如香附、乌药、延胡索、五灵脂、川楝子、荔枝核、白芷、红花、苏合香、桂枝、丁香、丹参、麝香、苏梗、藿香、淡干姜、沉香、砂仁、檀香、青皮、木香、炒没药、制乳香、柴胡、青皮、龙涎香等，常给予䗪虫、九香虫、全蝎、蛴螬，尤其是全蝎、九香虫二味处方较多，在活络止痛方面占据第一，并配入乳、没两种以助药势，疗效极好。老朽经验，鬼箭羽、两头尖的作用，也属可选标兵。

治气当求脏腑之本

王肯堂于《灵兰要览》中说治气不应求诸脾、肺，要考虑肾间动气，他是脏腑之本，经脉之根，呼吸之门。以枳壳、厚朴、香附、乌药调理，只能行气不保疗源，宣、泻、下之更会加剧病情。若气虚肾纳无权，宜投小茴香、胡芦巴、破故纸壮阳益气，才可解决。老朽对此论点表示支持，但须加入沉香、附子、蛤蚧、人参，否则不易立竿见影，这是事实经验，人参、附子投量每剂切勿低于15克，方能恰如其分。

治水肿以脾、肺、肾为主

水肿一证，以治脾、肺、肾为主，张介宾推崇薛己加减金匮肾气汤，看似壮水之剂，实际调理三脏，用肉桂、附子化阴中之阳，熟地黄、山药、牛膝养阴中之水，茯苓、泽泻、车前子利阴中之滞，使气化于精，即能疗肺，补火生土，便会温脾，壮水通窍，则以治肾，补而不滞，利而不伐，中年体弱者，服后其应如响，称诸方之内第一。老朽经验，本证常与气虚不化有关，宜增入大量黄芪、白术，并且加椒目行气，能提高其效。他说巴豆霜、元明粉、滑石、三棱、莪术、琥珀、土狗、地龙、田螺、水蛭、麝香、鲤鱼、鲫鱼、莱菔子、苏子、商陆、葶苈子、杏仁、防己、秦艽、木瓜、瞿麦、通草、厚朴、赤小豆、猪苓、海金沙、五加皮、大腹皮、独活也可给予，但要在有利三脏的基础上选择应用。

助阳四家去阴寒经验

阴寒证表现单纯型，比较少见，因而缺乏施治经验。1977年于泰安山东农学院遇一五十岁男性，患病40天，浑身疼痛，腹内、关节尤甚，面色铁青，喜热恶寒、手足厥冷、头上有汗，脉沉弦无力，大便偏溏，日行二次，吃一般药效果不显。老朽踌躇亦感技穷，乃忆起伤寒派助阳四大家萧琢如、陈伯坛、刘民叔、吴佩衡投附子、乌头、天雄的经验，处方试之，计乌头45克（先煎90分钟）、肉桂15克、干姜30克、两头尖20克（先煮90分钟）、鬼箭羽20克、独活30克，水煎分四次服，6小时一次，连用五天，症状缓解，无毒副反应，嘱其继饮勿停，共三十帖，竟然得愈。通过这一事例说明乌头的真实作用，生物碱破坏，疗效不变；也确认了四老投乌、附、天每剂开到90克，却是从阅历中来。

滥于温补乃医疗禁忌

画眉泉徐灵胎着重指出投药过于寒凉，或寒中之病，过于温热，或热中之病，过于攻伐，元气大伤，过于滋润，损害脾的运化功能。大病之后邪未全退，不察证情，即用附子、肉桂、熟地黄、麦冬、人参、白术、五味子、山萸黄等，将余邪补住，可导致气逆痰升，胀满昏糊如中风之状，只知其虚，不考虑邪尚未尽，是诊治错误，应视为大戒。老朽临床指导门人实习，常把此语列为医忌，滥于温补乃犯规禁条之一。

发汗驱邪需辨证用药

发汗为驱邪三大疗法之一，辨证中存在技巧。《医原记略》说，邪从外来，须由表出，乃正复邪退之路，若不能得汗时，要去其阻遏，了解本源，燥者润之、湿者燥之、寒者温之、热者寒之、不足者补托，便会汗出而解，不可一见客邪即用宣散，劫夺津、液、血，造成亡阴之变，遇燥热之邪，更应谨慎，盲目发汗，危害立现，后果难测。老朽临床，凡感受风寒、照传统投麻、桂、荆、防、羌、姜解表，挟热入侵者，只开轻扬药物，如银花、连翘、桑叶、菊花、浮萍、薄荷，或加入护阴之品，从未发生负面影响，能避免因药伤身之患。

临证不为邪气复杂而影响辨证

"邪气盛则实，精气夺则虚"，为识病纲领。滋阴能清热，补阳能驱寒，乃治法的总要，执业者必须掌握。《景岳全书》进一步提出不论其有无虚证，如无实证可据，便当兼补；不论其有无火证，无热证可据，便应兼温助益命门。《神农本草经疏》更重视审时投药，谓阴虚之人，虽在隆冬汗出身热，仍宜用生地黄、枸杞子、鳖甲、五味子；阳虚者盛夏洒淅战栗，亦要温补，用人参、黄芪、肉桂、附子，反之病情加剧，预后不良。对此老朽深有体会，凡临床突出"辨证"准确的医家，都不为邪气复杂反应、假象、时令所囿，当机立断，该出手就出手，大胆给予寒、凉、温、热，药到病除，获得成绩。前辈经验，广泛吸取，个人的技能，也应当提高。

药物平淡同样治疾

药物平淡同样治疾，大寒、大热、大泻、大补，宜于个别病例，临床最怕缺乏分析、巧立名目、孟浪从事。如伤风感冒用防风、荆芥、浮萍、桑叶、薄荷，寒邪侵表用麻黄、桂枝、葱白、羌活、生姜，咳嗽用前胡、杏仁、紫菀、款冬花，停食用神曲、谷芽、山楂、槟榔，中暑用藿香、滑石、香薷、白豆蔻，腹泻用黄连、木香、白术、泽泻，疟疾用柴胡、常山、蜀漆、草果，赤痢用秦皮、马齿苋、穿心莲、白头翁，气滞用香附、郁金、乌药、川楝子，瘀血用桃仁、苏木、红花、川芎，便秘用麻仁、芦荟、大黄、元明粉，小水不利用猪苓、车前子、茯苓、桑白皮，哮喘用苏子、白芥子、厚朴、葶苈子，水肿用黄芪、苍术、牵牛子、汉防己，疼痛用五灵脂、延胡索、制乳香、炒没药、白芷、独活、鬼箭羽、两头尖。若辨证施治，都有一定功效，不应迷信所谓奇草怪异之品，以免发生副作用。

补钾食物举例

人体钾的代谢，主要由尿中排出，肾病小便障碍，易发生高钾证，使病情加剧。常见症状为恶心、口唇周围麻木、乏力、肌肉酸痛、烦躁不安、心律失常、搏动骤停。除药物调治，要少吃含钾丰富的食物，如蘑菇、银耳、牛奶粉、羊肉、大豆、葡萄干、马铃薯、荞麦、番茄、圆葱、扇贝、橘子、香蕉、苹果、菠菜、茄子、芫荽、芹菜、甘蓝、毛豆、大葱、芋头、鲳鱼、玉米、红薯、绿茶、紫菜、海带、绿豆、荠菜、扁豆、榛子、香椿。

中药四气五味配伍经验

药物四性，指寒、热、温、凉。四气为臭，如大蒜、阿魏；腥，如鱼、蛇；臊，如人中白、回龙汤；香，如沉香、麝香。五味苦属火，黄芩燥、天冬润、芦荟消、黄柏补、黄连止泻、大黄通、柴胡升、龙胆草降；咸属水，泽泻利、肉苁蓉滑、海藻软坚、鹿茸补；酸属木，硫黄热、空青寒；甘属土，人参补、黄芪升，甘草温中；辛属金，细辛散、干姜热、吴茱萸止痛。其中咸苦泻下、辛甘发散、酸苦收敛。投诸临床，要合理配伍。

药物性、味宜忌须知

临床对药物性、味宜忌，应予注意，张介宾老人说，宣散的远酸寒，降下的勿升发，阳旺的忌热，阳衰的忌寒，上实的忌升，下实的忌固，上虚的忌降，下虚的忌泻。甘勿施于中满，苦勿施于假热，咸勿施于伤血，酸木克土，脾弱少用。《医学源流论》还指出，遣药之法，不专取寒热、温凉、补泻，或取气、或取味、或取色、或取形、或取综合处方，似此者不胜枚举，含有奇思。老朽业医七十余年，以护理人体为主，扣住"论治"，然后考虑药物，才可有的放矢，箭不虚发。

胃热及口疮治疗经验

凡口渴喜饮冷水，脉洪实，大便秘结，是火热炽盛，宜清肺、肠，用白虎配三承气汤。口虽渴，欲饮热水，粪稀而溏，宜补脾胃，用理中配参苓白术散。口臭与胃火、湿热有关，宜清化上中二焦，馊腐之气即减，用佩兰、藿香、厚朴、白豆蔻、黄连、石菖蒲、白芷、苍术、甘松、茯苓，均有效果。口疮即复发性口腔溃疡，久治不愈，赵献可前贤经验，宜阴阳双补，用桂附八味丸加麦冬、五味子，老朽实践，能见疗效，若增入清热解毒的蒲公英、紫花地丁更佳，但附子、肉桂之量应小，压缩到只起蒸化作用，否则欲明反晦。

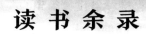

读 书 余 录

四季养生用药经验

《内经》随着时令变化，重视养生，春夏阳气发越，易于耗散，宜养阳，用人参、黄芪、山药、桂枝、甘草、大枣、鹿角胶、蜂蜜、红景天；秋冬人体组织收缩，保护津液潜藏，且防内有伏热，要养阴，用生地黄、白芍、何首乌、麦冬、女贞子、石斛、枸杞子、阿胶、沙参、旱莲草。反之，春夏气候炎热，耗津伤液，亦应养阴，秋冬寒冷，冰雪侵袭，加温抗冻，亦须养阳，附子、干姜、肉桂，均可给予，并喝当归生姜羊肉汤。

帝师翁同龢好养生

老朽随业师侍诊，受到耳提面命，暇时常授予许多课外知识，曾言戊戌政变的关键人物为翁同龢。他是光绪帝家师，主张君主立宪，灌输不少维新思想，并推荐康梁变法。翁老人状元出身，很有学问，了解世界。起居上注重养生，喜欢素食，小病均不饮药。喝绿茶，八分饱，身体较瘦，爱直言，无空话，入夜读书。对同治、光绪二帝训教严厉，不允许看庸俗小说。好吃枇杷、板栗、山药、葡萄、西瓜、花生、榛子、鸭梨、红桃、香蕉、胡桃、杏仁、橘子、桂圆。每逢发怒、烦躁、火气上升，即服六味地黄丸。

陈修园医家事记

清贤长乐陈修园为中医科普作家，以衬沾形式释义《伤寒论》，分读、联诵，皆可上口，诊病、教学十分认真，重视法度，在南雅堂聆听其所讲，能深入浅出、由博返约，感觉兴趣盎然。他善于吸取各家之长，揭露自己缺点，谈到妻子五次流产，百疗乏效，经族伯陈延义用四物汤加鹿角胶、补骨脂、续断、杜仲、菟丝子治之而愈；推荐泉州吴条光的苑志曲作坊工艺精致，都值得学习。但崇左较深，忽视了民间的"杂草、野木愈人之疾"，四圣之外，仍有济世的方药。

《颅囟经》简介

《颅囟经》为现存第一部儿科专著，托名周穆王时师巫所传、东汉末年卫汛手撰。目前传本是从《永乐大典》中辑出的。曾言三岁以下呼为纯阳，后人即以此认定小儿乃纯阳之体。书内常开药物来自多个方面，如牛黄、龙脑、马牙硝、虎睛、犀角、蛇蜕、珍珠、蚱蝉、蜂房、铁精、防葵、银屑、檀香、鹤虱、麝香、朱砂、蟾酥、阿魏、蛴螬、巴豆、肉豆蔻、蝙蝠血、青黛、芦荟、地龙、虾蟆、蜗牛壳、石蜜、胡黄连、鹿角胶、梧桐律、干漆、狐阴、干蝎、腻粉等，今日已有若干不再应用了。

《幼幼新书》三关诊病

南宋刘昉主编《幼幼新书》，由王历负责、王湜汇辑。因其辞世未有完成，四明楼寿继续这一工作。现传本为明代苏州陈履端"删却去半"收入《千金》《外台》《太平圣惠》钱乙方，已非原貌。每卷刻一斋堂楼阁，实属罕见，如联桂堂、春星堂、颂枳堂、川上草堂、重阆阁、茂和堂、蓟溪书屋、元善堂、燕翼堂、凝香阁、城溪草堂、裕昆堂、迪然斋、万卷楼、遍阅山楼、江村草堂、斗鸭轩、世德堂十八名。主张三岁之内小儿从传统的望诊转向以观看风、气、命手上三关指纹为诊断病证依据，且代替切脉的方法，沿习至今，仍风行于社会。

《金匮要略》遣药规律

《金匮要略》遣药规律，精神恍惚用百合；风湿身痛用麻黄、白术、独活、薏苡仁、防己、附子（或乌头）、防风；暑热用人参、石膏、知母；疟疾用蜀漆（常山幼苗）、柴胡；虚劳里急用白芍、胶饴；心烦失眠用知母、茯苓、酸枣仁；遗精、梦交用龙骨、牡蛎；肌肤甲错、双目暗黑用桃仁、水蛭、䗪虫、大黄、蛴螬；咳逆吐浊用皂荚；喉有水鸡声用麻黄、射干；喘不得卧、颜面浮肿用葶苈子、大枣；肺痈吐脓用桔梗；奔豚用桂枝、李根白皮；胸痹用瓜蒌、薤白、枳壳；胃寒用川椒、吴茱萸；寒热互结胁与腹痛用大黄、附子、细辛；催吐宿食用瓜蒂；习惯便秘用杏仁、麻仁、大黄；腰冷、腹重用白术、干姜、茯苓；胸胁支满、目眩用桂枝、白术、茯苓、木防己；水气上凌头晕用白术、泽泻；咳嗽用半夏、杏仁、茯苓；小便不利用瞿麦、茯苓、滑石；心下坚大如盘用枳壳、白术、麻黄、细辛、附子；吐血用艾叶、黄芩、大黄、侧柏叶；便血用黄连、阿胶、灶心土；呕吐不止用半夏、大黄；吐涎沫用生姜、半夏、吴茱萸、竹茹、橘皮；痢疾用秦皮、白头翁；手足厥冷下利清谷用干姜、附子；腹泻用诃黎勒；阑尾炎用大黄、牡丹皮、桃仁、冬瓜子；子宫肌瘤用桂枝、桃仁、牡丹皮；先兆流产用川芎、当归、阿胶、艾叶；妊娠恶阻用干姜、人参、半夏；安胎用黄芩、白术；月经下行不利、量少用桃仁、䗪虫、大黄；产后腹痛用当归、生姜、羊肉；梅核气用半夏、厚朴、苏叶；脏躁悲伤、欠伸、如神灵所作，用甘草、小麦、大枣；妇女腹中刺痛用红花。属于重点。

《金匮要略》方临证加减经验

老朽运用《金匮要略》方，若颈椎病项背强几几然，投葛根汤（葛根、麻黄、桂枝、白芍、甘草、生姜、大枣）加天花粉；伤湿身痛投麻黄加术汤（麻黄、桂枝、杏仁、甘草、白术）加独活、薏苡仁、汉防己、附子；肝脾肿大、慢性盆腔炎投鳖甲煎丸（鳖甲、射干、黄芩、柴胡、鼠妇、干姜、大黄、白芍、桂枝、葶苈子、石韦、厚朴、牡丹皮、瞿麦、凌霄花、半夏、人参、䗪虫、阿胶、桃仁、露蜂房、赤硝、蜣螂）加丹参、制乳香、炒没药；风寒湿关节炎投乌头汤（乌头、黄芪、白芍、甘草）加白术、防风、独活、麻黄、细辛；虚寒腹痛隐性发作，投小建中汤（桂枝、白芍、胶饴、甘草、生姜、大枣）加附子、丁香；心烦失眠投酸枣仁汤（酸枣仁、知母、川芎、甘草、茯苓）加黄连、山栀子；月经量少、闭经，眼圈黑暗、颜面色素沉积，投大黄䗪虫丸（大黄、黄芩、桃仁、甘草、杏仁、白芍、生地黄、干漆、䗪虫、水蛭、虻虫、蛴螬）加红花、三棱、莪术、肉桂；心悸早搏投炙甘草汤（炙甘草、桂枝、生姜、麦冬、麻仁、人参、阿胶、生地黄、大枣，与《伤寒论》同）加苦参、甘松；气逆咳嗽、哮喘、痰鸣音，投射干麻黄汤（射干、麻黄、生姜、细辛、紫菀、款冬花、半夏、五味子、大枣）加葶苈子、茯苓、杏仁、厚朴；中暑恶心、气虚液亏、多汗,投麦门冬汤(麦冬、半夏、人参、甘草、粳米、大枣)加浮小麦、乌梅;胸痛彻背、闷不得卧,投瓜蒌薤白半夏汤(瓜蒌、薤白、半夏、白酒)加砂仁、郁金、丹参、枳壳;习惯性便秘投麻仁丸(麻仁、白芍、枳壳、大黄、杏仁、厚朴)加何首乌;腰冷沉重如坐水中,投甘姜苓术汤(甘草、干姜、茯苓、白术)加肉桂;痰饮哮喘兼有腹水,投己椒苈黄丸(汉防己、椒目、葶苈子、大黄)加茯苓;感冒咳嗽投苓甘姜味辛夏仁汤(茯苓、甘草、干姜、五味子、细辛、半夏、杏仁)加麻黄、紫菀、款冬花;四肢水肿按之浮动,投防己茯苓汤(黄芪、汉防己、桂枝、茯苓、甘草)加麻黄、泽泻;胸满水饮停留投枳术汤(枳壳、白术)加茯苓;湿热黄疸投茵陈蒿汤(茵陈、山栀子、大黄)加黄柏;胃寒疼痛、乏力,投吴茱萸汤(人参、吴茱萸、生姜、大枣)加附子;久吐气液两伤,投大半夏汤(半夏、人参、蜂蜜)加生姜、大枣;下焦停湿小便不利,投茯苓泽泻汤(茯苓、泽泻、甘草、桂枝、白术、生姜)加桑白皮;呕吐涎沫投半夏干姜汤(半夏、干姜)加陈皮、茯苓、旋覆花;久痢不止投桃花汤(赤石脂、干姜、粳米)加白头翁、秦皮;阑尾炎投大黄牡丹汤(大黄、牡丹皮、桃仁、冬瓜子、元明粉)加红藤、败酱草;子宫肌瘤投桂枝茯苓丸(桂枝、茯苓、牡丹皮、白芍、桃仁)加三棱、莪术、红花、制乳香、炒没药;崩漏投胶艾汤(当归、川芎、生地黄、白芍、阿胶、艾叶、甘草)加地榆、小蓟、茜草、三七参;贫血水肿投当归芍药散(当归、白芍、川芎、白术、茯苓、泽泻)加黄芪、人参;安胎投当归散(当归、黄芩、川芎、白术、白芍)加砂仁、桑寄生、菟丝子、杜仲、续断;产后腹痛投当归生姜羊肉汤(当归、生姜、羊肉)加香附、吴茱萸;月经延后、量少,冲脉瘀血,投下瘀血汤(大黄、桃仁、䗪虫)加肉桂、益母草;梅核气如有炙脔,投半夏厚朴汤(半夏、厚朴、茯苓、生姜、苏叶)加绿萼梅、山豆根、腊梅花;脏躁悲伤欲哭投甘麦大枣汤(甘草、小麦、大枣)加甘松、百合、金针菜、合欢皮;内分泌失调,月经先后无定期,投温经汤(吴茱萸、当归、川芎、白芍、人参、桂枝、阿胶、牡丹皮、半夏、麦冬、生姜、甘草)加红花,此证因肝郁所致较多,还可于方中加入柴胡一味。

《金匮》止咳二方深解

《金匮要略》医咳嗽上气有二方,一为痰鸣"喉中水鸡声",投射干麻黄汤(射干、麻黄、生姜、细辛、紫菀、款冬花、半夏、五味子、大枣)治饮邪上冲，畅通呼吸，有射干、紫菀、款冬花；一为因热邪气逆，肃降胀闷，用厚朴麻黄汤（厚朴、麻黄、石膏、杏仁、半夏、干姜、细辛、五味子、小麦），清火利滞，排除郁满，缓解喘息，有厚朴、杏仁、石膏、小麦，乃其不同处。老朽经验，以咳嗽为主，给予前者，发挥紫菀、款冬花、射干、五味子的功能；治哮喘为主，授予后方，起动厚朴、杏仁、细辛、小麦的作用。虽然两药均有干姜（一为生姜）、细辛、五味子，但临床侧重面随着与他药配伍，则发生"异"的变化，有了不同。或曰二首名方，如加入桔梗开提肺气，兼以祛痰，收效更会显著，颇有道理。

《医心方》诸方化裁治木克土证

《医心方》载有胃病呕吐酸水、胸背疼痛、食欲不振数方，老朽将其化裁为一首，计白术8克、茯苓8克、吴茱萸6克、荜茇4克、厚朴8克、槟榔10克、人参6克、大黄2克，水煎分二次服。治肝郁气滞，甲乙横克戊己，木失疏泄，土被凌侮。肋间不舒加柴胡6克，胁下痞硬加鳖甲15克，脘闷加枳壳10克、桔梗6克，背胀加木香9克、香附6克，嗳气加紫苏6克、降真香9克，矢气腹泻加诃黎勒6克，对精神抑郁，消化道炎症、溃疡，都有良好的作用，平淡无奇，效果显著。

《济世选药》细说桂

民初来自陕西大荔一位巨商，掌握祖传医术，在聊城给群众治病，写有《济世选药》抄本一卷，曾说桂枝温通气血开腠解表，因系嫩枝不起补养，疗效在皮；心为桂枝木，投者甚少。此树粗干之皮，为肉桂，接近越南地区产的，称边桂，质厚油多，嚼之辛咸苦甘四味均有，能壮阳助命门火，消散阴翳，属大热补药，常同干姜、附子配伍，是珍品。所言官桂，乃细干之薄皮，即调味的桂皮，不堪重用，或云指肉桂的一级品，谓上等货，是给官家的进贡物，和事实不符，切勿混作一谈，视桑成梓。

《痴人说梦》谈茶入药

老朽在山东中医进修学校执教时，写有数则实践杂文，名《痴人说梦》，其中收录一篇谈茶入药。绿、红、花茶，性味苦甘，品种不一，能医风火头痛、目赤红肿、止渴利尿、降脂减肥、促进消化、解醉酒不醒、改善老年性痴呆，治水肿小便短少、急性肠炎腹泻、痢疾下出脓血，均有很佳的疗效。缺点是多饮兴奋心脑，血压升高，令人失眠，大便干结，癫痫发作频繁，小儿多动加重。躁狂型精神分裂症，要绝对禁喝。

《七星集》遣用麻黄三长

《七星集》记有业师医案，谓老人遣用麻黄，主要取其三长，一是发汗解表，和桂枝相配，如麻黄汤；二是宣肺治喘，和杏仁相配，如麻杏石甘汤；三是利尿消肿，和白术相配，如越婢加术汤。在此基础上，曾组建一方，名三向汤，有麻黄9克、桂枝9克、白术9克、杏仁9克、厚朴9克、茯苓9克，共六味，水煎分二次服，每日一剂，连饮6～9天，医外感风寒，内停水饮，哮喘、无汗、身体沉重、浮肿、不能平卧，收效最好。老朽临证应用，一举三得，具精、便、验、廉四妙。

《挥药录》临证用药经验

老朽于山东见一未署撰人手抄本《挥药录》，文笔流畅，记入不少临证遣药经验，如感冒解表用麻黄、藿香、苏叶，津液不足口渴用石斛、原蚕茧、麦冬、五味子，补血用当归、熟地黄，水肿用椒目、赤小豆、汉防己，胃痛用丁香、白芷，泛酸用小茴香、吴茱萸、黄连，通大便用芦荟、番泻叶，腰痛用木瓜、杜仲、女贞子、鹿角胶，乳腺炎用蒲公英、橘叶，头痛用羌活、川芎、藁本，肝风用钩藤、天麻、羚羊角，皮肤瘙痒用蝉蜕、牛蒡子、浮萍、地肤子，胁痛用郁金、柴胡、川楝子、八月札，祛痰用半夏、竹沥、桔梗、陈皮、姜汁、白芥子，胎动用黄芩、白术、艾叶、杜仲、苎麻根、桑寄生，崩漏用小蓟根、乌贼骨、侧柏叶、禹余粮，心悸阴虚用人参、麦冬、柏子仁、酸枣仁、桂圆、五味子，梦多用朱砂、琥珀、龙齿，神昏用牛黄、麝香，热入血室用桃仁、桂枝、当归尾、藏红花，肾亏足跟疼痛用六味地黄丸。经过验证，均有疗效，是从实践中来。

《医学心悟》辨证特点

《医学心悟》辨证，能突出要点，认为脉细而数，口燥唇焦，虚火上炎，内热便结，属真阴不足；脉大无力，四肢倦怠，唇淡口和，肌冷溏泻，饮食不化，乃阳气衰颓。发烧便溏，为协热下利；寒证大便反硬，名曰阴结；高烧手足厥冷，热深厥深；内寒烦躁，欲坐卧泥水中，称阴燥；汗出又转实证，是热邪传里；无汗成为虚病，津液亏耗；里证恶寒，谓之直中；恶热口渴，反现表邪，即温病由里达表。这些观察规律，富有识别特点，既是方法，也为施治的准则，如脱离以上原则，就等于盲人无杖瞎马夜行。

壶 天 散 曲

扁 鹊 考 证

　　扁鹊，姓秦，名越人，约生于公元前五至四世纪，号卢医。老朽考证，卢系子爵，姜姓国，扬雄《法言》及《淮南子》高诱注谓其为卢人，李昉《太平御览》作生于卢。后来秦建卢县，归济北郡，"自长清县古城视之，南而微东"（叶圭绶《续山东考古录》），今长清县西南十余里尚有旧址卢城洼。《史记》载他为渤海郡人，误。此郡乃刘邦称帝五年所设，在秦时东、南部归济北郡，西、北部入巨鹿郡。渤海郡辖境很广，治浮阳（今沧州东南旧城），领县二十六，无郑县，姚范《援鹑堂笔记》说，"《史记》言莱县人率不著郡"，郡属衍字。裴骃《史记集解》引晋代徐广改为郑（秦属巨鹿郡，汉入涿郡，今河北任丘北四十里郑州镇）人，亦误。关于郑地，众说纷纭，或谓郑州，有药王庙，从张文虎据《太平御览》明言，齐人而家于郑，郑字非误。济南长清区郑庄一带即扁鹊遗址。

先贤六不治史考

　　秦越人所云六不治，指信巫不信医，骄恣不论于理，轻身重财，衣食不能适，形羸不能服药，阴阳并（马持盈《史记新注》断句）、脏气不定。此说在《扁鹊传》后，孙思邈《备急千金要方》之引只书《史记》，未提及他的名字，顾炎武怀疑可能为司马迁对当时的感叹语。无论是否其言，确有参考价值。

制 糖 史 录

　　蔗糖，《南中八郡志》谓之石蜜，初见于宋玉《招魂》柘浆（甘蔗熬的软糖），孙亮时称甘蔗饴（《吴志》）。北魏贾思勰《齐民要术》已用糖字。《政和经史证类备用本草》引陶弘景轧甘蔗汁为沙糖，乃指黑糖，即红糖，入药较广，温中补血，宜于产妇。唐代采用印度、波斯法熬制的白沙糖，清凉降火，浓缩块状，称石蜜，坚白似水即冰糖，甜度最高，比小建中汤内之胶饴（麦芽糖）要超五倍，虽好吃，但乏滋补作用。此外，糟也叫糖，属烹调食物，如糖蟹、糖姜，并不入药。

两宋版本鉴别

两宋印书业，以浙江杭州、四川眉山（颜体大字）、福建建阳为三大中心，所印医药典籍鉴别特点，鱼尾下不刊印书名，有之亦非每篇皆见，只用草字。编码页数，鱼尾上下不一，也有将流水页数列于页末界画外的。上下界一线墨，无二线墨。各行字参差不齐。常带刻工姓名，如杨岳童、李瑾、壬成一、张芝、张寿一、张寿二、史伯恭、詹世荣、蔡邠、王元、余才、王朝、章宇等，作为辨识真假版本依据。

中国烟草史

烟草俗名干酒，《景岳全书》论其种植和作用，是中国药学史上第一个记载者，言此物自古未闻，性属纯阳，散表驱寒，从万历（1573—1619）开始来于闽、广，而后吴、越皆种之，由是遍传。当时只知道"充肠无滓浊，出口有氤氲"，未发现久吸对人慢性损害。到康熙时（1662—1723）陈淏子所写《花镜》才提及能伤肺致癌，日久肺焦，"非患膈即吐红，或吐黄水而殒。"1639年明政府规定"吃烟者死"（因洪承畴请求未有执行），1643年又下禁烟之令，正式取缔。现在烟草之祸，遍布世界，应清除种植，吸者法律问处。

谈针灸铜人

北宋时期，1027年由翰林医官王维德设计所铸针灸铜人，身高五尺三寸，与成年男子相等，头部、躯干、四肢十二分件，用榫头络瓣衔接，按照经络循行确定孔穴部位。一个置于翰林医官院，供教学用，一个陈列在开封大相国寺。铜人有十二经，旁注凹下孔穴，共六百五十七个，错金嵌上名称。据文献记载，因战乱关系，一个流于襄阳，落入民间，赵葵送交南宋临安政府。1232年为了同蒙古联合打击金兵，献给元军，被带到北京，放在三皇庙神机堂。1265年经尼泊尔阿尼哥和中国助手刘元修理过。入清后移至药王庙内，整顿京师又转到太医院中，嘉庆时期存放处失火，虽未熔化，孔穴、注字均模糊难寻，久已不见。另一个在开封沦陷为金人掳走，也下落不明。

中 医 解 剖

中国研究人体解剖，谓之内景，最早见于《山海经》鯀死剖之以吴刀。《史记》剖比干观其心；俞跗割皮、解肌、抉脉、结筋、湔洗肠胃、漱涤五脏。《灵枢》经水、肠胃、骨度记述脏腑容量、骨骼部位与大小尺度。公元16年王莽命医生、尸体检验人员进行开刀探查，将王孙庆刳剥，量其五脏，以竹筳导脉，"知所始终"。1044年北宋政府地方官杜杞开蒙赶、欧希范五十六腹，令画家宋景绘以为图；崇宁时期在泗州镇压农民起义，把被害者"批郤导窾"，描写下来，由杨介鉴定，名《存真环中图》，朱肱所作《内外二景图》，就以此为蓝本，元代孙焕重刊的仅有八幅。历史上医家亲自动手解剖，完成这一任务，即1797年玉田王清任，他说"著书不明脏腑，是痴人说梦；治病不知脏腑，何异盲子夜行。"查看了三十余个患传染病死亡的儿童，发现胆总管、胰腺、幽门括约肌、输尿管、视神经长于脑，心、肺居横膈膜之上，其他脏腑分布腹腔中。比从国外进口的"洋图"，要早得多。

念道兄任应秋感文

老朽与重庆江津任应秋道兄识于北京，1964年审定中医学院教材在合肥相会，共同切磋祖国医药术，朝夕攀谈，约三个月，悉其知识渊博，见闻广泛，贯通古今，是一位难得的才华人物。十年动乱，天各一方，音向断绝。尔后他已谢世，倍感悲伤。沧海桑田，今逢百岁诞辰，仿照先贤徐大椿《洄溪道情》写俚曲一首以表怀念：岐黄业，刀圭术，道法自然。君医文双茂，执教北燕，元戎杏坛。忆往昔数次会议，抵掌竟谈。曾探讨整理文献，中医发展，倾吐意见。写医史，论学说，携手共编，那时候均在中年。满腔热情，为了振兴国粹，发扬遗产。而今君乘鹤西去，驾归道山。幸子承父业，桃李盈园，有了薪传。吾也夕阳甚短，乾坤圈中已九十三，无限慨叹，尚随着道法自然。

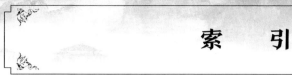

索　引

病名索引（以拼音为序）

注：为方便读者检阅，保留部分中医病证（症）名，特此说明。

方名索引（以拼音为序）

人名索引（以拼音为序）

12检